普通高等教育"十二五"规划教材
全国高等医药院校规划教材

医学细胞生物学

第 3 版

主　编　胡继鹰　李继红
副主编　王明艳　孙　媛　赵　雷　慕明涛
编　委　（以姓氏笔画为序）
　　　　王志宏　长春中医药大学
　　　　王明艳　南京中医药大学
　　　　朱登祥　河北北方学院
　　　　许　湘　湖北中医药大学
　　　　孙　媛　大连医科大学
　　　　李继红　河北北方学院
　　　　赵　雷　长春中医药大学
　　　　胡继鹰　湖北中医药大学
　　　　倪　娅　湖北中医药大学
　　　　徐云丹　湖北中医药大学
　　　　慕明涛　延安大学
　　　　霍满鹏　延安大学

U0353621

科学出版社
北　京

内 容 简 介

本书是普通高等教育"十二五"规划教材之一,为第 3 版。全书内容共分 15 章,主要介绍了细胞的化学组成,人体细胞的类型和特征,细胞及细胞器的结构和功能,细胞增殖、分化的过程以及细胞衰老、死亡、保护的原理;另外还介绍了细胞的病变与疾病发生、细胞工程及其应用等内容。本书特点是内容深入浅出、适合教学、图文并茂、语言精练、简明扼要地介绍了医学细胞生物学的基本理论、基本知识和基本方法以及本学科的最新成果。

本书可供全国高等医药院校本、专科生作为教材使用,也适于生物学工作者和临床医生等其他人员阅读参考。

图书在版编目(CIP)数据

医学细胞生物学 / 胡继鹰,李继红主编 . —3 版 . —北京:科学出版社,2013

普通高等教育"十二五"规划教材·全国高等医药院校规划教材
ISBN 978-7-03-037176-8

Ⅰ. 医…　Ⅱ.①胡…　②李…　Ⅲ. 医学–细胞生物学–医学院校–教材
Ⅳ. R329.2

中国版本图书馆 CIP 数据核字(2013)第 051925 号

责任编辑:郭海燕/责任校对:宋玲玲
责任印制:赵　博/封面设计:范璧合

科 学 出 版 社 出版
北京东黄城根北街 16 号
邮政编码:100717
http://www.sciencep.com

新科印刷有限公司 印刷

科学出版社发行　各地新华书店经销
*
2000年7月第　一　版　　开本:787×1092 1/16
2013年3月第　三　版　　印张:13 3/2
2016年9月第二十一次印刷　字数:320 000

定价:39.00 元
(如有印装质量问题,我社负责调换)

前　言

细胞生物学作为研究细胞的结构、功能和生命活动规律的科学,作为联系生命宏观活动和微观活动、生物大分子和亚细胞结构表现的枢纽,是生命科学领域最为活跃、最为重要的学科,也是成果最多、发展最快的现代生命科学之一。

本书作为一本全国高等医药院校使用的细胞生物学教材,自2007年第2版发行到现在,又使用了6年。这6年来,细胞生物学学科领域取得了很大的进展,研究成果不断涌现,知识不断更新。为了及时反映本学科的最新发展和研究动态,丰富本课程的教学内容,我们组织了第3版的修订。

本教材于2000年在科学出版社出版第1版开始,因其内容简洁、层次分明、图文并茂得到了众多读者的厚爱,尤其是一些教学时数在36学时左右的学校,感觉本教材内容非常适中,老师和学生的教与学都比较得心应手。我们一直认为,教材最重要的特点是它的适用性,教材内容的选择一定要根据教学对象量体裁衣,教材要突出内容的知识点、重点和难点,做到易教易学。根据这个原则,我们在本书的编写过程中,尽量深入浅出,将复杂的问题条理化,深奥的问题图表化,使老师教得轻松,学生学得容易。

由于前两版得到了读者的肯定,本次修订在编排体系上没有做大的修改,但为了加强本课程与医学的联系,增加了"细胞的病变与疾病的发生"这一章,而且全书内容还是将细胞的结构和功能融合叙述,既强调基础知识,也尽量收集最新进展,保持本书的可读性和内容的先进性。此外,补充和更换了部分图表,使内容更容易理解。

根据编委会的意见,本次书名去掉了"导论"两字,更名为《医学细胞生物学》(第3版),主要目的是更加有利于不同学校的课程安排。另外为了方便学生阅读,本版将内页采用双色印刷,书的版式更加美观。此外,本次印刷将重要名词**加粗**,便于学生查阅。

参与本书修订的有6所学校的12位老师,他们是湖北中医药大学胡继鹰、倪娅、许湘、徐云丹,南京中医药大学王明艳,长春中医药大学王志宏、赵雷,大连医科大学孙媛,河北北方学院李继红、朱登祥,延安大学医学院慕明涛、霍满鹏。这些老师大多是长期工作在教学第一线的中青年教师,他们既充满活力,容易接受新知识,也具有丰富的教学经验。

尽管我们做了很大的努力,但想使本教材的各方面做到十分满意还是比较困难的,加上主编的水平所限,本书肯定还会有不少的问题,希望读者予以批评指正,在此我们致以衷心的感谢!

胡继鹰

2013年3月于武昌

目　　录

第一章 绪 论

第一节 细 胞

一、细胞的概念

细胞是构成生物体的基本结构和功能单位。细胞(cell)一词来源于希腊文 kytos 和拉丁文 cellulae,原意为"秘室"或"单间房"。该词首先由英国人罗伯特·胡克(Robert Hooke)在生物学中作"细胞"之意使用。

1665 年,胡克出版了一本用他自己制作的显微镜(放大倍数仅 40 ~ 140 倍)观察物体后编绘的显微图(micrographia)画册,画册中有一张软木薄片显微图,该图显示软木呈现蜂房状的结构,"蜂房"小室排列规则,室内含一些黑糊状物质,在其说明中,胡克将该"蜂房"小室称为 cell (图 1-1)。

从此以后的几个世纪,经过历代科学家们的不懈努力,尤其是 20 世纪 50 年代以后电子显微镜及有关先进技术的应用,使人们对于细胞有了相当深刻的认识。现在不仅弄清了细胞的形态结构,而且对它的发生、发展、生理功能都有了比较全面的了解,并证明生物界除了病毒等少数种类外,所有的生物体都是由细胞构成的。单细胞生物如细菌、原虫等,结构简单,仅由单个细胞构成;而多细胞生物包括人体,则由若干个细胞构成。构成多细胞生物体的若干个细胞,在个体发育中由于细胞的增殖分化,形态、结构、功能上产生了差异,形成不同类型的细胞,它们在同一机体中有机的结合,共同完成生理功能。

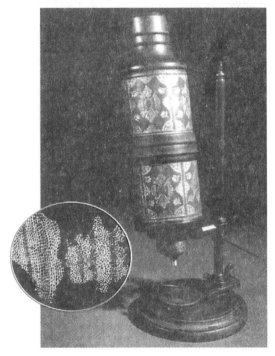

图 1-1 胡克使用的显微镜和绘制的细胞图

二、细胞的起源和进化

细胞是地球演变和生物进化的产物。科学家们认为,现今构成各种生物体的细胞都有一共同的祖先细胞,这种祖先细胞大约起源于 35 亿年前。根据古生物化石(如南非太古代地层发现的古杆菌和贝通球藻化石)以及科学推断,原始细胞首先由甲烷、氨、氢、水等简单有机分子和无机分子化合成较为复杂的有机物如氨基酸、核苷酸、糖、脂肪酸,然后这些物质再聚合成更复杂的生物大分子,如核酸和蛋白质。现有的研究表明,核酸和蛋白质是细胞最基本的物质。核酸分子(如 DNA)能够自我复制,并能指导蛋白质的生物合成。核酸和蛋白质聚合,形成的结构所表现出的新陈代谢或称自我更新,即最简单的生命形式。现存的非细胞生物——病毒,仅含核酸和蛋白质,是这种简单生命形式的例证(图 1-2、图 1-3)。

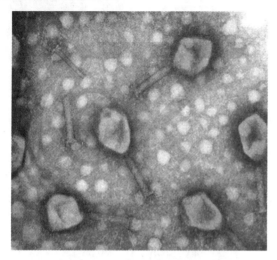

图 1-2　电镜下的病毒(T4 噬菌体)

随着细胞的进化,原始生命体的外周开始形成由类脂物质和蛋白质组成的外膜,这样的膜使生命体有了基本外形,也使生命活动得到了保护和相对的稳定。这种由膜包裹的原始生命体即形成的原始细胞,就是现存细胞的祖先。现存最简单的细胞生物——支原体为类似的结构,其具备脂质的膜,内含基本数量的核酸和 750 种左右的蛋白质。

三、细胞的类型和基本结构

原始细胞经过进化,最终形成目前的两大细胞类型,即原核细胞和真核细胞。前者有细菌(图 1-4)、放线菌、衣原体、支原体等,而后者包含原虫、真菌、植物、动物及人体的细胞。

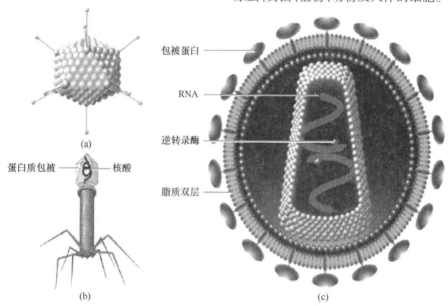

图 1-3　病毒结构模式图
(a)腺病毒;(b)噬菌体;(c)艾滋病病毒

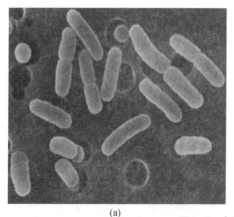
(a)

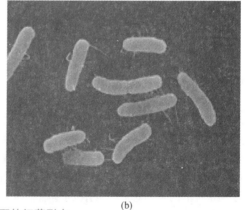
(b)

图 1-4　电镜下的细菌形态
(a)大肠杆菌;(b)沙门杆菌

据估计,原核细胞约30亿年前出现在地球上,真核细胞10亿~15亿年前出现在地球上。原核细胞结构简单,缺乏完整的细胞核、内膜系统和细胞骨架系统。真核细胞是由原核细胞进化而来,它除了细胞的外膜(细胞质膜)外,细胞内还形成了十分复杂的内膜系统,尤其是核酸等遗传物质有了完整的膜包裹,形成了真正的细胞核。在细胞质内,由细胞内膜包裹形成了一些具有特定功能的细胞器如线粒体、高尔基复合体、内质网、溶酶体等,总称为细胞的**膜相结构**(membranous structure),同时有些细胞结构没有膜包裹,如微管、微丝、中间丝、核糖体、核仁等,称为**非膜相结构**(non-membranous structure)。这样,真核细胞的结构也就更加精细、复杂,其功能也更加完善(图1-5,表1-1)。

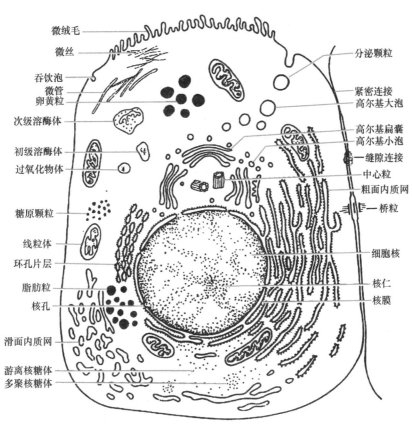

图 1-5　真核细胞结构模式图

表 1-1　原核细胞与真核细胞的比较

	原核细胞	真核细胞
细胞大小	$1 \sim 10\ \mu m$	$10 \sim 100\ \mu m$
遗传系统	仅一条 DNA,呈环状,不与蛋白质结合	多条 DNA,呈线状,不同种类细胞的大小、数目不同,其与蛋白质结合形成染色质(体)
细胞核	无核膜、核仁,无核结构	有核膜、核仁,有核结构
内膜系统(内质网、高尔基复合体、线粒体、叶绿体、溶酶体等)	无	有
细胞骨架(微管、微丝、中等纤维、核骨架等)	无	有
核糖体	有(70S)	有(80S)
分裂方式	无丝分裂(直接分裂)	有丝分裂(间接分裂)为主

第二节   细胞生物学

一、细胞生物学的形成和发展

自 17 世纪中叶细胞被发现以后,人们对于生物体的认识开始进入微观世界。到 20 世纪 50 年代,由于电子显微镜等先进仪器和先进技术在生物学中的应用,对生物体的认识又进一步深入到超微观直至分子水平。因此,人们不仅了解了细胞的一般形态结构,也基本了解了细胞的内部构造、分子组成及其功能关系。因此,以细胞作为研究对象的学科——细胞生物学也随之诞生。从细胞的发现到细胞生物学的建立,经历了 300 多年,这段历程一般分为以下三个历史阶段。

（一）细胞学说时期

这段时期一般认为是从 1665～1875 年。如上所述,1665 年胡克用自制的显微镜首次观察到植物的组织细胞,现在确认胡克当时所观察到的细胞实际上是一些死亡的"栎树"韧皮部细胞,是仅存细胞壁的死细胞。1674 年,荷兰生物学家列文·胡克(Leeuwen Hoek)用放大倍数较高(约 300 倍)的显微镜观察到水生原生生物(如纤毛虫)、单细胞藻类、动物精子及鱼类红细胞后,才算真正观察到生活状态的细胞。以后,由于显微技术的不断改进和普及,尤其是石蜡切片法和组织细胞染色技术的应用,使人们对细胞的认识也日趋深入。这段时期,发现了细胞核(Brown,1831),发现了细胞分裂现象(Mhol,1835),发现了细胞的"肉样质"即原生质(Duiardin,1835),发现了核仁(Valentin,1836)等。这些发现,使人们对细胞的认识初具系统性。于是,德国植物学家施莱登(Schleiden)总结前人成果并结合自己的研究,于 1838 年出版了《关于植物的发生》一书,指出"植物,无论发展到多么高级,都是由个体化的、各自独立的、分离的物体组成的聚合体,这些物体就是细胞"。第二年,德国动物学家施旺(Schwann)(图 1-6)发表了关于"动植物在结构和生长中相似性的显微研究"一文,提出"整个动物和植物乃是细胞的集合体,它们依照一定的规律排列在动、植物体内",从而使人们对细胞的认识理论化,并建立起关于细胞的"学说"。

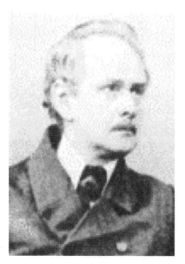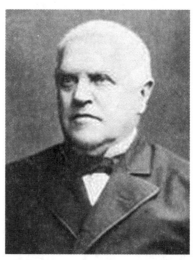

图 1-6   德国植物学家施莱登(Schleiden)(左)和施旺(Schwann)(右)

一般来讲,**细胞学说**(cell theory)包括以下内容:① 一切生物体,包括单细胞生物、植物和动物,都是由细胞组成的。②所有细胞在结构、组成上基本相似。③生物体通过细胞的生理活动反映其功能。现在看来,这些观点是符合实际的。

此外,还应指出的是,当时的德国医生和病理学家魏尔啸(Virchow,1855)将细胞学说应用于医学,提出"一切病理现象都是基于细胞的损伤",并提出了"生物体的子细胞是由已存在的母细胞分裂而来"的新见解,不仅丰富了细胞学说的论点,而且为疾病的发生提出了重要的理论依据。

细胞学说的建立是科学史上的伟大事件,被伟大的革命导师恩格斯誉为19世纪自然科学的三大发现之一(另两大发现为"进化论"和"能量守恒及转换定律")。但由于当时研究仪器和研究方法的局限,人们对细胞的研究只是停留在形态观察和一般的生命活动的认识层面上,而对细胞的复杂生理功能和生化活动,还不十分了解。

(二) 细胞学时期

从19世纪末期开始,由于研究技术和方法的改进,如使用苏木精、洋红等细胞染色剂,使用切片机和复式显微镜等使细胞的研究又有了许多新发现,如细胞的有丝分裂(Flemming et al. ,1880) 和减数分裂(Benden,1883),马蛔虫卵中的中心体(Benden,1883) 以及线粒体(Altmann,1894)、高尔基体(Golgi,1898) 等。同时,完善了原生质理论,提出了原生质体(protoplas)的概念(Hanstein,1880)。这一时期还开始使用"染色体"这一名称(Waldeyer,1888)。与此同时,卡劳尔(Carnoy)于1884年在比利时劳汶的天主教大学创办了第一本专门报道细胞研究的杂志《细胞》(La Cellule)。这样,使细胞学说上升到了一个新的水平,并建立起系统的学科体系,从而使细胞学说上升为**细胞学**(cytology)学科。由于这一时期仍以动植物细胞的形态观察描述为主,为区别于后几十年细胞的实验研究,有人将细胞学形成的这一时期称为经典细胞学时期。

20世纪上半叶,科学技术迅速发展,相邻的学科之间相互渗透,细胞学也从单一的形态结构研究转入生理功能、化学变化、发生发展的综合研究,而且广泛采用了实验的手段,因此,这一时期被称为实验细胞学时期。

最早以实验方法研究细胞活动的是赫特维希(Hertwig)等人。他研究海胆卵的受精过程,人为地去掉其细胞核,观察是否受精,同时用物理、化学的方法刺激受精卵的发育。同时,美国学者摩尔根(Morgan)以果蝇为材料,研究遗传因子的效应,不仅发展了19世纪孟德尔(Mendel)的遗传理论,而且将生物的遗传与细胞的作用联系起来。另外,细胞化学、细胞生理方面的研究也取得较大进展,如美国学者Harrison于1907年用蛙淋巴液成功地培养了神经细胞,1912年法裔美国人卡雷尔(Carrel)采用严格的组织培养技术,成功地培养了鸡胚胎成纤维细胞。1924年Fenlgen首创Fenlgen染色法鉴别细胞中的核酸物质。1943年克劳德(Cloude)以高速离心机从活细胞中分离出线粒体并证实线粒体是细胞氧化反应的中心场所等。

由于这一时期细胞学的发展迅速,也诞生了一些分支学科,例如以染色体为中心,研究细胞遗传现象的细胞遗传学;以研究细胞生理活动为主的细胞生理学;研究细胞化学组成及化学功能定位的细胞化学等。

(三) 细胞生物学时期

从20世纪50年代开始,具有高分辨力的电子显微镜应用于细胞学,使细胞内部结构如内质网(Porter,1950)、溶酶体(DeDuve,1952)、质膜(Robertson,1958)、高尔基复合体(Sjostrand,1950)、线粒体(Palade,1952) 得以发现或重新认识。另外,层析法和放射性核素示踪方法等在细胞学中的应用,使细胞的一些化学成分得到分析和鉴别。尤其是1953年华生(Watson)和克里克(Crick) 对DNA分子双螺旋结构的阐明和"中心法则"(Crick,1958)的提出,以及三联体遗传密码(Nirenberg and Matthaei,1961) 的证明,更为细胞分子水平的研究奠定了基础。为了更确切地表达这个学科的内涵,于是将细胞学更名为**细胞生物学**(cell biology),使得对细胞的研究更加丰富和系统化。细胞生物学也就定义为:从细胞整体水平、超微结构水平和分子水平三个层次综合探讨细胞生命活动规律的学科。

在1976年在美国波士顿召开的第一届国际细胞生物学会议上,将1965年DeRobetis的原著《普通生物学》更名为《细胞生物学》,这标志着细胞生物学学科的形成。一般来讲,细胞学与细胞生物学的主要区别在于前者主要从静态和光镜的水平研究细胞的形态、结构和生理功能,而后者是从动态和电镜水平综合研究细胞的生命活动规律。由于目前细胞生物学对细胞的认识已经深入到了分子水平,并与分子生物学、生物化学等形成明显的交叉,其研究范畴已不易界定,故从20世纪80

年代后期开始,有人将细胞生物学称为分子细胞生物学或细胞分子生物学(molecular cell biology, molecular biology of the cell)。

二、细胞生物学的研究内容和范围

由于各种新技术、新方法的应用和现代生物学、物理学、化学等学科的渗入,细胞生物学的研究内容日趋深入,范围更加广泛。目前,它的基本研究内容和范围主要包括以下几个方面。

(一) 细胞的结构和化学组成

各种细胞的结构及其化学组成情况是细胞生物学的基本内容和主要研究内容。细胞结构包括细胞整体结构、超微结构及细胞与细胞之间、细胞与细胞外基质之间的联系结构。化学组成包括细胞结构的分子组成,细胞内化学成分的分布、含量、比例以及代谢变化规律等。如对生物膜的研究不仅要弄清它的分子组成、分子排列特点,还要分析同属于生物膜的质膜与细胞内膜的同一性、差异性以及正常细胞与异常细胞(如癌细胞膜)的区别等。

(二) 细胞及细胞器的功能

在研究细胞结构的基础上进一步研究认识细胞及细胞器的功能,特别是细胞内各种生理、生化作用的定位。如现在已经比较清楚地认识到细胞中的线粒体是细胞呼吸的中心,细胞中的物质氧化、能量转换主要发生在线粒体;溶酶体是细胞内的消化器官,能分解消化进入细胞内的异源性物质及促进自身衰亡的结构;核糖体是细胞内蛋白质合成的场所等。

此外,还从细胞的整体水平研究细胞器与细胞器的功能关系,如粗面内质网与核糖体、高尔基复合体在蛋白质的合成、加工、运输方面具有的相互联系,从而了解细胞的生命活动规律。

(三) 细胞的增殖与分化

细胞的增殖和分化是细胞的基本生命活动,细胞通过增殖增加其数目,通过分化产生新的细胞种类。尤其在多细胞生物体,两者之间存在着密不可分的关系。但细胞为什么会增殖而且如此有序? 分化为什么如此稳定并总向一个方向发展? 这些问题至今还没有完全解决。目前知道细胞的增殖和分化受到细胞内外许多因素的调节控制,如基因的调节、有丝分裂因子的调节、生长因子的调节、信息分子如环核苷酸的调节等。研究细胞的增殖和分化不仅对认识生物个体的发生有一定意义,而且对一些具体问题如癌的发生与防治、遗传性疾病的发生与预防有指导意义。

(四) 细胞的衰老与死亡

细胞作为生命的基本结构和功能单位有一个生命活动周期,衰老、死亡是它的必然归宿。细胞的衰老虽与机体的衰老不同,但其关系密切,从一定意义上讲,细胞的衰亡是机体衰亡的基础,尤其是一些高度分化的细胞如脑细胞、心肌细胞,其衰亡直接与机体的衰亡相关。细胞如何衰亡? 特征如何? 能否控制和如何控制? 这都是细胞生物学所要研究的问题。

此外,细胞的运动、细胞的遗传变异、细胞的免疫以及细胞工程也都是细胞生物学的重要研究内容。

虽然细胞生物学目前已经解决了有关细胞的许多问题,但还有许多难题有待深入研究。进入21世纪以来,分子细胞生物学的研究热点主要集中在以下方面:①真核细胞基因组的结构及基因在时间和空间上的有序表达;②基因表达和基因表达产物结构蛋白对细胞结构的装配及活性因子与信号分子对细胞生命活动的影响;③生物膜的结构与功能;④细胞骨架与核骨架的结构与功能;⑤细胞生长、分化、衰老的机制及调控;⑥细胞的癌变机制及控制;⑦神经细胞的生命活动;⑧细胞信号转导及细胞社会性等。因此,作为当今的细胞生物学,这些方面的研究十分活跃,是本学科的前沿研究领域,同时也是现代生命科学的重要前沿研究领域。

三、细胞生物学的研究技术与方法

纵观细胞生物学的形成和发展过程,可以看出细胞生物学的每一进展都与相关的研究技术和方法创新密切相关。如果没有显微镜的发明和应用,就不会有细胞的发现和细胞学的诞生;没有电子显微镜技术及有关细胞形态、生理生化分析方法的应用,就不会形成今天的细胞生物学。随着细胞生物学研究的深入,技术手段和方法也要求更加先进。就目前在细胞生物学领域采用的技术和方法来讲,主要有以下几种。

（一）光学显微技术

光学显微技术用于细胞显微结构的观察。人眼的生理分辨能力约为$100\mu m$,而人体细胞的直径通常为$10\sim20\mu m$。因此,要看到人体细胞的结构,必须要借助于放大工具显微镜。光学显微技术是指通过光学显微镜观察物体的技术,在光学显微镜下能观察到的细胞结构通常称为**显微结构**(microscopic structures)。由于细胞一般无色透明,直接用显微镜观察不易分辨其结构,而往往需要经过制片处理。因此,光学显微技术包括显微镜技术和显微制片技术两部分。

光学显微镜是利用可见光作为光源,通过一组玻璃透镜包括目镜、物镜、聚光镜来放大被观察物体,提高分辨力的仪器。所谓分辨力,指人眼在$25cm$的明视距离处分辨物体细微结构最小间距的能力。普通光学显微镜的分辨力为$0.39\mu m$,最大放大倍数可达1600倍。根据不同的用途,光学显微镜可分为五种类型。

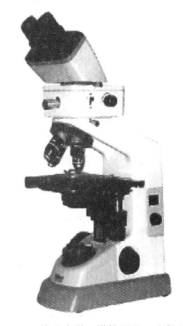

图1-7　普通光学显微镜(Nikon YS100)

1. 普通光学显微镜(light microscopes)　用于一般形态结构的观察,可看到染色后的细胞核、核仁、细胞膜、线粒体、中心体、高尔基复合体、染色体等,是应用最为广泛的显微镜(图1-7)。

2. 相差显微镜(phase contrast microscopes)　在普通光镜的聚光器上加一个环形光阑制成,其原理是通过改变光线的振幅差,提高细胞结构的对比度而提高分辨力,主要用于活体细胞的观察。

3. 暗视野显微镜(dark field microscopes)　在普通光镜的聚光器中央加一块遮光板,使照明光线不直接进入物镜,这样视野的背景是黑暗的,而被检物体为亮点,暗视野显微镜也适于观察活细胞,但不能用于细胞内部结构的观察。

4. 荧光显微镜(fluorescence microscopes)　以非可见光紫外光和蓝紫光作为光源,激发标本中的荧光物质使其发射荧光,可用于细胞特有结构的观察。紫外光或蓝紫光由特制的滤色器或滤光系统产生。细胞中的某些物质,如叶绿体能自发产生红色荧光,而有些结构如男性体细胞的 Y 染色体等则需经过荧光染料(如吖啶橙等)染色才能产生荧光。此外,荧光显微镜还可对细胞中的某些大分子物质如 DNA 、RNA 等的浓度和分布进行监测,也可对抗原、抗体的结合物作定位研究。

5. 激光扫描共聚焦显微镜(laser scanning confocalmicroscopes,LSCM)(图1-8)　用普通光学显微镜观察薄的切片时,无法得到三维结构的信息,且光学显微镜是全视野照明,降低了图像的反差和分辨力。共聚焦是指物镜和聚光镜互相共焦点,这样保证了只有从标本焦面发出的光线才能聚焦成像,因此,大大提高了分辨力,使图像更加清晰。激光扫描共聚焦显微镜以单色激光作为光源,对样品焦平面进行扫描,产生二维图像,信息通过计算机处理,就可产生三维图像。激光扫描共聚焦显微镜多检测发射荧光或用荧光标记的物质,目前,在生物学和医学的研究中用途广泛,可以辨别细胞内许多复杂的三维结构,包括细胞骨架、染色体的结构及基因的排列等。

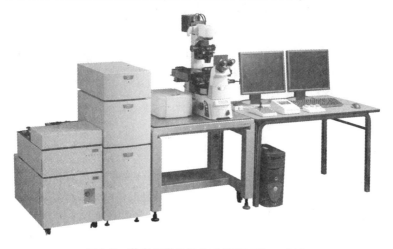

图 1-8　激光扫描共聚焦显微镜(Nikon A1)

　　显微制片术是指对显微镜观察标本进行处理以提高分辨力的技术,一般包括制片和染色两个步骤。液体材料如血液、骨髓及表皮组织可直接涂片和铺片后染色观察。固体组织材料则需通过组织切片或压片。最常用的方法是石蜡包埋切片,组织材料经甲醛、戊二醛等固定剂固定,使细胞中的大分子物质交联而保持原位,再经乙醇等脱水剂脱水,然后用熔化的石蜡包埋,在切片机上切成 1 ~ 10μm 的薄片,染色后在显微镜下观察。标本的染色根据不同的目的而采用不同的方法,如铁苏木精-伊红(H-E)染色主要用于细胞形态结构观察,硝酸银染色用于高尔基复合体的观察,派若宁染色用于线粒体的观察。另外,细胞中酶的显示、化学成分(如 DNA 、RNA)、糖原的显示,还可通过特殊制片染色如酶标记、放射自显影、胶体金标记、荧光标记在光学显微镜下观察。

　　光镜显微技术是一项比较经典的技术,虽然不能对细胞进行十分精细的研究观察,大多数情况下只能定性,不能定量,但由于其技术性要求不很高,容易普及,再加上很多实际问题(如临床细胞学诊断)和一般性细胞学研究(如染色体形态观察)的需要等,至今仍被广泛使用。目前,由于电子技术和计算机技术的应用,光学显微镜的应用范围和效率大大提高,如电视显微镜,将生物显微镜与数码摄像头、高保真录像机和彩色监视器结合,使观察效果得到很大提高,并能有效记录和随时得到高清晰度图片。同时,生物显微镜也可与计算机结合,利用图像分析软件对观察标本进行自动定性、定量分析,其称为智能显微镜或数字显微镜。

（二）电子显微技术

　　电子显微技术用于细胞超微结构的分析观察。电子显微技术同样包含两个方面,即电子显微镜技术和制片技术。电子显微镜自 1932 年发明以来,性能和用途有了很大提高。电子显微镜与光学显微镜的最大区别在于它以高速运动的电子束代替光线,以电磁场透镜代替玻璃透镜(表 1-2,图 1-9)。由于光学显微镜受可见光波长和玻璃透镜**镜口率**(又称数值孔径,numerial aperture,N. A.)的限制,放大倍数也受到局限,而电子束在不同加速电压下可产生不同的短波,这种短波的波长仅为可见光波长的十万分之一,因此电镜的放大倍数可以大大增加。理论上讲,加速电压越高,电子运动越快,波长就越短,分辨力也越高。例如,使用 100kV 的加速电压,电子束的波长约为 0.004nm,此时电镜的实际分辨力可达 0.1nm,可以分辨原子,但由于制片技术所限,加上生物标本往往不能承受强大电子流的轰击而被损伤,所以分辨力难以达到理想值。一般普通电镜的最大分辨力约为 2nm,直接放大倍数可达 80 万倍左右。在电镜下观察到直径小于 0.2μm 的细微结构称为亚显微结构(submicroscopic structures)或**超微结构**(ultramicroscopic structures)。

表 1-2 光学显微镜与电子显微镜的主要区别

类型	分辨力	光源	透镜	真空要求
光镜	200nm	可见光(波长 300~700nm)	玻璃	不要求真空
	100nm	紫外光(波长约 200nm)		
电镜(TEM)	接近 0.1nm	电子束(波长 0.01~0.9nm)	电磁	要求真空(1.33×10^{-5}~1.33×10^{-3}Pa)

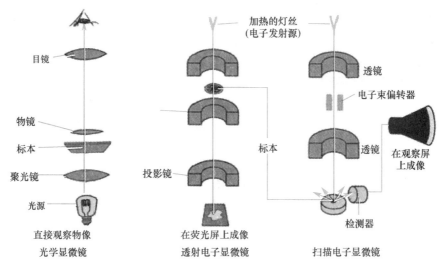

图 1-9 光学显微镜和电子显微镜原理图

电子显微镜根据性能的不同又分为两种类型,即**透射式电镜**(transmission electron microscope, TEM)和**扫描式电镜**(scanning electron microscope,SEM)(图 1-10)。透射式电镜主要用于细胞内部结构的观察,所观察的材料必须固定、脱水后用环氧树脂等包埋,以超薄切片机切成厚度为 50~100nm 的超薄片,并用硝酸铅、醋酸铀等染色后才能观察。扫描电镜采用的是二次电子成像原理,即首先由电子枪发射的电子束形成电子探针在标本上扫描,然后标本被电子电离产生的二次电子被收集、转

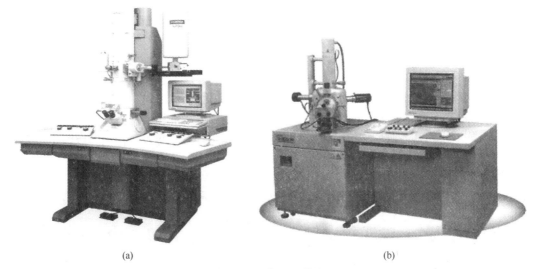

图 1-10 电子显微镜
(a)透射式电镜(日立 H-7500);(b) 扫描式电镜(日立 S-3500N)

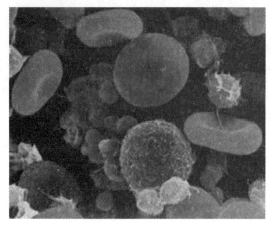

图 1-11　扫描电镜下的红细胞、淋巴细胞和血小板

换后放大,在荧光屏上成像。扫描电镜所观察的标本只需干燥、镀金(使标本导电),不需切片。因此,其常用于细胞或组织材料的表面观察分析。扫描电镜的分辨力不如透射式电镜,一般只有 6~10nm,但景深长,观察的图形富有立体感(图 1-11)。

近年来,电子显微技术无论是电子显微镜本身还是样品制备,都有很大的提高。从电镜本身讲,首先是电子束加速电压的提高,从普通的 100kV 提高到 500kV 甚至达到 3000kV,这样穿透力更强,能观察较厚的标本且分辨力大大提高,加速电压超过 500kV 的电镜称为超高压电镜(ultravoltage electron microscope)。其次,是在电镜上增加辅助设施如连接计算机,这样使生物样品的分析更加快捷、方便、准确。

电镜标本的制备同光镜一样,因其目的不同而有不同的方法。如常规方法用于普通形态结构的观察;电镜放射自显影和酶标记用于细胞内物质的定位、定性分析;冷冻蚀刻术采用速冻的方法可较好地保持细胞的生活状态并使图形产生立体感;负染色法可提高图像的对比度,对观察细胞颗粒性物质具有很好的效果。扫描电镜还可以利用电子探针扫描,配备 X 线光谱或能谱分析,对细胞微小区域的化学元素(原子序数大于 4)的含量进行定量分析测定。

(三) 扫描隧道显微镜技术

扫描隧道显微镜(scanning tunneling microscope,STM)于 1981 年由 Binnig 和 Rohrer 等发明,曾获 1986 年度诺贝尔物理奖。扫描隧道显微镜是根据量子隧道效应而设计的,可在原子水平上显示物体的表面结构。其分辨力在常温常压下可达纳米(nm)以下,高于普通透式电镜(2nm),而且可直接获得物体表面的三维图像,不需外源电子来辐照,从而避免被观察的样品受到损伤。扫描隧道显微镜比扫描电镜的扫描速度快,因而获取数据的时间短,成像快。应用扫描隧道显微镜观察 DNA 结构、细胞膜表面以及病毒颗粒等均可获得较好效果。

(四) 定量细胞化学分析与细胞分选技术

核酸和蛋白质等生物大分子物质在细胞中或细胞群中的含量分析对了解该物质的生物学功能十分重要,显微分光光度术和显微荧光光度术是分析细胞中生物大分子含量的两种重要的技术。显微分光光度术是利用显微分光光度计(microspectrophotometer)测定细胞内各种成分如 DNA 、RNA 、蛋白质、酶、脂类、糖类等微含量的技术。显微分光光度计是利用显微技术和分光光度技术原理而设计的一种高灵敏度和全自动化的分析仪器。其包括光源、单色器、显微镜和光电组合器件四大部分,其工作由计算机调控,用于细胞微细结构化学成分的定量、定性和定位分析。细胞内的不同物质可以选择吸收不同波长和不同量的光线。根据吸收光谱的差异和峰值位的差异,可以对细胞物质进行定性、定量分析。显微分光光度术是组织化学、细胞化学以及免疫学、药物学中的重要研究技术。在临床上也用于某些疾病的辅助诊断,如分析细胞的 DNA 代谢和损伤情况可作为肿瘤的诊断及疗效考核。

利用显微分光光度计对细胞内能发荧光的物质或荧光标记的物质进行定性、定位、定量的测量,称为显微荧光光度术(microfiuorometry)。使用的仪器称显微荧光光度计,装配有高分辨力的荧光显微镜。用于显微荧光测定的物质主要有 DNA 和 RNA 、抗体、抗原、神经递质和酶等。测定 DNA 和 RNA 时,荧光标记物常用吖啶橙,吖啶橙可插入双螺旋的碱基对之间或以静电引力结合于磷酸基团之上,如以 450~490nm 波长的蓝光激发吖啶橙,发射波长是 520nm,此时 DNA 呈绿光,RNA 呈红光,再根据荧光的强度,即可测定出含量。

显微分光光度术和显微荧光光度术均为静态测定细胞物质含量的方法。利用喷射技术、激光技术和电子计算机技术形成的流式细胞光度术和分类术(flow cytometry and sorting)则为动态测定。这一技术通过流式细胞仪,可对流动的活细胞进行分类检测,并且可对细胞中 DNA、RNA、蛋白质含量、细胞体积等多项指标(最多可达 8 项)同时测量,提供可靠参数。

最先进的流式细胞计的测量速度可达每秒数万个细胞,分析纯度可达 99% 以上。除了用于细胞生物学、分子生物学的研究外,还用于医学临床检验,如流式细胞术可鉴别癌细胞和正常细胞,有助于肿瘤的早期诊断(图 1-12)。

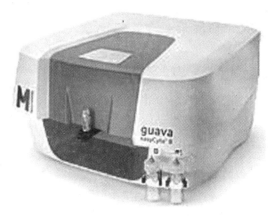

图 1-12　Cyte 8 个人型高性能流式细胞仪

(五)细胞培养技术

细胞培养技术是指从多细胞生物的机体中用无菌操作的方法取出活体细胞,在体外模拟条件下,如给予类似机体的温度、pH、营养条件使其继续生存、生长并进行传代繁殖的技术。细胞培养根据培养细胞的来源分为**原代培养**(primary culture)和**传代培养**(subculture)。前者是直接从体内获取组织细胞的首次培养,后者是从原代培养的细胞中分取一部分以 1∶2 以上的比例进行扩大培养或再次培养。无论原代培养还是传代培养,一般不能保持体内原有细胞的形态,而是分为两种基本形态,即成纤维样细胞和上皮样细胞。

细胞培养最大的优点是可直接观察生物细胞的形态及生长活动情况,在排除细胞在体内由各种复杂成分造成的相互依赖关系下,分析各种因素对它的影响及生长、繁殖所需的条件。近年来,细胞生物学中的一系列重要理论研究如细胞全能性、细胞增殖周期及其调控、癌变机制和抗癌药物研究、细胞衰老与抗衰老、染色体分析、基因表达以及细胞工程等都离不开细胞培养。

培养细胞通常情况下不能无限传代,一般 50 代左右就出现退化而不易再传。原代培养物经传代成功后形成的细胞群即为**细胞系**(cell line),经过生物学鉴定的细胞系由单细胞分离培养或通过筛选的方法由单细胞增殖形成的细胞群称为**细胞株**(cell strain)。

(六)细胞分离技术和细胞器的分离提纯技术

为了获取一种细胞的某些信息,常常需要大量的同类细胞,而得到大量同类细胞的方法一般有两种:一是通过细胞培养,二是从组织中分离。细胞器的分离和提纯是为了更好地研究细胞超微结构的化学组成和生命活动。细胞器的分离常采用差速离心法,即首先将细胞破碎,然后在低温和适当 pH 条件下用不同转速的离心机将细胞的各种成分分开。如低速(1000 转/分)短时间(15 分钟)离心可首先将较大的细胞核沉淀下来,用高速(8000～25 000 转/分)离心可使次大的线粒体分离,再用超速(25 000～85 000 转/分)离心,可收集溶酶体等封闭小泡以及核糖体。差速离心不易得到纯净的细胞器和组分,其中常混有膜和一些颗粒结构。为了获得纯净的细胞组分,需将差速离心分离的沉淀物再经密度梯度离心(density gradientic entrifugation)。这种离心是在溶液中加入一些物质如蔗糖、甘油、氯化铯。这些物质不影响待分离颗粒的物理化学性质,但作为介质可稳定溶液的对流。离心时介质形成密度梯度,破碎细胞不同大小的颗粒在密度梯度柱内形成相应的密度带,从这些密度带中仔细收集就可获得较高纯度的细胞组分。

细胞器的分离和纯化技术是细胞生物学的基本手段,分离的细胞器及有关组分可结合电镜技术及有关化学方法,研究细胞的物质代谢,追踪分子的代谢途径,同时也可对细胞器的化学组成进行定性和定量的分析。

在细胞生物学研究中,常用的技术还有细胞融合技术,即细胞杂交,主要用于细胞遗传、细胞免疫、肿瘤的研究。细胞电泳技术,根据不同细胞表面的电荷情况,使细胞在外加电场作用下泳动,从而分离出不同的细胞,并可推导细胞表面性质的变化,如电荷变化。另外还有一些生物化学、分子生物学和免疫学的技术方法也用于细胞生物学的研究之中,如重组 DNA 技术、凝胶电泳技术、聚合酶链反应体外扩增 DNA 技术(PCR)等,使细胞在分子水平的研究更加深入。

第三节　医学细胞生物学

一、医学细胞生物学的研究对象和目的

医学细胞生物学(medical cell biology)是以细胞生物学的原理和方法研究人体细胞或者模式生物(model organism)细胞的结构、功能、生命活动规律以及同人类疾病发生关系的科学。研究的对象是人体细胞或者模式生物细胞,其目的就是从细胞水平、细胞超微结构水平和分子水平揭示人体的奥秘,为人类的健康长寿、防病治病提供科学理论依据。

人体是由多细胞构成的有机体,是从一个受精卵开始,经历胚胎发育和生长过程,形成细胞通过分裂和分化,数量和种类急骤增加。据估计,人体的细胞种类可达数百种,每种细胞还存在不同的亚型,总类型可达数万种,总数量可达到几万亿个。这些众多的细胞,在人体中的排列十分有序,功能也十分协调。首先,一些同类的细胞形成组织,如上皮组织、肌肉组织、神经组织、结缔组织等。然后由组织构成特定功能的器官,功能相关的器官再构成系统,人体就是由几个系统有机结合构成的整体。细胞在人体中除了种类的差异外,同类细胞之间的联合方式也是构成人体复杂程度的重要方面。如横纹肌细胞,呈柱形而具有收缩能力,但其联合方式的不同是造成人体数百种不同肌肉之间差别的原因。在中枢神经系统中,细胞之间的联系更复杂化,中枢神经由几百亿个细胞组成,每个细胞都与几万个同类细胞发生联系,这种联系复杂而稳定,因而构成人类的思维及复杂的生理活动。由于构成人体的细胞众多而且复杂,其中一种细胞的病变或功能失常都有可能导致疾病,影响健康。因此,研究探讨人体细胞的发生、发展、结构功能、病变机制、衰老死亡的原因和特征,是医学科学的重要方面。但是,在实际的工作中,完全应用人体细胞作为研究材料是有困难的,这样在研究中大量采用模式生物细胞如实验动物细胞,离体的人或动物培养细胞,探讨人体的疾病发生、药物作用机制。

目前取得的成果已经表明,医学细胞生物学的重要成就,是推动医学发展的动力。如人类细胞原癌基因(oncgene)的发现,揭示了人类细胞癌变的重要原因是由细胞固有的遗传基因原癌基因作用所致,为癌症的防治提供了重要的理论依据。由美国科学家发现并荣获 2003 年诺贝尔化学奖的细胞膜水通道理论在解释糖尿病肾病的病因病理方面具有决定性意义。在药物方面,由增殖迅速的肿瘤细胞与能产生抗体的 B 淋巴细胞杂交而获得的单克隆抗体被誉为"生物导弹",在肿瘤治疗方面已展示出巨大的优越性。以近 15 年的诺贝尔生理学或医学奖为例,大多获奖成果产生在分子细胞生物学领域(表 1-3),充分说明分子细胞生物学对医学的发展有非常重要的促进作用。

表 1-3　近十五年的诺贝尔生理学或医学奖获奖情况

年份	获奖人	成果内容
2012	日本科学家山中伸弥与英国科学家约翰·戈登因	体细胞核重新编程领域的重大贡献
2011	美国科学家布鲁斯·巴特勒、卢森堡科学家朱尔斯·霍夫曼和加拿大科学家拉尔夫·斯坦曼	发现了免疫系统激活的关键原理和树突细胞及其特殊功能
2010	英国科学家罗伯特·爱德华兹	发展了人类体外授精疗法
2009	三位美国科学家伊丽莎白·布莱克本、卡罗尔·格雷德杰、克·绍斯塔克	发现染色体端粒和端粒酶是如何保护染色体的

年份	获奖人	成果内容
2008	德国科学家哈拉尔德·楚尔·豪森和法国科学家巴尔-西诺西和蒙塔尼	发现了人乳头状瘤病毒（HPV），艾滋病病毒（HIV）
2007	美国科学家马里奥·卡佩基、奥利弗·史密斯和英国科学家马丁·埃文斯	胚胎干细胞和哺乳动物 DNA 重组突破性发现为"基因靶向"技术的发展奠定了基础
2006	美国科学家安德鲁·法尔和克雷格·梅洛	发现了核糖核酸（RNA）干扰 DNA 转录的机制
2005	澳大利亚科学家巴里·马歇尔和罗宾·沃伦	发现了导致人类罹患胃炎、胃溃疡和十二指肠溃疡的罪魁——幽门螺杆菌
2004	美国科学家理查德·阿克塞尔和琳达·巴克	揭示了人类嗅觉系统的奥秘
2003	美国科学家保罗·劳特布尔和英国科学家彼得·曼斯菲尔德	在磁共振成像技术上获得关键性发现
2002	英国科学家悉尼·布雷内、约翰·苏尔斯顿和美国科学家罗伯特·霍维茨	研究发现器官发育和程序性细胞死亡过程中的基因调节作用
2001	美国科学家利兰·哈特韦尔、英国科学家蒂莫西·亨特和保罗·纳斯	发现了细胞周期的关键分子调节机制
2000	瑞典科学家阿尔维德·卡尔松、美国科学家保罗·格林加德、奥地利科学家埃里克·坎德尔	人类脑神经细胞间信号的相互传递方面获得的重要发现
1999	美国科学家布洛伯尔	发现控制细胞运输和定位的内在信号蛋白质
1998	美国科学家福尔荷格特、依格那罗和穆莱德	发现 NO 在心血管系统中作为细胞的信号分子

此外，由于学科的融合和交叉，在诺贝尔化学奖方面也奖励了许多分子细胞生物学领域的成果，如 2012 年度对细胞膜 G 蛋白偶联受体的研究，2009 年对细胞核糖体结构和功能的研究，2008 年细胞内绿色荧光蛋白（GFP）的发现和应用，2006 年真核生物 DNA 转录的分子基础研究，2004 年泛素介导的蛋白质降解途径的发现，2003 年细胞膜水通道和离子通道的结构和功能的发现，1997 年细胞 Na^+,K^+-ATP 酶的 ATP 合成途径等。

二、医学细胞生物学在医学教育中的地位和作用

医学是以保护人类健康，防治人体疾病为目的的学科，在医学的教育体系中，有认识人体结构和机能的基础课程，有用于疾病诊断和治疗的临床课程。医学细胞生物学属于前者，是医学基础课程，其与人体解剖学、组织胚胎学、生理学、生物化学、免疫学等医学基础课程一样，在医学教育中占有重要的地位。

如果从形态角度考虑，可以这样认为：人体解剖学是以肉眼观察人体器官构造及系统的组成及其联系（100μm 以上）；组织胚胎学是以光学显微镜从光镜水平认识人体组织的形态构造、来源和发生（10～100μm）；而医学细胞生物学则主要是以电镜和其他技术，从细胞水平、超微结构水平和分子水平认识人体细胞的结构和功能（表 1-4）。如从机能角度考虑，生理学、生物化学、免疫学是从人体整体水平认识机体的生理生化过程，而医学细胞生物学则是从细胞及分子水平认识机体细胞的生理功能及生命活动规律。尤其是细胞生理生化活动的定位、超微结构的特征、细胞增殖分化、衰老死亡的基本过程及特点、遗传基因的表达、调控及与细胞功能的关系。

由于科学技术的迅猛发展，学科之间相互渗透，医学细胞生物学的成就也不断涌现，医学细胞生物学的原理和方法在医学临床及医学理论方面的作用亦越来越大，地位也越来越重要。

表1-4　人体结构的不同观察水平

观察尺度	学科领域	结构水平	研究方法和工具
0.1mm 以上	解剖学	器官	肉眼和放大镜
$100 \sim 10\mu m$	组织学	组织	不同类型的光学显微镜
$10 \sim 0.2\mu m$	细胞学	细胞	不同类型的光学显微镜
$200 \sim 1nm$	细胞生物学	细胞超微结构、细胞成分	电子显微镜
1nm 以下	分子生物学	分子和原子结构及排列顺序	超高压电镜、X 线衍射、扫描隧道显微镜、原子力显微镜

注:1nm= 1/1000 μm;1μm=1/1000 mm;1mm=1/1000m。

此外,医学细胞生物学作为一门基础课与其他医学基础课的关系也很密切。如生理学、生物化学、免疫学、微生物学、寄生虫学、药理学、病理学等课程中都不同程度地涉及细胞生物学的许多内容,因此,掌握好医学细胞生物学的理论和知识对这些课程的学习和理解将会有很大的帮助。

三、医学细胞生物学的学习方法

医学细胞生物学作为一门基础课程,内容包含了细胞生物学的最新成就和最新进展,涉及知识面广,有一定深度。为此,学生在学习本门课程时应注意以下几点。

1. 做好生物学基础知识的复习　本课程的起点基本上是从高中生物学开始的,因此,学生要有高中生物学的基础,尤其是要基本掌握与细胞生物学密切相关的"细胞"、"新陈代谢"、"遗传变异"等内容。至少要熟悉各细胞器的基本结构功能,生物大分子,中心法则,DNA 复制、转录,细胞分裂等基本概念。

2. 在本课程的学习过程中要着重内容地理解,并做纵向、横向比较　由于当今生命科学存在学科之间的渗透,有从宏观到微观的深入及微观到宏观的综合等特点,因此,要加强对知识的理解并善于做横向、纵向比较。比如,细胞膜的分子组成、结构特点和功能的关系,内质网、高尔基复合体和溶酶体在结构、功能、发生上的联系,有丝分裂与减数分裂的相同点及不同点等,可通过联系、比较,切实掌握。

3. 建立整体观和立体思维模式　细胞是组成生物体的最小单位,从结构到功能都是一个整体,各种细胞器存在密不可分的关系,如核糖体是合成蛋白质的场所,但决定合成蛋白质的关键因素是细胞核中的 DNA,而具体执行的又是由 DNA 转录的 mRNA。细胞的活动需要能量,其主要来源于线粒体,而线粒体的形成和增殖需要物质基础,这些物质的合成和组装又是由其他结构完成的。因此,在学习时要建立整体观,即要了解各细胞结构的个性特征,也要了解他们的协同关系,这样才便于对整个细胞生命活动的理解。

此外,要有立体思维模式,细胞是立体结构,细胞器也是立体的,但书中各种插图都是平面图,难以理解。因此,将二维平面图变成三维立体构像图,通过书中的文字叙述静态知识变为动态知识十分重要。细胞是活的,细胞内的各种代谢活动在不断进行,将静态的书本知识想像为立体动态的科学知识有利于对课程内容的融会贯通。如细胞内物质的合成运输、分泌,细胞分裂时的形态变化等。

由于细胞的生命活动是一个复杂的过程,在本书的叙述中不可避免地存在内容前后交错的现象,有时前面出现的名词后面才解释,后面的内容在前面可能已提及,因此,学生在学习时应注意前后联系。

复习题

1. 名词解释

细胞学说　　　显微结构　　　超微结构　　　膜相结构

非膜相结构　　细胞培养　　　细胞系　　　　细胞株

真核细胞　　　原核细胞

2. 什么是细胞？细胞生物学的研究内容和范围有哪些？

3. 原核细胞与真核细胞有哪些主要差别？

4. 简述细胞生物学的发展过程，说明研究技术和方法与该学科发展的关系。

5. 医学细胞生物学的研究对象和目的是什么？医学细胞生物学在医学教育中的地位和作用如何？

第二章 细胞的化学组成

组成细胞的生命物质同地球上的其他非生命物质一样,都是由化学元素组成。存在于细胞内的化学元素没有一种是特有的,在自然界无机环境中都存在,但是其含量及存在形式却与无机界存在很大差异。这些元素在细胞内以无机化合物如水、无机盐等和有机化合物如糖类、脂类、蛋白质、核酸等形式存在。它们是细胞的结构材料,又是细胞生命活动不可或缺的活性成分,是生命活动这一物质运动高级形式的物质基础,这既体现了生物体与无机环境的统一性又体现了差异性。为了更好地理解细胞的复杂结构与多样功能,认识新陈代谢的生命规律,必须首先对这些化学成分及其基本特性有所了解。

第一节 组成细胞的化学元素

人体细胞中几乎含地球表层存在的 90 余种元素,大致分为必需元素、非必需元素和有害元素三类。按体内含量的高低可分为宏量元素和微量元素。生命所必需的元素称为生命元素,包括宏量元素和必需微量元素。

一、宏量元素

宏量元素(major element)指含量占生物体总质量 0.01% 以上的元素,也称常量元素,如 C、H、O、N、S、P、Na、Ca、K、Cl、Mg,这 11 种元素共占人体总质量的 99.9%。宏量元素是构成细胞最基本,也是最重要的化学元素,其中 C 元素被认为是生命物质的分子结构中心。每个 C 原子可以形成 4 个化学键,能同 H、O、N、S、P 等形成稳定的共价键,C 与 C 之间能够形成链式或环式的结构,因此可构成复杂的大分子量物质。细胞中的重要成分如糖类、脂类、蛋白质、核酸都是以 C 原子为核心的化合物。人体中大约 65% 是水,固体物质占 35%,主要元素中占细胞鲜重和干重的比例排序为:鲜重 O>C>H>N,干重 C>O>N>H(表 2-1)。

表 2-1 人体细胞中主要化学元素的比例

元素	鲜重/%	干重/%	元素	鲜重/%	干重/%
C	18	55.99	S	0.3	0.78
H	10	7.46	K		1.09
O	65	14.62	Mg		0.16
N	3	9.33	Ca		4.67
P	1.4	3.11			

二、微量元素

微量元素(trace element)是指占生物体总质量 0.1% 以下的元素,也称痕量元素。细胞微量元素在体内含量极少,仅占人体细胞总质量的 0.01% 以下。其中 I、Fe、Cu、Zn、Mn、Co、Mo、Sn、Cr、Ni、Se、Si、F、V 等是细胞生命活动所必需的,称为必需微量元素。这些微量元素虽然在细胞中含量少,但是发挥的作用很重要,如 Fe 元素是血红蛋白的组成成分,Cu 与红细胞的生成有关,而且是某些酶如细胞色素 C 酶的组成成分。Cu 在人体内约含 100mg,主要分布在肝、肾、脑等器官中。Zn 是 300 多种酶的成分,广泛参与糖类、脂类、蛋白质和核酸的合成或降解。Zn 缺乏会出现生长、发育不良，伤口愈合延迟，嗅觉和味觉丧失。Mn 是许多酶的激活剂，动物实验表明，缺 Mn 时生长迟缓，生殖能力丧失，寿命缩短。Se 是谷胱甘肽过氧化物酶活性中心的重要构成部分，人体中 Se 的含量为 4～10mg。近年来，从骨骼肌、心肌、肝细胞中还发现一些 Se 蛋白。摄入过多的 Se 可以损害肝、肾组织，缺乏时会影响心脏的功能，并可以导致心脏疾病。I 是甲状腺素的重要成分，缺乏时甲状腺合成甲状腺素的能力降低，可导致甲状腺肿大，甚至智力减退。F 是骨骼和牙齿的组成成分，缺乏时，容易患龋齿病。

人体的微量元素主要来源于饮食，不同的微量元素每日的需求不同，只有摄入适当的微量元素才能满足机体的正常生长发育（表 2-2）。

表 2-2　人体微量元素的含量和日推荐量

微量元素	含量/mg	日推荐量/mg	微量元素	含量/mg	日推荐量/mg
Fe	4500	10～18	Mn	12	0.5～5
F	2600	0.1～4	I	11	0.04～0.15
Zn	2000	3～15	Mo	9	0.15～0.5
Si	24	1000	Cr	6	0.01～0.02
Se	13	0.01～0.2	Co	1.1	0.14～0.58

第二节　组成细胞的化学分子

在细胞中，化学元素需要组成一定的化合物才能体现出生命现象。在活细胞中，所有的生命物质总称为**原生质**（proto-plasm）。构成原生质的化学分子根据化学性质分为无机化合物和有机化合物两大类（图 2-1）。其中有机化合物中的蛋白质、核酸和酶相对来讲分子质量较大，结构复杂，在细胞生命活动中作用重要，被称为生物大分子，其他物质相对而言称为生物小分子。

- 原生质
  - 无机化合物
    - 水（生物小分子）
    - 无机盐（生物小分子）
  - 有机化合物
    - 糖类（生物小分子）
    - 脂类（生物小分子）
    - 核酸（生物大分子）
    - 蛋白质（酶）（生物大分子）

图 2-1　原生质的组成

一、水

水在细胞中不仅含量最大，而且由于它具有一些特有的物理、化学属性，使其在生命起源和形成细胞的有序结构方面起着关键的作用。可以说，没有水，就不会有生命。在人体，水占体重的 60%～70%。人体中水分的含量与年龄有关，婴幼儿的水分含量最高，可达 90% 以上，以后随着年龄的增加而逐渐减少。水存在于细胞内，也存在于细胞外。在不同的细胞中，水的含量不尽相同。

水在细胞中的作用：一是作为溶剂，溶解细胞中的化学物质；二是作为细胞内物质分散的介质，细胞中的各种代谢活动均需要在水介质中进行；三是机体不可缺少的润滑剂，能最大限度地减少器官活动时的摩擦。同时，水也是血液、消化液及其他体液的主要成分。水之所以具有这么多的重要功能是和它的特有属性分不开的。

1. 水分子是偶极子　从化学结构上看，水分子似乎很简单，仅是由 2 个氢原子和 1 个氧原子构成（H_2O）。然而水分子中的电荷分布是不对称的，一侧显正电性，另一侧显负电性，从而表现出电极性，是一个典型的偶极子（图 2-2）。正由于水分子具有这一特性，它既可以同细胞内物质的正电荷

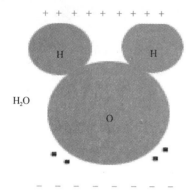

图 2-2　水分子的结构示意图

结合,也可以同负电荷结合。如蛋白质中每一个氨基酸平均可结合 2.6 个水分子。由于水分子具有极性,产生静电作用,因而它是一些离子物质(如无机盐)的良好溶剂。

2. 水分子间可形成氢键　由于水分子是偶极子,因而在水分子之间和水分子与其他极性分子间可建立弱作用力的氢键。在水中每一氧原子可与另两个水分子的氢原子形成两个氢键。氢键作用力很弱,因此分子间的氢键经常处于断开和重建的过程中。

3. 水分子可解离为离子　水分子可解离为氢氧离子(OH^-)和氢离子(H^+)。在标准状况下,总有少量水分子解离为离子,大约有 $10^{-7}mol/L$ 水分子解离,相当于每 10^9 个水分子中就有 2 个解离。但是水分子的电解并不稳定,总是处于分子与离子相互转化的动态平衡之中。

水在细胞中以两种形式存在:自由水和结合水。自由水占的比例大,约占 95%。如人和动物的体液就是自由水。自由水在细胞内、细胞之间、生物体内可以自由流动,是良好溶剂,可以参与物质代谢,如输送新陈代谢所需营养物质和代谢的废物。自由水的含量影响细胞代谢强度,含量越大,新陈代谢越旺盛。结合水通过氢键或其他键同蛋白质结合,占 4%~5%。随着细胞的生长和衰老,细胞的含水量逐渐下降,但是活细胞的含水量不会低于 75%。结合水在生物体内或细胞内与蛋白质、多糖等物质相结合,失去流动性。结合水是细胞结构的重要组成成分,不能溶解其他物质,不参与代谢作用。结合水赋予各种组织、器官一定形状、硬度和弹性。因此,在某些组织器官,含水量虽多(如人的心肌含水 79%),但仍呈现坚实的形态。自由水和结合水在一定条件下可以相互转化,如血液凝固时,部分自由水转变成结合水。

在人体功能正常的情况下,人体吸收的水量与失去的水量相等,摄入的水大多是从饮水或饮料中获得,水的排出主要通过尿,其次是皮肤的扩散和肺的蒸发,此外是粪便中的水分排出。水的代谢平衡是维持机体健康的重要因素。大量排汗、呕吐、腹泻和肾疾病可造成水的丧失,如果体内的水减少 20% 以上就会危及生命。

二、无　机　盐

无机盐含量很少,不到细胞总量的 1%。在细胞中,无机盐是以离子状态存在,其中阳离子有 Na^+、K^+、Mn^{2+}、Fe^{3+}、Mg^{2+}、Ca^{2+} 等,阴离子有 Cl^-、SO_4^{2-}、PO_4^{3-}、HCO^{3-} 等。这种在溶液中呈离子形式存在的物质称为电解质。电解质对维持体内液体平衡和酸、碱平衡以及细胞正常功能都是不可缺少的。无机盐在细胞中的作用主要有以下几个方面.

1. 构成生物体某些结构的重要成分　如 Ca、P、Mg 是构成骨骼和牙齿的重要成分;P、S 是构成组织蛋白的成分;Fe 是血红蛋白和细胞色素的重要成分;Zn 是胰岛素的成分等。

2. 有些无机离子是酶、激素或者维生素的重要成分　例如,Zn 与 300 多种酶的活性有关;Co 是维生素 B_{12} 的必要成分,参与核酸的合成过程;Fe 参与组成血红蛋白、细胞色素等,在细胞呼吸作用和氧的运输中发挥重要作用。

3. 维持细胞内外渗透压的平衡、pH 平衡、离子平衡等　体液中的无机离子还可作为一种缓冲剂,中和外加的少量碱和酸,从而维护细胞的生存环境。如血液中的 H_2CO_3 和 HCO_3^-,通常比例为 1:20,它们同其他缓冲剂一起,使血液保持在 pH 7.4 的水平。如果有酸性成分进入血液,HCO_3^- 即与之结合,形成 H_2CO_3,如有碱性成分进入血液,H_2CO_3 则与之结合形成 HCO_3^-。这样可使血液保持正常的 pH 环境,避免机体的酸中毒或碱中毒。Na^+、K^+ 离子在细胞的内外按比例存在,对维持细胞的渗透压,尤其对神经细胞和肌肉细胞的生物电活动具有重要作用。

4. 参与细胞内的物质运输和信号转导 如含 Fe^{2+} 的血红蛋白对 O_2 和 CO_2 起运载作用，Ca^{2+} 参与多种细胞信号转导。

三、糖 类

糖类是细胞中非常重要的一类有机化合物。大多数糖类由碳、氢、氧三种元素组成，其通式为 $(CH_2O)n$ 或 $Cn(H_2O)n$。其中多数氢和氧的原子数比例是 $2:1$，因此，过去曾认为这类物质是碳（carbon）的水合物（hydrate），故有人将糖类物质称为碳水化合物（carbohydrate）。

（一）糖的分类

根据组成糖类的分子数可以将其分为三种类型：单糖、低聚糖（寡糖）和多糖。单糖是指不能水解的糖，是最简单的碳水化合物，易溶于水，可直接被人体吸收利用。最常见的单糖有葡萄糖、果糖（图 2-3）和半乳糖。

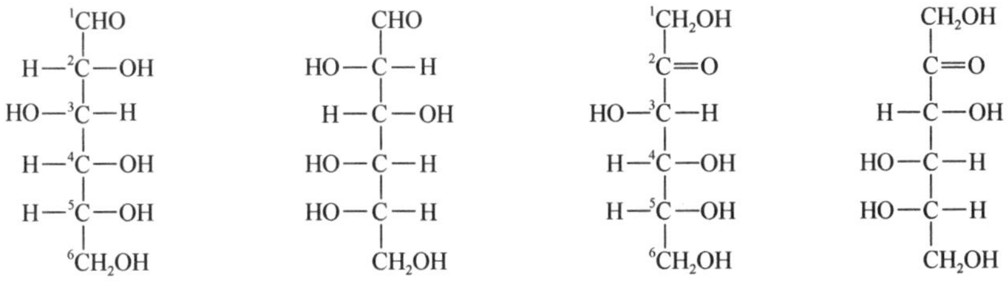

图 2-3 几种单糖的分子结构式（开链形式）

最典型的单糖是葡萄糖，含有 6 个碳原子，分子式为 $(C_6H_{12}O_6)$（图 2-4）。葡萄糖是大多数细胞的能源物质，人体血液中的葡萄糖称为血糖，当人体不能用口进食时，可通过静脉滴注补充血糖。细胞中重要的单糖还有含 5 个碳原子的戊糖即核糖、脱氧核糖，它们是组成遗传物质 DNA 和 RNA 的主要成分。

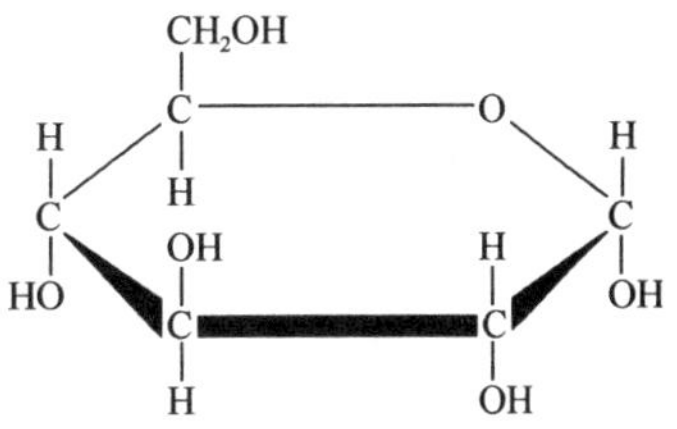

图 2-4 葡萄糖的分子结构式（闭链形式）

低聚糖（oligose）是含有 2~10 个单糖分子的糖。最重要的低聚糖是含有两个糖分子的二糖。在人体细胞中，乳糖的作用十分重要。乳糖是由 1 分子葡萄糖和 1 分子半乳糖（闭链形式）缩合而成的二糖，存在于人和动物的乳汁中，其甜度只有蔗糖的 1/6。乳糖不易溶于水，因而在肠道中吸收较慢，有助于乳酸菌的生长繁殖，对预防婴幼儿肠道疾病有益。妇女在产后哺乳期，其血液和尿中也能出现少量乳糖。此外，重要的二糖还有蔗糖、麦芽糖等。蔗糖含有 1 分子葡萄糖和 1 分子果糖，麦芽糖含有 2 分子的葡萄糖。在细胞膜表面，还有一些含几个至几十个单糖分子的低聚糖链（寡糖链），是细胞膜的成分之一，对细胞膜的功能起重要作用。

多糖（polysaccharide）为多个单糖组成的高分子化合物，水解后能够生成许多个单糖。多糖无甜味，不溶于水，主要包括淀粉、糊精、糖原和膳食纤维。淀粉是谷类、薯类、豆类食物的主要成分。淀粉在消化酶的作用下可分解成糊精，再进一步消化成葡萄糖被吸收。糖原（glycogen）也叫做动物淀粉，是动物体内储存葡萄糖的一种形式，主要存在于肝和肌肉内，当体内血糖水平下降时，糖原即可重新分解成葡萄糖进入血液，满足人体对能量的需要。

（二）糖的作用

糖在人体中的作用主要有以下几个方式：① 作为生物体的结构成分。糖是细胞膜上的糖蛋白、神经组织的糖脂以及传递遗传信息的脱氧核糖核酸（DNA）的重要组成成分。②作为生物体内的主要能源物质,糖类在生物体内(或细胞内)通过生物氧化释放出能量,供给生命活动的需要。③有些糖类是重要的中间代谢产物,糖类通过这些中间产物为合成其他生物分子如为氨基酸、核苷酸、脂肪酸等提供碳骨架。④作为细胞识别的信息分子。糖蛋白是由糖类与蛋白质结合而成,在生物体内分布极广,它们的糖链可能起着信息分子的作用,参与细胞识别、免疫、代谢调控、受精作用、个体发育、癌变、衰老和器官移植的排斥反应等。⑤抗酮作用。酮体是酸性物质,血液中酮体浓度过高会发生酸中毒,脂肪代谢过程中必须有碳水化合物存在才能完全氧化而不产生酮体。⑥保肝解毒作用。肝内糖原储备充足时,肝细胞对某些有毒的化学物质和各种致病微生物产生的毒素有较强的解毒能力。⑦润滑保护作用。黏膜分泌的黏液中有黏稠的黏多糖,可以保护润滑的组织、细胞表面。关节腔的滑液就是透明质酸经过大量水化而形成的黏多糖。

四、脂 类

由脂肪酸和醇作用生成的酯及其衍生物统称为脂类,这是一类一般不溶于水而溶于脂溶性溶剂的化合物,包括脂肪和类脂。

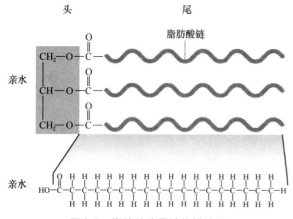

图 2-5 脂肪的分子结构模式图

脂肪是由 1 分子甘油和 3 分子脂肪酸所构成的中性脂,也称为三酰甘油(甘油三酯)(图 2-5)。脂肪酸是其主要成分,不同的脂肪酸有所差异,但是都是由一端带有一个羧基(—COOH)的碳氢链构成,不同的是每种脂肪酸的碳原子数不同。另外就是有的脂肪酸含有一个或多个双键,这种含有双键的脂肪酸称为不饱和脂肪酸,含不饱和脂肪酸的脂肪称为"油"。人体和动物的脂肪所含脂肪酸为饱和脂肪酸,碳原子数 4~24 个,多为 16 个和 18 个,都是偶数。

类脂是细胞膜的基本结构成分,是脂肪的衍生物,主要包括磷脂、糖脂和类固醇。一个脂肪分子的三个脂肪酸,如果一个被极性的磷酸基团取代,即称为磷脂类。细胞中含量最多的是磷脂酰胆碱(卵磷脂)和磷脂酰乙醇胺(脑磷脂),前者是磷酸基团的游离端连接胆碱而成,后者连接的则是胆胺。

类固醇又称甾族化合物,人体细胞的类固醇有胆固醇、胆汁酸等。胆固醇是最重要的类固醇,所有的性激素如雌激素、黄体酮、睾酮均是以此为原料合成,人体细胞能自己合成的一种维生素即维生素 D 也是以胆固醇为原料合成。

脂类的功能主要有以下几个方面:①最佳的能量储存方式:比较体内糖类和脂类两种能源物质的单位重量供能:糖为 4.1kcal/g,而脂则为 9.3kcal/g。②生物膜的骨架:磷脂和糖脂都是构成生物膜的磷脂双分子层结构的基本物质。③电与热的绝缘体:脂肪可以缓冲电、热等的刺激。④信号传递:固醇类激素作为信号的传递物质,能调节动物和人体的新陈代谢及生殖、发育等生理活动。⑤酶的激活剂:磷脂酰胆碱激活 β-羟丁酸脱氢酶。⑥糖基载体:合成糖蛋白时,磷酸多萜醇可作为糖基的载体。

五、蛋 白 质

蛋白质是原生质的主要成分,约占细胞干重的 50%。所有的蛋白质都含有 C、H、O、N 四种元素,有些蛋白质还含有 S、P 和一些金属元素。蛋白质平均含 C 50%,H 7%,O 23%,N 16%。其中 N 的含量较为恒定,而糖和脂类不含 N,所以常通过测量样品中 N 的含量来测定蛋白质含量。

(一) 蛋白质的分子组成单位——氨基酸

氨基酸(amino acid, aa) 是组成蛋白质的基本单位。组成蛋白质的氨基酸有 20 种,这 20 种氨基酸又称为基本氨基酸。它们中除脯氨酸外都是 α-氨基酸,即在 α 碳原子上有一个氨基(—NH_2)和一个羧基(—COOH),其通式如图 2-6。

基本氨基酸都符合通式,按照氨基酸的侧链(R) 结构,可将其分为三类:非极性、不带电荷极性和带正电荷极性氨基酸(表 2-3)。

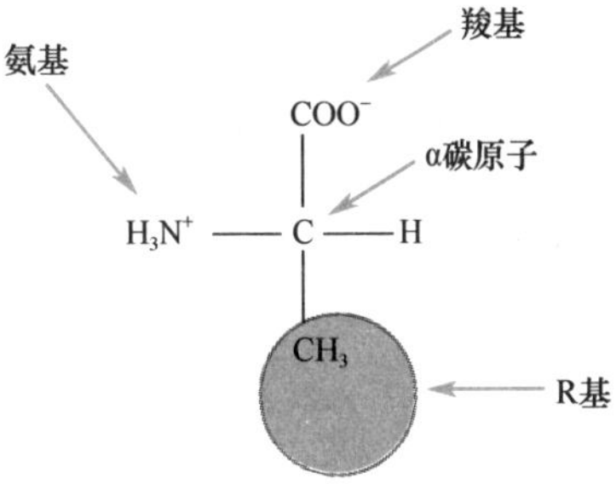

图 2-6 氨基酸的通式

表 2-3 组成蛋白质的 20 种氨基酸

非极性R基团	不带电荷极性R基团	带正电荷极性R基团
丙氨酸 Ala 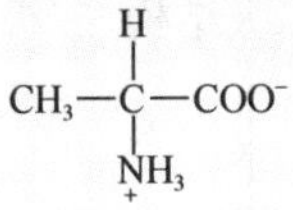	甘氨酸 Gly 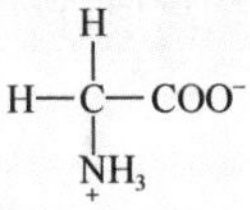	*赖氨酸 Lys 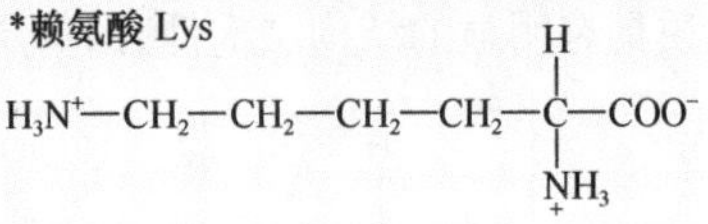
*缬氨酸 Val 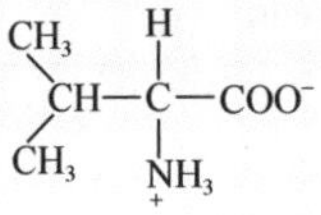	丝氨酸 Ser 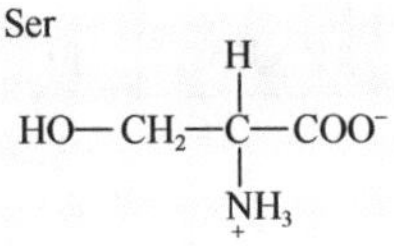	精氨酸 Arg 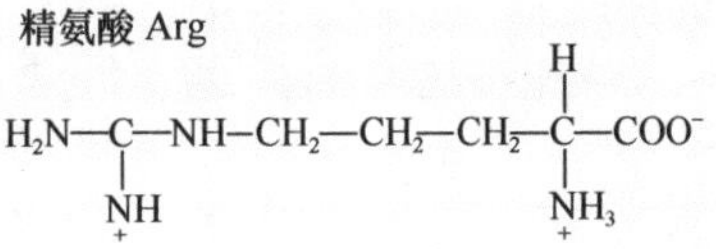
*亮氨酸 Leu 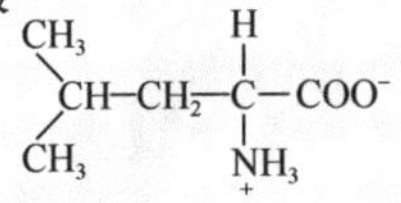	*苏氨酸 Thr 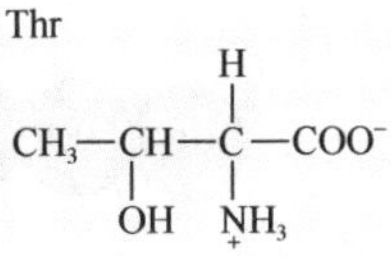	组氨酸 His 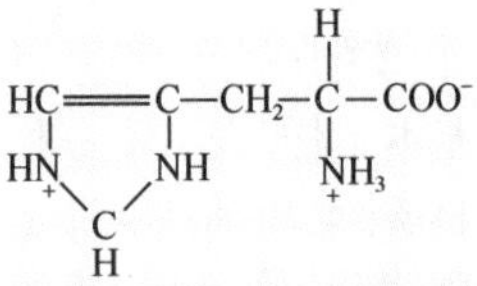
*异亮氨酸 Ile 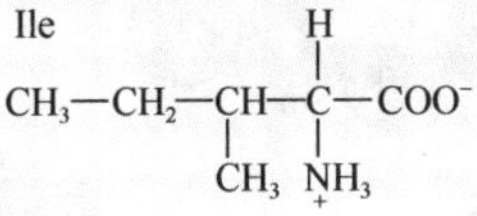	半胱氨酸 Cys 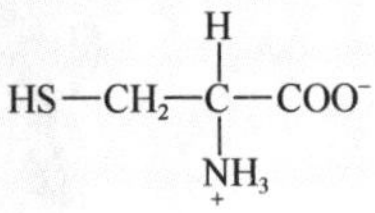	带负电荷极性R基团
脯氨酸 Pho 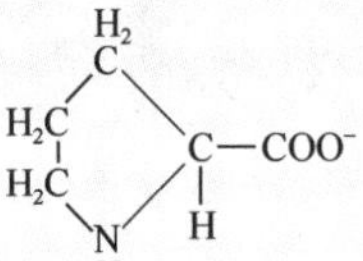	酪氨酸 Tyr 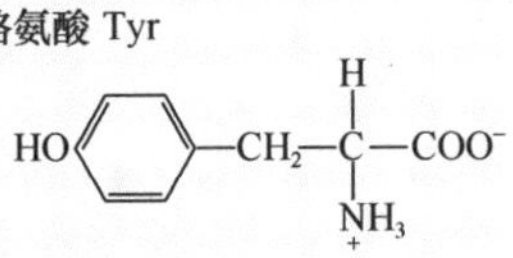	天冬氨酸 Asp 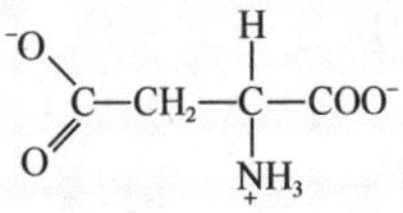
*苯丙氨酸 Phe 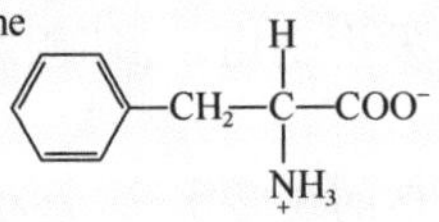	天冬酰胺 Asn 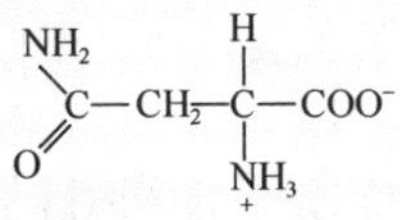	谷氨酸 Glu 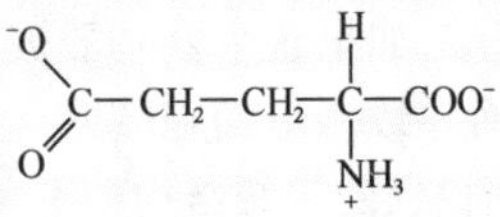
*色氨酸 Trp 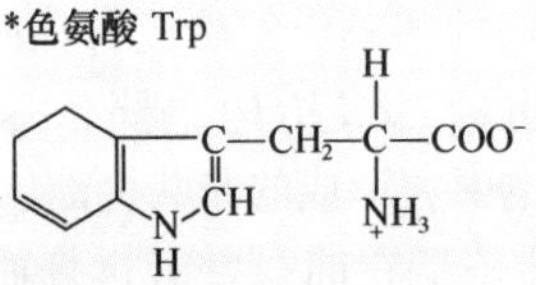	谷氨酰胺 Gln 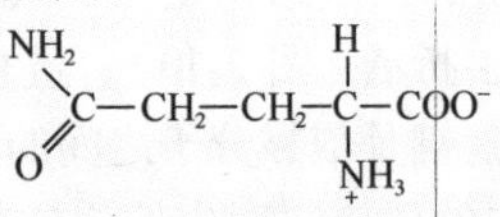	
*蛋氨酸 Met 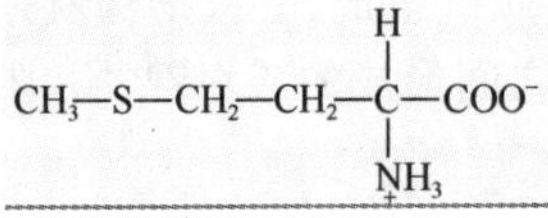		

*为 8 种人体不能合成,必须由食物提供的必需氨基酸,其余 12 种人体能够合成,称非必需氨基酸。

（二）蛋白质的分子结构

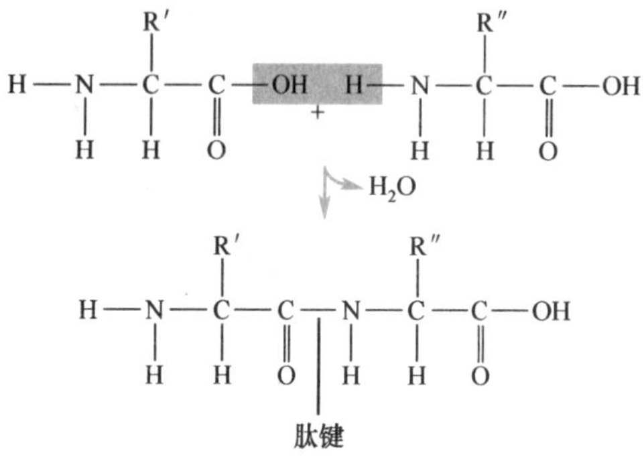

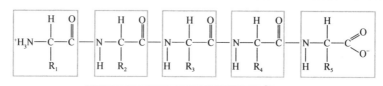

图 2-7　肽键的形成过程

蛋白质是氨基酸分子之间以**肽键**（peptide bond）结合起来的聚合物，称为多肽或聚肽。肽键是一个氨基酸的—COOH 和另一个氨基酸的—NH₂脱水形成的化学键（—CO—NH—）（图 2-7），肽键将氨基酸连接起来形成的链状结构称为肽链（图 2-8），这个过程发生在细胞内的核糖体上。

肽链中的氨基酸由于脱水形成肽键，氨基变成亚氨基（—NH—），羧基变成羰基（—CO—），这样氨基酸的结构不再完整，称为氨基酸残基。一个蛋白质可由数十乃至数万个氨基酸残基组成，其相对分子质量可达几百万个道尔顿（dalton，Da）。

蛋白质具有明显的结构层次性，由低层到高层可分为一级结构、二级结构、三级结构和四级结构。

图 2-8　氨基酸组成的肽链

1. 蛋白质的一级结构　蛋白质的一级结构是其基本结构，表示了一种蛋白质中氨基酸的数目、种类和排列顺序。蛋白质的一级结构的阐明获得了 1958 年的诺贝尔化学奖。维持蛋白质一级结构的化学键除了肽键外，还有**二硫键**（—S—S—），是含有 S 的半胱氨酸通过巯基（—SH—）形成的共价键（图 2-9）。

蛋白质分子的一级结构与功能密切相关，如果氨基酸的数目、种类和排列顺序发生任一改变，都可影响其生理功能。

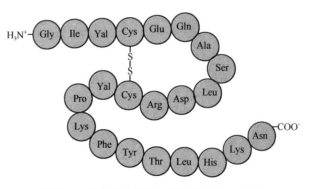

图 2-9　蛋白质分子的一级结构（示二硫键）

例如，血红蛋白含有四条多肽链，两条 α 链，两条 β 链，共 574 个氨基酸。正常的 β 链上第 6 位氨基酸为谷氨酸，如果这个氨基酸被缬氨酸取代，就会使血红蛋白的构象发生变化，红细胞由扁圆变为镰刀状，从而导致镰形细胞贫血。

2. 蛋白质的二级结构　研究表明，蛋白质分子的多肽链不是以松散的线形分子状态存在于生物体内的，而是部分卷曲、盘旋成螺旋状。蛋白质的二级结构是在一级结构的基础上螺旋或折叠而成的空间结构。这种螺旋或折叠称为**α-螺旋**和**β-折叠**（图 2-10）。蛋白质的二级结构主要依靠—NH—和—CO—之间形成的氢键来维持稳定性。氢键是依靠分子之间的静电引力形成的非共价键。

3. 蛋白质的三级结构　具有二级结构的肽链，按照一定方式进一步卷曲、盘绕、折叠而成的三维空间结构，叫做三级结构（图 2-11）。如果蛋白质分子仅由一条多肽链组成，三级结构就是它的最高结构层次。三级结构的维持除了氢键外，还有氨基酸的疏水基团之间形成的疏水键，阴、阳离子之间形成的离子键（图 2-12）。

4. 蛋白质的四级结构　几个具有三级结构的蛋白质分子通过一些非共价键结合起来（图 2-11、图 2-12），成为具有一定生物功能的蛋白质复合结构，就是蛋白质的四级结构。四级结构是有序排列的特定的空间结构,四级结构中的每个蛋白质分子称为亚基,亚基单独存在时一般没有生物活性。例如,**磷酸化酶**是由2个亚基构成的,血红蛋白是由4个不同的亚基构成的,谷氨酸脱氢酶是由6个相同的亚基构成的。

有些蛋白质分子只有一、二、三级结构,并无四级结构,如肌红蛋白、细胞色素C、核糖核酸酶、溶菌酶等。另一些蛋白质则一、二、三、四级结构同时存在,如血红蛋白、谷氨酸脱氢酶等。蛋白质的分子结构可相互转化(图2-13)。

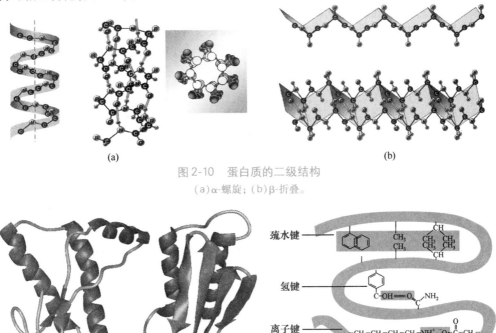

图2-10　蛋白质的二级结构
(a)α-螺旋;(b)β-折叠。

图2-11　蛋白质的三级结构示意图　　　　　图2-12　维持蛋白质的三级结构的副键

（三）蛋白质的变构与变性

蛋白质的空间结构或**构象**(conformation)与功能之间有密切相关性,其特定的空间结构保证了蛋白质分子中的活性部位能够充分发挥各种生物效应,是蛋白质功能的基础。

在生物体内环境中,某些代谢中间产物或变构剂结合于蛋白质活性部位以外的其他部位,引起蛋白质的构象发生轻微变化,从而使其生物活性发生改变,这种通过蛋白质构象变化而实现调节功能的现象,称为**变构**(allosteric effect)或变构调节。变构调节体现在血红蛋白氧气运输,酶的激活或抑制,膜转运、通道蛋白、受体蛋白的物质运输与信息传递,肌动蛋白、肌球蛋白的机械运动等方面,是蛋白质完成生理功能的一个十分重要又相当普遍的方式。

蛋白质因受某些物理或化学因素的影响,分子的空间构象被破坏,从而导致其理化性质发生改变并失去原有的生物学活性的现象称为蛋白质的**变性**(denaturation)。变性

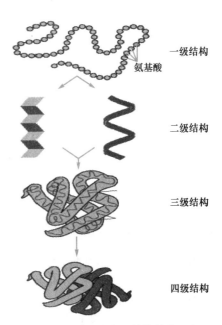

图2-13　蛋白质的分子结构转化示意图

的本质是破坏非共价键和二硫键,对蛋白质二级结构以上的高级结构的破坏,并不引起蛋白质一级结构的破坏。变性后的蛋白质称为变性蛋白,其生物活性、理化性质、生化性质都发生了改变。引起蛋白质变性的因素很多,物理因素有高温、紫外线、X 射线、超声波、高压、剧烈的搅拌、震荡等。化学因素有强酸、强碱、尿素、胍盐、去污剂、重金属盐(如 Hg^{2+}、Ag^+、Pb^{2+} 等)、三氯乙酸、浓乙醇等。不同蛋白质对各种因素的敏感程度不同,变性程度也有不同。如果变性条件剧烈持久,蛋白质的变性是不可逆的。如果变性条件不剧烈,变性作用是可逆的,如果除去变性因素,在适当条件下变性蛋白质可恢复其天然构象和生物活性,这种现象称为蛋白质的**复性**(renaturation)。

临床医学上,变性因素常被应用来消毒及灭菌,而防止蛋白质变性也是有效保存蛋白质制剂(如疫苗等)的必要条件。

(四)蛋白质的分类

蛋白质根据其化学组成和溶解度分为三大类,即单纯蛋白质、结合蛋白质和衍生蛋白质。

1. 单纯蛋白质   仅含氨基酸的一类蛋白质,包括清蛋白(albumin)、球蛋白(globulin)、谷蛋白(glutelin)、醇溶谷蛋白(prolamine)、硬蛋白(scleroprotein)、组蛋白(histone)、鱼精蛋白(protamine)。

2. 结合蛋白质   是单纯蛋白质与非蛋白质成分,如碳水化合物、油脂、核酸、金属离子或磷酸盐结合而成的蛋白质。在结合蛋白质中,非蛋白质的部分叫做**辅基**(prosthetic group),按照辅基的不同可分为:糖蛋白、脂蛋白、核蛋白、磷蛋白、色蛋白等。

3. 衍生蛋白质   是用化学方法或酶学方法处理蛋白质得到的一类衍生物。

依据蛋白质分子的形状,可分为纤维蛋白和球蛋白;根据蛋白质的生理功能不同,还可分为结构蛋白、保护蛋白、酶蛋白、受体蛋白和调节蛋白等许多种类。

(五)蛋白质的功能

细胞中的蛋白质主要有以下功能:①催化功能:生物体内的酶多数由蛋白质构成的,它们是有机体新陈代谢的催化剂。②结构功能:蛋白质可以作为生物体的结构成分。在人体里,胶原是主要的细胞外结构蛋白,参与结缔组织和骨骼,作为身体的支架,占蛋白质总量的1/4。细胞膜、线粒体和内质网等都是由不溶性蛋白与脂类组成的。人的毛发和指甲都是由角蛋白构成的。③运输功能:红细胞中的血红蛋白在呼吸过程中起着运输氧气的作用。血液中的载脂蛋白可运输脂肪,转铁蛋白可转运铁。一些脂溶性激素的运输也需要蛋白,如甲状腺素要与球蛋白结合才能在血液中运输。④储存功能:某些蛋白质的作用是储存氨基酸,作为生物体的养料和胚胎、幼儿生长发育的原料。肝中的铁蛋白可将血液中多余的铁储存起来,供缺铁时使用。⑤运动功能:肌肉中的肌球蛋白和肌动蛋白是运动系统的必要成分,它们构象的改变引起肌肉的收缩,带动机体运动。⑥防御功能:高等动物的免疫反应是机体的一种防御机能,它主要也是通过蛋白质(抗体)来实现的。凝血与纤溶系统的蛋白因子、溶菌酶、干扰素等,也担负着防御和保护功能。⑦调节功能:生物体内的信息传递过程也离不开蛋白质。例如,视觉信息的传递要有视紫红质参与,感受味道需要味觉蛋白。视杆细胞中的视紫红质,只需 1 个光子即可被激发,产生视觉。⑧遗传调控功能:遗传信息的储存和表达都与蛋白质有关,DNA 在储存时是缠绕在蛋白质(组蛋白)上的。⑨其他功能:某些生物能合成有毒的蛋白质,用以攻击或自卫。如白喉毒素可抑制生物蛋白质合成。

六、酶

(一)酶的概念

酶(enzyme)是由活细胞合成、对其特异底物(substrate)起高效催化作用的大分子物质,是机体内催化各种代谢反应最主要的催化剂。早先一般认为酶的化学本质是蛋白质。但是进入 20 世纪 80 年代后,核糖酶(ribozyme)、抗体酶、模拟酶等相继出现,酶的传统概念受到挑战。核糖酶是有多种具有催化功能的 RNA,其底物可以是 DNA、糖类、氨基酸酯。博莱霉素等肽类抗生素也有催化能力。这些新发现不仅增加了对酶的本质的理解,也有助于对生命起源等问题的探讨,使酶的研究进入新的阶段。

（二）酶的特性

酶是一种生物催化剂，与一般催化剂一样，只改变反应速度，不改变化学平衡，并在反应前后本身不变。但酶作为生物催化剂，与一般的无机催化剂相比，具有以下特点：

1. 催化效率高 酶的催化效率比无机催化剂高 $10^6 \sim 10^{13}$ 倍。举例来说，1mol 马肝过氧化氢酶在一定条件下可催化 5×10^6 mol 过氧化氢分解，在同样条件下 1mol 铁只能催化 6×10^{-4} mol 过氧化氢分解。因此，这个酶的催化效率是铁的 10^{10} 倍。也就是说，用过氧化氢酶在 1 秒内催化的反应，同样数量的铁需要 300 年才能反应完。

2. 专一性强 一般催化剂对底物没有严格的要求，能催化多种反应，而酶只催化某一类物质的一种反应，生成特定的产物（图 2-14）。因此酶的种类也是多种多样的。酶催化的反应称为酶促反应，酶促反应的反应物称为底物。酶只催化某一类底物发生特定的反应，产生一定的产物，这种特性称为酶的专一性。各种酶的专一性不同，包括结构专一性和立体专一性两大类，结构专一性又有绝对专一性和相对专一性之分。绝对专一性指酶只催化一种底物，生成确定的产物。如氨基酸-tRNA连接酶，只催化一种氨基酸与 tRNA 的连接反应。相对专一性指酶催化一类底物或化学键的反应。如醇脱氢酶可催化许多醇类的氧化反应。还有许多酶具有立体专一性，对底物的构型有严格的要求。如乳酸脱氢酶只能催化 L-乳酸，不能催化 D-乳酸的反应。

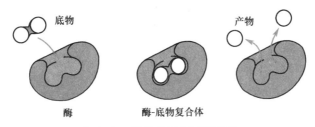

图 2-14 酶的作用机制示意图

3. 反应条件温和 酶促反应不需要高温高压及强酸、强碱等剧烈条件，在常温常压下即可完成。

4. 稳定性差 酶主要是蛋白质，只能在常温、常压、近中性的条件下发挥作用。高温、高压、强酸、强碱、有机溶剂、重金属盐、超声波、剧烈搅拌、甚至泡沫的表面张力等都有可能使酶变性失活。不过自然界中的酶是多种多样的，有些酶可以在极端条件下起作用。如超嗜热菌可以生活在 90℃以上环境中，高限为 110℃；嗜冷菌最适温度为 -2℃，高于 10℃ 不能生长；嗜酸菌生活在 pH 为 1 以下，嗜碱菌的最适 pH 大于 11；嗜压菌最高可耐受 1035 个大气压 *；这些细菌细胞内的酶活性较为正常。

（三）酶在医学中的作用

酶在医学中起重要作用，表现在：

1. 酶与疾病的发生 有的疾病的发病机制直接或间接与酶的异常或酶活受抑制有关。酪氨酸酶缺乏引起白化病；苯丙氨酸羟化酶缺乏产生苯酮酸尿症；急性胰腺炎与胰蛋白酶原在胰腺中被激活有关。激素代谢障碍或维生素缺乏可引起某些酶的异常。酶活性受到抑制多见于中毒性疾病，如有机磷农药中毒、重金属盐中毒。

2. 酶与疾病的诊断 某些组织器官受到损伤造成细胞破坏或细胞通透性增加，细胞内的某些酶可大量释放入血。如急性胰腺炎时血清和尿中的淀粉酶活性升高；急性肝炎或心肌炎时血清转氨

---

*1 个标准大气压 = 1.013×10^5 Pa。

酶活性升高;巴比妥盐类或酒精可诱导肝中的谷氨酰转移酶生成增多。

3. 酶与疾病的治疗　许多药物可通过抑制生物体内的某些酶来达到治疗的目的。如磺胺类药物、氯霉素、甲氨蝶呤等。

七、核 酸

核酸是细胞内最重要的化学成分,其与细胞的生长、发育、遗传、变异有直接关系。细胞内的核酸包括**脱氧核糖核酸**(deoxyribonucleic acid,DNA)和**核糖核酸**(ribonucleic acid,RNA)两大类。核酸是由多个核苷酸(nucleotide)头尾相连而形成的链状化合物。人的 DNA 很长,约含有 3×10^9 个核苷酸;而 RNA 的平均长度大约为 2000 个核苷酸。

（一）核酸的化学组成和分子结构

核酸经水解可得到核苷酸,核苷酸被水解则产生核苷和磷酸,核苷再进一步水解,产生戊糖(核糖、脱氧核糖)和含氮碱(图 2-15)。因此,核酸是由含氮碱、戊糖及磷酸三种成分组成,核苷酸是核酸的基本单位。

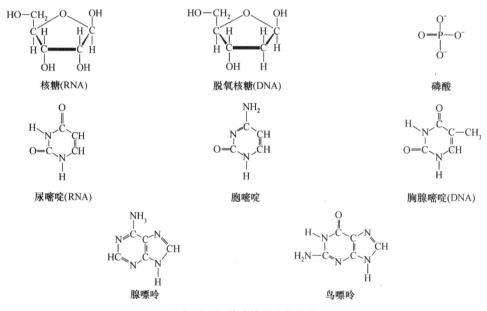

核糖(RNA)　　脱氧核糖(DNA)　　磷酸

尿嘧啶(RNA)　　胞嘧啶　　胸腺嘧啶(DNA)

腺嘌呤　　鸟嘌呤

图 2-15　5 种碱基的分子结构

1. 碱基　为含氮杂环化合物,分别属于嘌呤衍生物和嘧啶衍生物。

(1) 嘌呤碱(purine,Pu):由嘌呤衍生而来,常见的有两种,即腺嘌呤(adenine,A)和鸟嘌呤(guanine,G)。自然界中还有黄嘌呤、次黄嘌呤、尿酸、茶叶碱、可可碱和咖啡因等。前三种是嘌呤核苷酸的代谢产物,是抗氧化剂,后三种含于植物中,是黄嘌呤的甲基化衍生物,具有增强心脏功能的作用。

(2) 嘧啶碱(pyrimidine,Py):是嘧啶的衍生物,共有三种,即胞嘧啶(cytosine,C)、尿嘧啶(uracil,U)和胸腺嘧啶(thymine,T)。其中尿嘧啶只存在于 RNA 中,胸腺嘧啶只存在于 DNA 中,但在某些 tRNA 中也发现有极少量的胸腺嘧啶。胞嘧啶为两类核酸所共有。

2. 核苷　是由戊糖与碱基缩合而成的结构。戊糖的第一位 C 与嘧啶的第一位 N 或嘌呤的第 9 位 N 以糖苷键相连,一般称为 N-糖苷键。戊糖是呋喃环,C_1 是不对称碳原子,核酸中的糖苷键都是 β-糖苷键。糖苷的命名是先说出碱基名称,再加“核苷”或“脱氧核苷”,如腺嘌呤核苷、胸腺嘧啶脱氧核苷(图 2-16)。

3. 单核苷酸　核苷和磷酸通过膦酸酯键结合就形成单核苷酸或称核苷酸。碱基与戊糖的第一位碳原子间脱去 1 个水分子,形成糖苷键(N_1-C_1或 N_9-C_1),连接后形成核苷;核苷戊糖上的第 5 位碳原子与磷酸分子间脱去 1 个水分子形成膦酸酯键即构成单核苷酸(图 2-17)。与核苷的命名相同,单核苷酸的命名是在相应的核苷后面加个酸字,如腺嘌呤核苷酸、胸腺嘧啶脱氧核苷酸。含一个磷酸时称"—MP",两个磷酸时称"—DP"三个磷酸时称"—TP",加上相应的碱基就是 AMP 、GMP;ADP、GDP;ATP、GTP...,如果戊糖是脱氧的,即在前面加英文 d,如 dAMP、dGMP 等。由多个单核苷酸通过磷酸二酯键连接形成的链状结构就是多核酸链,即核酸的分子(图 2-18)。

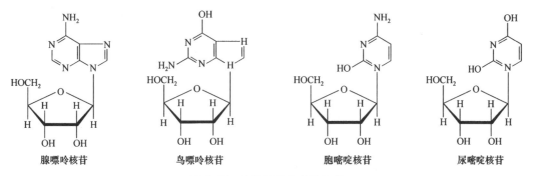

图 2-16 几种核苷的分子结构

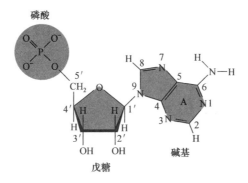

图 2-17 单核苷酸的组成

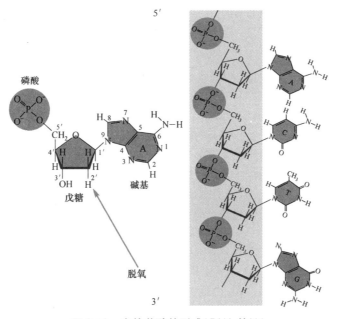

图 2-18 多核苷酸的形成(DNA 单链)

4. 单核苷酸的功能 ① 作为核酸分子的成分。②为需能反应提供能量。如 UTP 用于多糖合成的供能,GTP 用于蛋白质合成的供能,CTP 用于脂类合成的供能,ATP 用于多种反应。③用于细胞的信号传递。如 cAMP 、cGMP 是细胞活动的第二信使。④参与构成辅酶。如 NAD 、FAD 、CoA 等都含有 AMP 成分。⑤参与代谢调控。如鸟苷四磷酸等可抑制核糖体 RNA 的合成。

(二) 核酸的种类

核酸包括脱氧核糖核酸(DNA)和核糖核酸(RNA),它们的基本特征如表2-4。

表 2-4 DNA 和 RNA 的基本特征

	脱氧核糖核酸(DNA)	核糖核酸(RNA)
分布	98% 在细胞核中,少数在线粒体和叶绿体中	90% 在细胞质中,10% 在细胞核中
生物功能	遗传物质的基础,基因的载体	传递遗传信息,指导蛋白质的合成,有时 RNA 也是遗传物质
组成成分	脱氧核糖	核糖
	A、C、G、T	A、C、G、U
	磷酸	磷酸

1. DNA 是由成千上万个脱氧核糖单核苷酸分子聚合而成的多聚脱氧核糖核酸链。在 DNA 分子中,相邻核苷酸以 3′,5′-磷酸二酯键连接构成长链,前一个核苷酸戊糖上的 3′-羟基与后一个核苷酸戊糖上的 5′-磷酸结合。链中磷酸与戊糖交替排列构成脱氧核糖磷酸骨架,链的一端有自由的 5′-磷酸基,称为 5′ 端;另一端有自由 3′-羟基,称为 3′ 端。

(1) DNA 的一级结构:是脱氧核糖核苷酸分子构件的组成及排列顺序,也称为碱基序列。

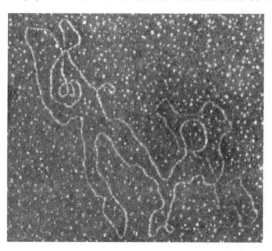

图 2-19 电镜下的 DNA 分子

(2) DNA 的二级结构:是两条一级结构的 DNA 分子构成的双螺旋结构,DNA 双螺旋结构的发现是 20 世纪最重大的自然科学成果之一。1950 年,Chargaff 通过对碱基的分析发现了互补配对规律:在任何 DNA 中,A—T,G—C,所以有 A +G = T +C。1953 年华生(Watson)和克里克(Crick)建立了 DNA 的双螺旋结构模型(图2-19,图2-20)。表明 DNA 双螺旋是由两条反向、平行、互补的 DNA 链构成的右手双螺旋。两条链绕一个共同的轴盘旋在双螺旋的外侧,两条链的碱基按 A—T、G—C 对应互补配对,集中地平行排列在双螺旋的中央,碱基平面与轴垂直。DNA 双螺旋中的两条链为互补链。双螺旋外径 2nm,螺距 3.4nm,每 10 对碱基上升一圈。因此,每对碱基距离 0.34nm,夹角 36°。A—T 对形成两个氢键,G—C 对形成三个氢键。这项证明 DNA 三维结构的成果 1962 年获得诺贝尔生理学或医学奖。

上面描述的是在相对湿度 92% 时获得的 DNA 纤维的构象,称为 B-DNA。在相对湿度 75% 时获得的 DNA 纤维构象也是右手螺旋,但每圈螺旋 10.9 个碱基,螺旋扭角为 33°,螺距 3.2nm,称为 A-DNA。1979 年 Rich 等又发现了左手双螺旋 DNA,称为 Z-DNA。

(3) DNA 的三级结构:指双螺旋的进一步扭曲。其基本形式是超螺旋,即螺旋的螺旋。因为超螺旋是在双螺旋的张力下形成的,所以只有双链闭合环状 DNA 和两端固定的线形 DNA 才能形成超螺旋,有切口的 DNA 不能形成超螺旋。无论是真核生物的双链线形 DNA,还是原核生物的双链环形 DNA,在体内都以负超螺旋的形式存在,密度一般 100 ~ 200bp 为一圈。所谓**负超螺旋**(negative supercoils)是指顺时针右手螺旋的 DNA 双螺旋以相反方向绕它的轴扭转而成,通过这种方式,调节了

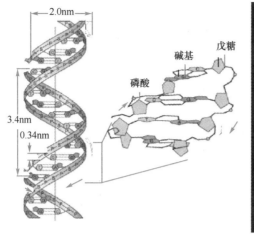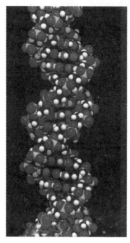

图 2-20 DNA 的双螺旋结构图

DNA 双螺旋本身的结构,松解了扭曲压力,使每个碱基对的旋转减少,甚至可打乱碱基配对。天然 DNA 均为负超螺旋。DNA 形成负超螺旋是结构与功能的需要。如果超螺旋的方向是向左,则称为**正超螺旋**(positive supercoils)。

2. RNA 其分子是单链结构,但具有可以回折、自身碱基互补配对、形成"发夹"结构的特点。某些分子中回折率可占 50%。RNA 是 DNA 部分序列的转录产物,相对分子质量比 DNA 小得多。有些病毒含有 RNA 复制酶,可以催化以 RNA 为模板的 RNA 合成,称为 RNA 的复制。

RNA 按功能分为三种:tRNA(转运核糖核酸)、rRNA(核糖体核糖核酸)和 mRNA(信使核糖核酸)。此外还有 snRNA(small nuclear RNA)和 hnRNA(heterogeneous nuclear RNA)。前者与 RNA 的加工有关,后者是 mRNA 的前体,详见第 8 章。

三种主要 RNA 的结构特征和基本功能见表 2-5。

表 2-5 mRNA、tRNA、rRNA 的结构特征和基本功能

种类 项目	mRNA	tRNA	rRNA
细胞中含量/%	2	16	82
相对分子质量	$2\times10^2 \sim 5\times10^5$ 大小悬殊	$(2.4\sim3)\times10^4$ 有 70~90 个单核苷酸	$(0.6\sim12)\times10^8$
结构特征	基本呈线形,部分节段可能绕成环形	呈三叶草形,柄部和基部可呈假双螺旋形,柄末端有 CCA 三个碱基,其相对的一端呈环形。有三个碱基形成的反密码子	线形。某些节段可能成双螺旋结构
存在场所	细胞质基质中	细胞质基质中或核糖体上	核糖体中和核仁中
作用	转录 DNA 中的遗传信息,指导蛋白质合成	运输活化的氨基酸到核糖体上的特定部位	为核糖体的组成部分

▌(三) 其他单核苷酸

除 DNA 和 RNA 以外,细胞中还存在一些具有特定作用的单核苷酸,如二磷酸腺苷(ADP)、三磷酸腺苷(ATP)、三磷酸鸟苷(GTP)等,其分别含有两个磷酸基团和三个磷酸基团(图 2-21)。这些核苷酸含有高能磷酸键(—P),在细胞的能量储存和转换中起着主要的作用。

环状单核苷酸如环—磷酸腺苷酸(cAMP)、环—磷酸鸟苷酸(cGMP)是另一种特定作用的单核苷酸,由相应单核苷酸的磷酸基团上的 OH 与核酸 3′-5′ 碳原子位上的 OH 缩合形成酯键连接,形成环状单核苷酸(图 2-22)。cAMP 和 cGMP 能传递细胞的信息,为细胞信号分子,其相对于激素等"第一信使"而言,被称为"第二信使"。

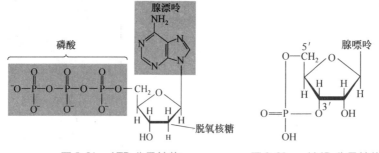

图 2-21　ATP 分子结构　　　　　图 2-22　cAMP 分子结构

近年来,生物学家人工合成了一种不带磷酸戊糖骨架的寡核苷酸类似物,称为**肽核酸**(peptide nucleic acid,PNA)。肽核酸具有与 DNA 和 RNA 结合的高度亲和性、良好的稳定性等特点,可与 DNA 结合,抑制转录或促进转录,也可以与 mRNA 结合,阻止蛋白质合成,抑制酶活性。在基因的活性研究和治疗中有着很好的应用前景。

复习题

1. 名词解释

微量元素　　生物大分子　　　核苷　　　糖原

肽键　　　肽核酸

2. 细胞由哪些化学成分组成? 简述各成分的作用。

3. 什么是酶? 有何特点?

4. DNA 和 RNA 有哪些区别? mRNA、rRNA、tRNA 又有哪些异同?

5. 组成蛋白质的氨基酸有多少种? 何谓必需氨基酸?

6. 一个单核苷酸分子包括哪几种化学成分? 多核苷酸是如何构成的?

7. 简述 DNA 双螺旋结构的特点。

8. ATP、cAMP、dAMP 的分子结构和作用有何不同?

第三章 细胞的基本形态及类型

第一节 细胞的形状和大小

一、细胞的形状

由于细胞的结构、功能和在机体中所处的环境不同,形状多种多样。但对于某种类型的细胞而言,其形状一般是固定的。细胞形状的维持靠细胞骨架的作用和受相邻细胞或细胞外基质的制约,并与细胞的生理功能有关。

1. 游离细胞(free cell)　因游离于体液中受表面张力的影响,常呈球形或近似球形,如各种血细胞。但如有些血细胞处于血管外的环境中时,可由细胞膜形成伪足,使细胞形状变得不规则,如白细胞、巨噬细胞。人的血红细胞呈双面凹的圆盘状(图 3-1),而且体积小,有利于在血管中快速流动并通过毛细血管,圆盘状的形状可增加表面积,便于气体的交换。人类精子细胞呈呈蝌蚪形,有鞭毛,利于运动。

2. 固定组织细胞(tissue cell)　由于这些细胞连接形成固定的组织,其形状受相邻细胞的影响,并与细胞的生理功能有关。如在机体中具有收缩功能的肌细胞多为柱形或棱形;起支持保护作用的上皮细胞多为扁平鳞状或柱状;而具有感受刺激传导冲动的神经细胞则类似星芒形(图 3-2)。

3. 体外培养细胞(culture cell)　细胞的形态可受环境的影响而发生变化,如扁平上皮细胞在机体组织中为扁平状,但在离体的培养瓶中贴壁生长后为多边形,在悬浮液中时为球形。

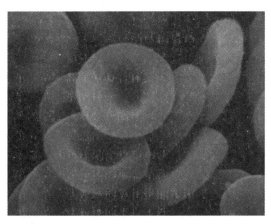 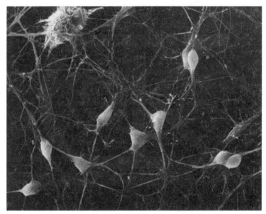

图 3-1　人类红细胞　　　　　　　　　　　图 3-2　神经细胞

二、细胞的大小及计量单位

不同类型的细胞大小差异很大。大多数动物细胞的直径为 $10\sim20\mu m$,借助于光学显微镜就可观察到。最大的细胞是鸵鸟的卵细胞(鸟类的卵只有其中的卵黄才是它的细胞,卵白是供发育用的营养物质,不属于细胞部分),直径可达 5cm,肉眼可见。已知现存最小的细胞是能独立生活的原核细胞支原体,也称支原菌,其直径约 $0.1\mu m$,需用电子显微镜才能见到(图 3-3)。

人体细胞的平均直径为 $10 \sim 20\mu m$。最大的是成熟的卵细胞,直径在 $100\mu m$ 以上;最小的是血小板,直径只有约 $2\mu m$。

细胞的大小也和细胞的功能相适应。例如,人类的卵细胞因为要储存胚胎发育所必需的养料一般较大,直径约 $100\mu m$(图3-4);能传导兴奋的神经细胞突起可长达 1m 左右,但胞体直径不超过 $100\mu m$。肌细胞大小还可随生理需要发生变化,如子宫平滑肌在妊娠期间其长度可由 $50\mu m$ 增大到 $500\mu m$。

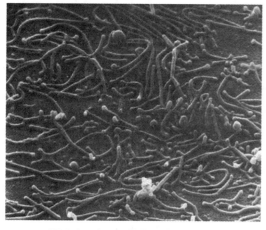

图3-3　电子显微镜下的支原体图

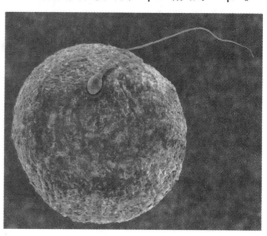

图3-4　人类卵细胞与精子

细胞的大小一般用微米(μm)表示,细胞的超微结构一般用纳米(nm)表示。但对于细胞内的颗粒物质或大分子物质,通常不用长度单位表示大小,而用**沉降系数**(sedimentation cofficient,S)表示。沉降系数越大表示该颗粒或分子越大,反之则小。如真核细胞核糖体为 80S,而原核细胞的为 70S。

细胞的大小与生物体的大小没有相关性。大象与小鼠的体型大小相差十分悬殊,但它们相应器官与组织的细胞大小相差无几。不论种的差异多大,同一器官与组织的细胞大小在一个恒定的范围之内。人与牛、马、象和小鼠的相应细胞如血红细胞大小几乎相同。一个生物体的机体大小及器官的大小与细胞的大小无相关性,而与其细胞的数目成正比,这种关系被称为"**细胞的体积守恒定律**"。也就是说,生物体积的加大,主要是细胞数目的增多,而不是细胞体积的增大,生物个体愈大,细胞的数量就愈多。人体细胞个数的体积比为 $200 \sim 1500 / \mu m^3$,根据平均个体体积估算,新生婴儿约有 2×10^{12} 个细胞,成年人约 6×10^{14} 个细胞,1g 肝或肾组织有 2.5 亿 ~ 3 亿个细胞,人的一滴血中约有 500 万个红细胞,一只眼的瞳孔中约有 1.25 亿个感光细胞。

三、细胞的寿命

人体细胞的数量几乎每一瞬间都有变化,细胞处在不断繁殖、生长、死亡的周期之中。不同细胞行使不同的功能,其寿命长短也不同,并且差别很大。血液中的白细胞有的只能活几小时,而红细胞为 120 天。肠黏膜细胞的寿命为 3 天,肝细胞寿命为 500 天,而脑与骨髓里的神经细胞的寿命有几十年,同人体寿命几乎相等。在整个人体中,每分钟有 1 亿个细胞死亡,同时也有新细胞产生。神经细胞的数量,出生后就不再增加。细胞代数学说(亦称细胞分裂次数学说)认为,人体细胞相当于每 2.4 年更新一代。经实验发现,人体细胞在培养条件下平均可培养 50 代,每一代相当于 2.4 年,称为弗列克系数。据此,人的平均寿命理论值应为 2.4 年×50 代 = 120 年(岁)。

第二节　人体细胞的种类及基本特征

人体有 200 多种细胞,虽然形态结构和功能各有不同,但他们彼此相连,相互协调,使机体的活动复杂而有程序。由形态相似、结构和功能相同而又有密切联系的细胞，连同细胞间质联合在一起构成一个细胞集体，称为**组织**（tissue），每种组织完成一定的机能。根据组织的一些共同结构和功能特点，将人体的组织归纳为四大类，即上皮组织（epithelium，简称上皮）、结缔组织、肌组织和神经组织。由此，构成人体的细胞相应地也可分为四大类，这就是上皮组织细胞、结缔组织细胞、肌组织细胞和神经组织细胞。以下就这四大类细胞的分布、特征及基本功能作一扼要介绍。

一、上皮组织细胞

上皮组织细胞是构成**上皮组织**（epithelial tissue）的主要成分。上皮组织细胞有一面朝向有腔器官的腔面或身体表面的一面，称游离面；另一面朝向深部结缔组织，称基底面。上皮组织细胞有保护、吸收、分泌、排泄和感觉等功能。分布在体表的上皮组织细胞以保护为主，而分布于消化管腔内表面的上皮组织细胞，除保护外还有吸收和分泌功能。按其分布、结构和功能的差异，上皮组织细胞又可分为被覆上皮细胞和腺细胞两大类。有的器官的一些上皮细胞特化为有收缩能力的细胞，称肌上皮细胞（myoepithelial cell）。有些部位的一些上皮细胞能感受某种物理或化学性的刺激，则称感觉上皮细胞（sensory epithelial cell）。对应的特化组织有味蕾，嗅上皮，内耳位觉、听觉感受器、视网膜等。上皮细胞游离面有的具有微绒毛、纤毛；侧面依靠紧密连接、锚定连接、间隙连接把相邻细胞连在一起；基底面则有质膜内褶、基膜、半桥粒等结构（详见第 4 章和第 10 章）。

（一）被覆上皮细胞

被覆上皮细胞（covering epithelial cell）覆盖在人体的外表面或衬在体腔及有腔器官的内表面。按照细胞的形状分为以下几种：

1. 单层扁平上皮细胞（simple squamous epithelial cell） 细胞扁而薄，排列紧密。细胞核扁圆形，位于细胞中央，细胞边界呈锯齿状或波浪状，互相嵌合（图 3-5）。衬贴在心、血管和淋巴管腔面的单层扁平上皮细胞，称内皮（endothelium）细胞。内皮细胞为梭形扁平状，游离面平滑，利于血液和淋巴液流动。分布于胸膜、腹膜和心包表面的单层扁平上皮细胞称间皮（mesothelium）细胞，细胞游离面湿润光滑，利于脏器运动。

2. 单层立方上皮细胞（simple cuboidal epithelial cell） 从上皮表面观察，细胞呈六角形或多边形；垂直切面看细胞为立方形，细胞核圆形，位于细胞中央。此类细胞常见于肾小管处（图 3-6）。

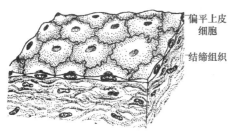

图 3-5　单层扁平上皮模式图

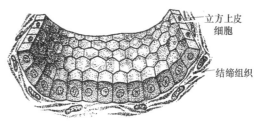

图 3-6　单层立方上皮模式图

3. 单层柱状上皮细胞（simple columnar epithelial cell） 从上皮表面观察，细胞呈六角形或多边形；垂直切面看细胞呈高柱状，细胞核呈长椭圆形，位于细胞基底部，其长轴与细胞长轴一致，分布于胃、肠、子宫和输卵管的内腔面，其功能主要是吸收和分泌（图 3-7）。被覆在子宫和输卵管等腔面的单层柱状上皮细胞游离面具有纤毛，称单层纤毛柱状上皮细胞（simple ciliated co-

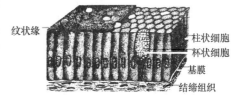

图 3-7　单层柱状上皮模式图

lumnar epithelial cell)。

（二）腺细胞

人体内专门执行分泌功能的上皮细胞称为腺细胞或腺上皮(glandular epithelium)。由腺细胞为主要成分组成的结构称为腺(glands)。在发生过程中,腺是由上皮细胞下陷到深层的结缔组织中分化形成的。腺形成后,留有导管与原来部位的上皮相连,其分泌物(液体,含酶、糖蛋白或激素)通过导管排到器官的腔面或身体的表面,这种腺称为外分泌腺(exocrine gland),如汗腺、唾液腺等。在形成过程中与原来部位的上皮脱离而无导管,其分泌物由血液送到全身各处,这种腺称为内分泌腺(endocrine gland),如甲状腺、肾上腺等。

杯状细胞(goblet cell):形似高脚酒杯,细胞顶部膨大,其中充满黏液性分泌颗粒。核呈三角形或扁形,位于细窄的基底部,着色深。杯状细胞实为一种埋在上皮组织中的腺细胞,可谓单细胞腺,分泌黏液,有润滑上皮表面和保护上皮的作用。

二、结缔组织细胞

结缔组织(connective tissue)由细胞和大量细胞间质构成。结缔组织的细胞间质包括基质、细丝状的纤维和不断循环更新的组织液,具有重要意义。细胞散居于细胞间质内,分布无极性。广义的结缔组织,包括松软的固有结缔组织、较坚固的软骨与骨,液状的血液、淋巴。

结缔组织细胞是结缔组织的重要组成部分,广泛分布于机体各器官中,种类繁多,具有支持、连接、充填、营养、保护、修复和防御等功能,包括以下几种类型(图3-8)。

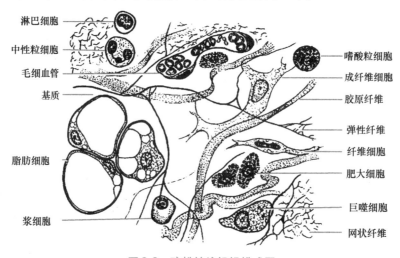

图3-8 疏松结缔组织模式图

（一）成纤维细胞和纤维细胞

成纤维细胞(fibroblast)和纤维细胞(fibrocyte)是疏松结缔组织中主要的细胞成分,成纤维细胞和纤维细胞是不同功能状态的同一种细胞。成纤维细胞功能活跃,胞体较大,形态很不规则,呈扁平梭形,细胞表面有尖细的突起,常附着在胶原纤维上。胞核较大为扁椭圆形,异染色质少,染色较淡,核仁清楚。胞质丰富弱嗜碱性。电镜下细胞表面有少量短粗的微绒毛,胞质内有丰富的粗面内质网、游离核糖体和发达的高尔基复合体,胞质的周边近膜部有微丝和微管。表明它是一种蛋白质合成功能活跃的细胞。成纤维细胞具有合成和分泌三种纤维(胶原纤维、弹性纤维和网状纤维)与基质蛋白(蛋白多糖、糖蛋白等)的功能,当组织损伤时能迅速形成纤维和基质,修复伤口。成纤维细胞还有分裂增殖能力,尤其当结缔组织损伤时表现明显。

纤维细胞功能不活跃,细胞较小,呈扁平长梭形;细胞核较小而细长,着色深;胞质少呈嗜酸性。

电镜下胞质内粗面内质网少,高尔基复合体不发达。在创伤等情况下,可转化为功能活跃的成纤维细胞,并向受损部位迁移。

（二）巨噬细胞

巨噬细胞（macrophage）主要存在于疏松结缔组织,来源于血液内的单核细胞,当单核细胞穿出血管壁进入结缔组织后,增殖、分化就成为巨噬细胞。由于功能状态的不同,巨噬细胞形态多样。一般细胞体积较大,圆形或卵圆形,带有粗短的突起;游走的巨噬细胞常伸出较长的伪足,变为不规则形。胞核较小,圆形或椭圆形,位于细胞中央;染色质致密,着色较深。胞质丰富,多呈嗜酸性,细胞质内常含有被吞噬的异物。电镜下巨噬细胞表面有很多细小的不规则的突起或皱褶,表面还有一层较厚的糖衣。巨噬细胞在体外培养有黏附玻璃和塑料表面的特性。巨噬细胞具有强大的吞噬异物的能力,还能识别、吞噬、处理和传递抗原性物质,是体内参与免疫反应的重要细胞（图 3-9）。

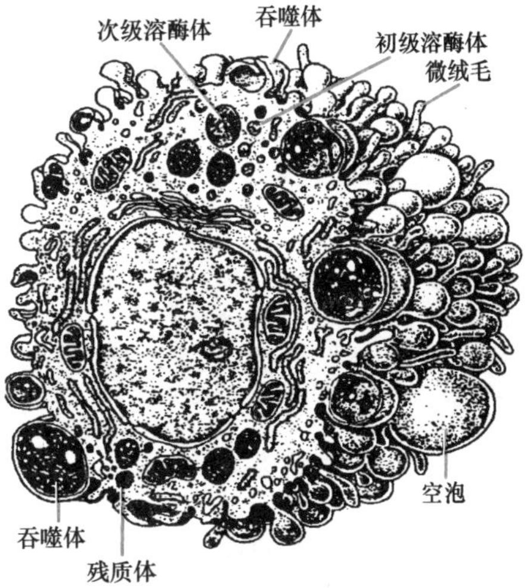

图 3-9 巨噬细胞模式图

（三）浆细胞

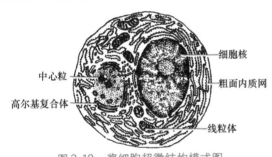

图 3-10 浆细胞超微结构模式图

浆细胞（plasma cell）多分布于消化管和呼吸道黏膜固有层的结缔组织中,呈圆形或椭圆形,细胞核较小,常偏于细胞的一侧,染色质呈块状紧贴于核膜上,并排列成车轮状（图 3-10）。胞质嗜碱性,核旁可见一淡染区。浆细胞是由 B 淋巴细胞转化而来的,具有合成和分泌免疫球蛋白（immunoe globulin, Ig）或称抗体（antibody）的功能,参与体液免疫反应。浆细胞在一般结缔组织中少见,在病原微生物和异体物质易侵入的部位较多,有慢性炎症的部位浆细胞也多。

（四）肥大细胞

肥大细胞（mast cell）常分布于皮下结缔组织、肠系膜、消化道和呼吸道黏膜小血管的周边。细胞较大,为圆形或卵圆形,核小而圆,位于细胞中央。电镜下,肥大细胞表面有许多微绒毛,胞质内充满粗大的单层膜包裹的嗜碱性颗粒,颗粒有异染性,易溶于水。胞质内还有粗面内质网、高尔基复合体、微丝和微管等。肥大细胞常沿小血管和小淋巴管成群分布。在与抗原易接触的部位,如消化道和呼吸道上皮下方的结缔组织中,肥大细胞也多。

肥大细胞是多能造血干细胞的后代,但它们以前体形式离开骨髓,经血液循环进入皮肤、结缔组织等部位后,在相应微环境影响下再逐步分化成熟为肥大细胞。

（五）脂肪细胞

脂肪细胞（fat cell）多沿小血管单个或成群分布,如大量聚积即成为脂肪组织。细胞体积大,常呈圆球形或相互挤压成多边形,胞质内含一个大的脂肪滴,居于细胞的中央,将胞质及核挤到一侧。胞质中还可见线粒体和少量内质网。核被挤压成扁椭圆形。脂肪细胞具有合成、储存脂肪和参与脂质代谢的功能,脂肪氧化可产生大量能量。

（六）网状细胞

网状细胞（reticular cell）存在于网状组织，为星形多突起的细胞，胞核较大，圆形或椭圆形，染色浅，核仁明显，胞质较丰富，呈弱嗜碱性，胞质中粗面内质网较发达。相邻细胞借突起互相连接成网，网状细胞有产生网状纤维的功能。网状细胞和网状纤维构成网状组织，体内没有单独存在的网状组织，它是构成淋巴组织、淋巴器官和造血器官的基本组成成分。分布于消化道、呼吸道黏膜固有层、淋巴结、脾、扁桃体及红骨髓中，为 T、B 淋巴细胞和各种血细胞的发育提供适宜的微环境。

（七）软骨细胞

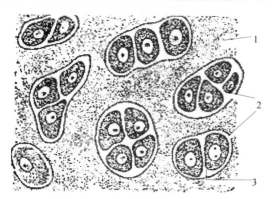

图 3-11　软骨细胞结构模式图
1. 软骨基质；2. 软骨细胞；3. 软骨陷窝。

软骨细胞（chondrocyte）因在软骨组织中的存在部位不同，其形态也各异。近软骨表面是一些幼稚的细胞，胞体较小，呈扁椭圆形，有分裂能力，多为单个存在。随着软骨细胞逐渐长大，细胞向软骨深层移动，变成圆形或椭圆形。在软骨的中央，软骨细胞成群分布，每群为 2～8 个细胞，它们都是由一个软骨细胞分裂而来，故称**同源细胞群**（isogenous group）。成熟软骨细胞的核小而圆，可见 1～2 个核仁，胞质弱碱性。电镜下，软骨细胞表面有许多小突起，胞质内有较多的粗面内质网和发达的高尔基复合体，还有一些糖原和脂滴。软骨细胞能合成和分泌软骨黏蛋白及胶原蛋白等。软骨细胞散在于软骨基质的小囊内，这些小囊为软骨陷窝（cartilage lacuna）（图 3-11）。

（八）骨组织的细胞

骨组织的细胞成分包括骨原细胞、成骨细胞、骨细胞和破骨细胞。只有骨细胞存在于骨组织内，其他三种细胞均位于骨组织的边缘。

1. 骨原细胞（osteogenic cell）　又称骨祖细胞（osteoprogenitor cell）。骨原细胞是骨组织中的干细胞。细胞呈梭形，胞体小，核卵圆形或细长形，胞质少呈弱嗜碱性。骨原细胞存在于骨外膜及骨内膜的内层及中央管内，靠近骨基质面。在骨的生长发育时期，或成年后骨的改建或骨组织修复过程中，它可分裂增殖并分化为成骨细胞。

2. 骨细胞（osteocyte）　呈扁椭圆形，有许多细长的突起，单个分散排列于骨板之间或骨板的骨陷窝中。相邻骨细胞的突起之间有缝隙连接。胞核扁圆形，染色深。电镜下可见胞质内有少量溶酶体、线粒体、粗面内质网、高尔基复合体不发达。骨细胞寿命较短，在骨质中会逐渐退化死亡。骨细胞有溶骨和成骨的作用，并参与钙、磷的调节。

3. 成骨细胞（osteoblast）　由骨原细胞分化而来，比骨原细胞体大，呈立方形或矮柱状，细胞侧面和底部有小突起，可与相邻细胞连接。核大而圆，位于远离骨表面的细胞一端，核仁清楚。胞质嗜碱性，含有丰富的碱性磷酸酶。电镜下可见胞质内有大量的粗面内质网、游离核糖体，高尔基复合体、线粒体也很发达。

4. 破骨细胞（osteoclast）　是一种多核的巨细胞，直径 30～100μm，可含有 2～50 个核，主要分布在骨组织表面。胞质泡沫状，嗜酸性强。其数量较少，为成骨细胞的百分之一。破骨细胞是由多个单核细胞融合而成，无分裂现象。多位于骨组织被吸收部位所形成的陷窝内。电镜下，破骨细胞靠近骨组织一面有许多密集的不规则的微绒毛，形成**皱褶缘**（ruffled border）。皱褶缘周围有一环形的胞质区，其中只含微丝，缺乏其他的细胞器，电镜下电子密度低，称为亮区（clear zone）。亮区的细胞膜平整，紧贴于骨组织表面，恰似一道胞质构成的围墙，封闭皱褶缘，形成一个微环境。破骨细胞有溶解和吸收骨质的作用，并能调节血钙的平衡（图 3-12）。

（九）血细胞

血细胞（blood cell）为血液中的细胞，约占血液容积的45%，血液除了血细胞外，剩余的无形成分称为血浆。血细胞包括多种类型的细胞，其形态和功能差异较大，其中数目最多的为红细胞（图3-13）。

血细胞的形态、数量、比例和血红蛋白含量的测定数值称为血象（表3-1）。检查血象对了解机体的状况和诊断疾病都是十分重要的。

1. 红细胞（erythrocyte，red blood cell）

在扫描电镜下红细胞呈双面凹的圆盘状，平均直径为7.5μm，中央较薄，约1.0μm，周缘较厚，约2.0μm。红细胞的这种形态使它具有较大的表面积（约140μm²），有利于细胞内外气体的迅速交换。

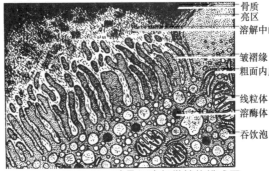

图3-12 破骨细胞超微结构模式图

成熟的红细胞无细胞核，也无细胞器，胞质内充满大量的血红蛋白（hemoglo-bin，Hb）。正常成人每升血液中血红蛋白的含量，男性120～150g/L，女性110～140g/L。血红蛋白是含铁的蛋白质，约占红细胞重量的33%。血红蛋白具有结合和运输O_2和CO_2的功能，在组织器官内，根据气体的分压高低决定血红蛋白与其结合还是释放。红细胞的数目及血红蛋白的含量可因生理或病理发生改变，如婴儿高于成人，运动时多于安静状态，高原地区居民高于平原地区居民。

红细胞有一定的弹性和可塑性，可改变形状通过毛细血管。红细胞的细胞膜，除具有一般细胞膜的结构与共性外，还有其特殊性，如细胞膜中具有ABO血型抗原。红细胞膜内侧主要由血影蛋白构成的网架结构，称为**红细胞膜骨架**（erythrocyte membrane skeleton）。

刚从骨髓进入血液的新生红细胞内常有少量的残留核糖体，在胞质内有染成蓝色的小粒或小网，这种细胞称**网织红细胞**（reticulocyte）。网织红细胞在成人为红细胞总数的0.5%～1.5%，新生儿较多，可达3%～6%。网织红细胞有合成血红蛋白的能力，一般经1～3天后，核糖体完全消失，变为成熟的红

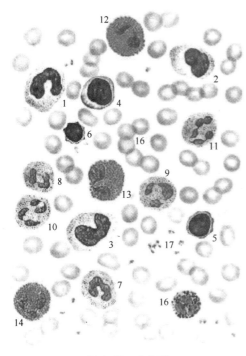

图3-13 血细胞

1～3. 单核细胞；4～6. 淋巴细胞；7～11. 中性粒细胞；
12～14. 嗜酸粒细胞；15. 嗜碱粒细胞；16. 红细胞；17. 血小板

细胞。网织红细胞的计数，对贫血等血液病的诊断和预后，具有一定的临床意义。

红细胞的平均寿命约为120天。衰老的红细胞多在脾、骨髓和肝等处被巨噬细胞吞噬分解。血红蛋白中的铁质可被造血器官重新用来造血。

2. 白细胞（leukocyte，white blood cell）

为无色有核的球形细胞，一般比红细胞体积大，能做变形运动穿过毛细血管进入周围组织，发挥其防御和免疫功能。成人白细胞的正常值为$(4.0～10) \times 10^9$个/L，男女无明显差异，婴幼儿稍高于成人。在疏松结缔组织中有许多白细胞，都是由毛细血管游走出去的。血液中白细胞的数值可受各种生理因素的影响，如劳动、运动、饮食及妇女月经期，均略有增多。在病理状态下，白细胞总数和各种白细胞的百分比值可发生改变。

表 3-1　血细胞分类和计数的正常值

血细胞分类	正常计数
红细胞	男:(4.0~4.5)×10^{12} 个/L
	女:(3.5~5.0)×10^{12} 个/L
	(4.0~10)×10^9 个/L
白细胞	
白细胞分类及正常比例:	
中性粒细胞	0.5~0.7
嗜酸粒细胞	0.005~0.03
嗜碱粒细胞	0~0.01
淋巴细胞	0.2~0.3
单核细胞	0.03~0.08
血小板	(100~300)×10^9 个/L

根据白细胞胞质内有无特殊颗粒,可将其分为有粒白细胞(granulocyte)和无粒白细胞(agranulocyte)两类。有粒白细胞简称粒细胞,又可根据颗粒的染色性,分为中性粒细胞、嗜酸粒细胞和嗜碱粒细胞(图 3-14)。无粒白细胞有单核细胞和淋巴细胞两种。

(1)中性粒细胞(neutrophilic granulocyte,neutrophil):占白细胞总数的50%~70%,是白细胞中数量最多的一种。中性粒细胞的平均直径为 10~12μm,核染色质呈块状,染色较深。核的形态多样,呈"腊肠"状的,称杆状核,呈分叶状的,称分叶核。叶间有染色质丝相连,一般为 2~5 个叶,正常人以 2~3 叶者居多。一般说,核分叶越多,表明细胞越近衰老。正常情况下杆状核细胞占粒细胞总数的5%~10%。在机体受细菌严重感染等疾病情况下,杆状核的细胞百分率增多,称为核型左移;若 4~5 叶分叶核细胞增多,称为核右移。

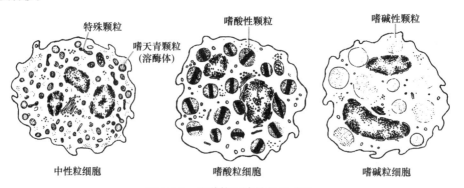

图 3-14　三种粒细胞结构模式图

中性粒细胞主要对细菌产物及受感染组织释放的某些化学物质具有趋化作用,以变形运动穿出毛细血管,聚集到细菌周围,吞噬、消化细菌,清除坏死组织碎片。中性粒细胞还能释放一些杀菌物质,在细胞外杀伤细菌。与此同时,其自身也常常坏死,成为脓细胞。中性粒细胞在血液中停留 6~7 小时,在组织中存活 1~3 天。

(2)嗜酸粒细胞(eosinophilic granulocyte,eosinophil):占白细胞总数的 0.5%~3%,细胞呈球形,直径为 10~15μm,核常为两叶,胞质内充满粗大的鲜红的较为均匀的嗜酸性颗粒。电镜下颗粒直径为 0.5~1.0μm,呈椭圆形,有膜包被,内含颗粒状基质和电子密度高的方形或长方形结晶体。在血液中,嗜酸粒细胞停留 6~8 小时,在组织中可存活 8~12 天。

(3)嗜碱粒细胞(basophilic granulocyte,basophil):数量最少,不到白细胞总数的1%。细胞呈球形,直径 10~12μm。胞核不规则,分叶或呈"S"形,着色较浅,常被颗粒所掩盖。胞质内的嗜碱性颗粒大小不等,分布不均,被染成蓝紫色。电镜下,颗粒电子密度高,呈圆形或椭圆形,周围有膜包绕,颗粒内充满细小微粒,呈均匀状、点阵状或指纹状分布。

(4)单核细胞(monocyte):占白细胞总数的3%~8%,它是白细胞中体积最大的细胞,直径 14~20μm,圆形或椭圆形。胞核形态多样,呈卵圆形、肾形、马蹄形或不规则形,核常位于细胞一侧,染色质细而松散,呈丝网状,着色浅。胞质丰富,呈弱嗜碱性,含有许多细小的嗜天青颗粒,使胞质染成深浅不一的灰蓝色。电镜下,细胞表面有皱褶和微绒毛,胞质内有许多吞噬泡、线粒体和粗面内质网。

单核细胞在血液中停留 12 ~ 48 小时,进入结缔组织后分化为巨噬细胞,进入肝脏则成为星状巨噬细胞(Kupffer 细胞),进入神经组织则成为小胶质等。即在体内不同的微环境内,单核细胞可以成为形态和功能上不完全相同的细胞(图 3-15)。

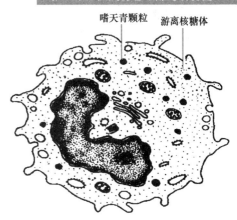

图 3-15　单核细胞结构模式图

(5)淋巴细胞(lymphocyte):占白细胞总数的 20% ~ 30%,仅次于中性粒细胞,形态和功能复杂多样,是体内重要的免疫细胞。一般为圆形或椭圆形,大小不等。细胞直径 6 ~ 8μm 为小淋巴细胞,其数量最多,细胞核圆形,一侧常有小凹陷,核占细胞的大部分,染色质致密呈块状,着色深。胞质很少,在核周围呈很薄的一圈。电镜下,淋巴细胞胞质内的主要成分是游离核糖体,其他细胞器均不发达(图 3-16)。形态相似的淋巴细胞,并非都是相同的群体,根据它们的发生部位、表面特征、寿命长短和免疫功能不同,分为**胸腺依赖淋巴 T 细胞**(thymus dependent lymphocyte)、**骨髓依赖淋巴 B 细胞**(bone marrow dependent lymphocyte)、**杀伤 K 细胞**(killer cell)和 **NK 细胞**(nature killer cell)等四类。其中 T 细胞产生于胸腺,约占血液淋巴细胞总数的 75%,体积小,胞质内含有少量溶酶体。B 细胞占 10% ~ 15%,体积略大,一般不含溶酶体,有少量粗面内质网。受抗原刺激后能增殖分化为浆细胞,产生抗体,参与体液免疫。K 细胞占 5% ~ 7%,可借助抗体与靶细胞接触,杀伤靶细胞。NK 细胞只占 2% ~ 5%,具有自然杀伤肿瘤细胞或感染病毒的能力,在肿瘤监视和防止肿瘤转移等方面起重要作用。

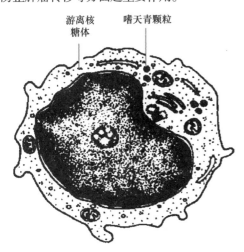

图 3-16　淋巴细胞结构模式图

3. 血小板(blood platelete)　又称血栓细胞(thrombocyte),正常数值为(100 ~ 300)× 10^9 个/L。他是骨髓内巨核细胞胞质脱落而成,大小不一,无细胞核,表面有完整的细胞膜。血小板体积小,直径 2 ~ 4μm,呈双凸圆盘状,在受机械、化学刺激时便伸出突起,呈不规则形。在血涂片中,血小板常呈多角形,聚集成群。血小板周围呈透明的浅蓝色,称透明区(hyalomere);中央部分有紫蓝色颗粒,称颗粒区(granulomere)。电镜下,血小板的膜表面有糖衣,能吸附血浆蛋白和凝血因子。血小板膜内陷形成许多弯曲的管道,扩大其表面积。透明区有环行排列的微管和微丝,参与血小板形态的维持和血小板的变形活动。颗粒区含有血小板颗粒、小管系、线粒体、糖原等。

血小板在止血和凝血过程中起重要作用。当血管受损害或破裂时,血小板由静止相变为功能相,很快发生变形,表面黏度增大,凝聚成团,与血细胞共同形成血栓,堵塞裂口,甚至小血管管腔。血小板颗粒物质的释放,进一步促进止血和凝血。血小板还有保护血管内皮、参与内皮修复、防止动脉粥样硬化的作用。血小板寿命为 7 ~ 14 天。血液中的血小板数低于 100 × 10^9 个/L 为血小板减少,低于 50 × 10^9 个/L 则有出血的危险。

三、肌　细　胞

肌组织广泛分布于骨骼、内脏和心血管等处,由含有收缩性蛋白质的肌细胞构成,肌细胞之间有少量的结缔组织、血管、淋巴管及神经。人体的各种运动,如行走、跑跳、呼吸、排泄和循环等活动,都是依靠肌组织的收缩来实现的。根据结构与功能的特点,将肌肉组织分为三类:骨骼肌、心肌和平滑肌。骨骼肌和心肌上都有明暗相间的横纹,又称横纹肌(striated muscle),平滑肌无横纹。骨骼肌受躯体神经支配,为随意肌,心肌和平滑肌受植物神经支配,为不随意肌。

肌细胞细而长,呈纤维状,因此又称肌纤维(muscle fiber)。一般将肌细胞的胞膜称为肌膜(sarcolemma),细胞质基质称肌质(sarcoplasm),其中的滑面内质网称肌质网(sarcoplasmic reticulum)。在肌质内有大量与肌纤维长轴平行排列的肌丝(myofilament),具有收缩和舒张的功能,以完成所在器官的各种运动。肌细胞间有少量结缔组织、血管、淋巴管及神经等。

(一)骨骼肌细胞

骨骼肌细胞(skeletal muscle cell)长短不一,短的仅数毫米,长的可超过4cm。直径为10~100μm,两端钝圆,与肌腱纤维相连接,有的肌纤维末端可分支(表情肌和舌肌)。细胞核为扁椭圆形,染色较淡,靠近肌膜,核仁清楚。骨骼肌纤维是一种多核细胞,核的数量随肌纤维的长短而异;短的核少,长的细胞核数量可达100~200个。骨骼肌纤维的肌质丰富,肌质内有大量与肌细胞长轴平行排列的肌原纤维(myofibril),呈细丝样,直径1~2μm。肌原纤维之间有肌质网、大量的线粒体和糖原颗粒及少量脂滴等。

每条肌原纤维都有相间排列的许多明带(light band)和暗带(dark band)。一个肌细胞内全部肌原纤维的明带和暗带均整齐地排列在同一平面上,使纵切的整个肌纤维显示出明暗相间的横纹(图3-17)。

(二)心肌细胞

心肌细胞(cardiac muscle)呈矮柱状,长20~150μm,直径10~20μm,大多有分支,并相互连接成网。相邻细胞连接处称为闰盘(intercalated disk),是心肌的特殊形态结构(图3-18)。细胞核椭圆形,位于细胞中央。有的细胞含有两个核。核周围的胞质内可见脂褐素,随年龄增长而增多。肌质丰富,在核的两端,含有大量的线粒体和糖原。

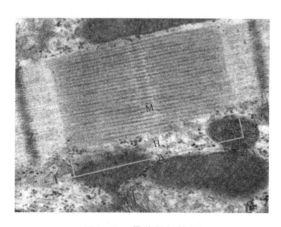

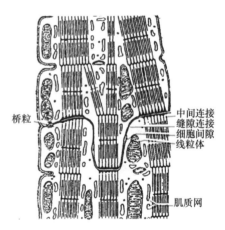

桥粒

中间连接
缝隙连接
细胞间隙
线粒体

肌质网

图3-17　骨骼肌纤维图　　　　图3-18　心肌纤维闰盘超微结构模式图

心肌细胞的超微结构和骨骼肌基本相同,也有粗、细两种肌丝,并构成肌节,也有横小管和肌质网等。

(三)平滑肌纤维

平滑肌纤维(smooth muscle)又称内脏肌,其表面不平整。平滑肌纤维呈梭形,一般长为100~200μm,直径5~20μm。在不同器官的平滑肌纤维长短粗细不一,短的约20μm,长的可达500μm。细胞核位于细胞中央,椭圆形或长杆状,着色较深,可见1~2个核仁。当平滑肌纤维收缩时,核常呈螺旋状扭曲。肌质丰富,嗜酸性,在核的两端。含有大量的线粒体和高尔基复合体。

四、神经组织细胞

神经组织细胞(nervous tissue cell)包括神经细胞(nerve cell)和神经胶质细胞(neuroglial cell),两者均为有突起细胞。神经细胞又称为神经元(neuron),是神经组织的结构和功能单位。神经细胞数量庞大,约有 10^{11} 个,高度分化,形态多样,结构复杂,具有能感受刺激和迅速传导冲动的功能(图 3-19)。成熟的神经元不能再进行分裂。

神经胶质细胞简称神经胶质,数量比神经细胞多 10 ~ 50 倍,分布在神经元之间,主要有星形胶质细胞、少突胶质细胞、小胶质细胞和神经膜细胞等。神经胶质细胞没有传导冲动的功能,对神经元起支持、营养、绝缘、保护和修复等作用。

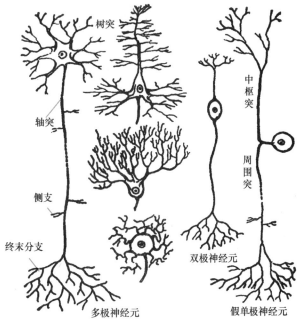

图 3-19 神经元的主要形态

(一)神经元的形态结构

神经元形态多样,分为细胞体和突起两部分。

1. 细胞体 是神经元的主要部分,位于大脑和小脑的皮质、脑干和脊髓的灰质及神经节内,是神经元代谢和营养的中心。胞体的形态各异,有圆形、锥体形、多角形、梨形等。胞体大小不一,直径为 5 ~ 150μm 。

2. 突起 是神经元胞体的延伸部分,由于形态结构和功能的不同,突起分为树突(dendrite)和轴突(axon)两种,数目不等、长短不一。

(1)树突:可有 1 个、2 个或多个。是从胞体发出的,胞体起始部分较粗,经反复分支而变细,呈树枝状,树突膜上有较多的受体,能够感受信号。

(2)轴突:每个神经元只有一根胞体发出的轴突,其长短因细胞种类不同而有较大的差异,长的可达 1m 以上,短的仅数微米。

(二)神经胶质细胞

神经胶质细胞(neuroglia cell)简称神经胶质(neuroglia)。多数细胞也有突起,突起多而不规则。神经胶质的胞体一般比神经细胞的胞体小,而数量却为神经细胞的 10 倍左右。广泛分布于中枢和周围神经系统。普通染色只能显示胞核,用特殊银染方法才能显示神经胶质细胞整体形态。

中枢神经系统的神经胶质细胞有以下几种。

1. 星形胶质细胞(astrocyte) 是胶质细胞中最大的一种,胞体呈星形,核大呈圆形或椭圆形,染色较浅。胞质内有交织走行的神经胶质丝(neuroglial filament)。由胞体伸出许多呈放射状走行的突起,部分突起末端膨大形成脚板(end foot),附着在毛细血管基膜上,或伸到脑和脊髓的表面,形成胶质界膜(glial limiting membrane)。星形胶质细胞约占全部胶质细胞的 20% 。其中星形胶质有营养、支持、隔绝和修复作用。

2. 少突胶质细胞(oligodendrocyte) 又称少突胶质,分布于灰质及白质内,位于神经元胞体附近及轴突的周围,其数量很多,约占全部胶质细胞的 75% 。胞体较小,呈圆形或椭圆形,突起少,分支亦少。核呈圆形或椭圆形,染色质致密。电镜下可见少突胶质细胞的每一个突起末端扩展成扁平薄膜,包绕一个神经元的轴突形成髓鞘。另外,少突胶质细胞可能还有营养和保护作用。

3. 小胶质细胞(microglia)　又称小胶质,是最小的神经胶质细胞。分布于灰质及白质内,约占胶质细胞的5%。胞体较小,呈细长形或椭圆形,常以胞体长轴的两端伸出两个较长突起,反复分支,其表面有小棘。胞核小,呈椭圆或三角形,染色较深。

4. 室管膜细胞(ependymal cell)　覆盖在脑室和脊髓中央管的腔面,形成单层上皮,称室管膜。细胞呈立方或柱形,细胞表面有微绒毛或纤毛。其摆动有助于脑脊液的流动。细胞基部发出细长突起伸向脑及脊髓深层,它具有保护和支持作用。

（三）突触

神经元与神经元之间,或神经元和非神经细胞(肌细胞、腺细胞等)之间的一种特化的细胞连接称为突触。突触(synapse)是神经冲动定向传导的重要结构。突触的形式多样,多为一个神经元的轴突末端与另一个神经元的树突、树突棘或细胞体连接,分别形成轴-树突触、轴-棘突触或轴-体突触等。

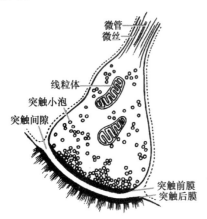

图 3-20　突触超微结构模式图

它是神经元之间的联系和进行生理活动的关键性结构。根据神经冲动传导方式,突触可分两类,即**化学性突触**(chemical synapse)和**电突触**(electrical synapse)。化学性突触以神经递质作为传递信息的媒介,是通常所说的突触。电突触实际是缝隙连接,以电流作为信息载体,某些低等动物较发达,哺乳动物及人很少。

电镜下,突触由突触前部(presynaptic element)、突触间隙(synaptic cleft)和突触后部(postsynaptic element)三部分构成。突触前、后部彼此相对的胞膜,分别称突触前膜和突触后膜。突触前膜即轴突末端的细胞膜,突触后膜为另一神经元树突或细胞体上的细胞膜,两者之间的间隙宽 15～30nm。突触后膜上存在着特异性蛋白受体,由于突触的存在,才能使神经冲动定向传导,引起神经元或非神经细胞的兴奋或抑制,从而使人体感受各种刺激(图 3-20)。

复习题

1. 细胞有哪些形状?细胞形状与其功能有何关系?
2. 细胞的大小与机体的大小有无相关性?
3. 人体细胞的种类有哪些?基本特征如何?

第四章　细胞膜及细胞表面

原始生命进化过程中细胞膜的形成是关键的一步,因为没有膜,细胞形式的生命就不能存在。生命科学中许多迫切需要解决的问题都与细胞膜密切相关。例如:细胞的起源、细胞的分裂分化、细胞识别、细胞免疫、物质转运、信息传递、能量转换、神经传导、肿瘤发生等。因此对细胞膜的研究一直是细胞生物学以至现代生命科学各个学科的重要课题。仅1991年以来,细胞膜的有关研究就分别获得五次诺贝尔生理学或医学及化学奖奖励(表4-1)。

表 4-1　1991 年来与细胞膜有关的诺贝尔奖

年份	奖励类别	获奖人	成果
2012	化学奖	美国科学家罗伯特·莱夫科维茨(Robert J. Lefkowitz)和布莱恩·克比尔卡(Brian K. Kobilka)	细胞表面的 G 蛋白偶联受体研究
2003	化学奖	美国科学家彼得·阿格雷(Peter Agre)和罗德里克·麦金农(Roderick MacKinnon)	细胞膜水通道以及离子通道的结构和机制研究
1997	化学奖	丹麦科学家因斯·斯寇(Jens C. Skou)	细胞膜 Na^+,K^+-ATP 酶的发现
1994	生理学或医学奖	美国科学家阿尔弗雷德·G·吉尔曼(Alfred G. Gilman)和马丁·罗德贝尔(Martin Rlxdbell)	细胞膜 G-蛋白及其在细胞信号传导中的作用
1991	生理学或医学奖	德国的细胞生理学家内尔(Erwin Neher)和萨克曼(Bert Sakmann)	细胞膜离子通道的发现与膜片钳技术的开创

细胞内外具有生物活性的膜结构总称为**生物膜**(biomembrane),包围在细胞外周的一层薄膜称为**细胞膜**(cell membrane),又称质膜(plasmamembrane)。光学显微镜下细胞膜的结构并不清楚。1959年罗伯特桑(Robertson)根据透射电镜观察的膜形态以及 X 线衍射对神经髓鞘的研究,发现细胞膜呈现"两暗夹一明"的三层夹板结构,称为**单位膜**(unit membrane)(图4-1)。细胞膜由一层单位膜构成。

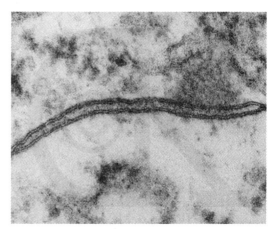

图 4-1　电子显微镜下的单位膜结构

第一节　细胞膜的化学组成

细胞膜的化学组成是通过分析红细胞膜、神经髓鞘得知的。细胞膜的成分主要包括类脂、蛋白质、糖类,还有少量的水和金属离子。类脂构成膜的基本骨架,蛋白质是膜功能的主要体现者。动物细胞膜通常含有等量的类脂和蛋白质。糖类主要以糖脂和糖蛋白的形式存在。

一、细胞膜类脂

细胞膜类脂(membrane lipids)主要有磷脂、糖脂、胆固醇,均为一端亲水,一端疏水的**兼性分子**(amphipathic molecules)。

(一) 磷脂

细胞膜中磷脂(phospholipids)的含量最丰富,是细胞膜的主要成分。细胞膜每平方微米中约有 $5×10^6$ 个类脂分子,整个动物细胞膜上约有 10^9 个磷脂分子。

根据化学结构磷脂可分为甘油磷脂和神经鞘磷脂(sphingomyelin,SM;即鞘磷脂)。甘油磷脂包括:磷脂酰胆碱(phosphatidylcholine,PC;即卵磷脂)、磷脂酰乙醇胺(phosphatidylethanolamine,PE;即脑磷脂)、磷脂酰肌醇(phosphatidylinositol,PI)、磷脂酰丝氨酸(phosphatidylserine,PS)。不同种类细胞膜磷脂的类别、含量及比例不同,但卵磷脂与鞘磷脂比值较固定。通常典型的甘油磷脂可分为极性的"头部"和疏水的"尾部"。极性的亲水性头部由碱基、磷酸和甘油基团(鞘磷脂为神经酰胺)组成;非极性疏水的尾部含有两条由偶数碳原子(多为 14 ~ 24 个)组成的脂肪酸链,通常其中的一条脂肪酸链为直链,另一条因含有一个顺式双键产生 30° 的弯曲(图 4-2)。

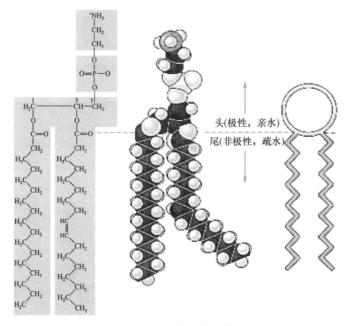

图 4-2 卵磷脂分子结构模式图

磷脂独特的化学结构使之在水溶液中有自相融合成封闭性腔室的倾向。单层磷脂平铺水面时形成头部排列在极性的水面上,尾部朝向空气的薄膜。搅动后形成乳浊液,经自我装配、自我封闭有两种情况出现:形成**磷脂分子团**(lipid micelle)或双层(lipid bilayer)球形**脂质体**(liposome)(图 4-3)。脂质体直径 25 ~ 1000nm 不等,疏水性非极性的尾部相对,极性头部朝向水面。脂质体可作为药物载体用于疾病的治疗(脂质体中间为药物结晶),这在临床治疗中有广阔的前景,可使药物更有效地作用于靶细胞,以减少对机体的损伤。脂质体也可裹入 DNA 用于基因转移。还可用于生物膜特性的研究。

(二) 胆固醇

胆固醇(cholesterol)仅存在真核细胞膜上,含量一般不超过膜脂的 1/3,为细胞膜内的中性脂质,散布在磷脂分子之间。胆固醇分子的极性羟基靠近磷脂分子头部的极性基团,平面固醇环(甾环)

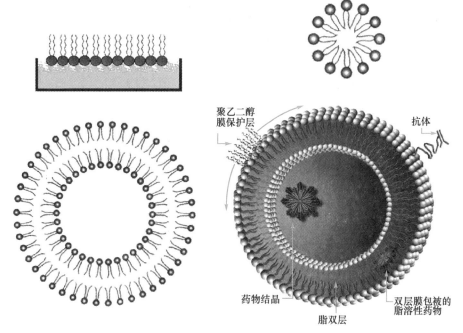

图 4-3 磷脂的特点及脂质体

固定在近磷脂分子头部的碳氢链上,非极性尾部以游离状态插在磷脂分子尾部中间(图 4-4、图 4-5)。这种排列方式可降低水溶性物质的通透性,防止温度下降时膜流动性突然降低,从而调节质膜的稳定性和流动性。例如一种动物细胞突变株本身不能合成胆固醇分子,在培养过程中,它们的膜很快自溶。若在培养基中加入适量的胆固醇分子,细胞将其整合到膜中,使脂双层趋向稳定,细胞才能生存。

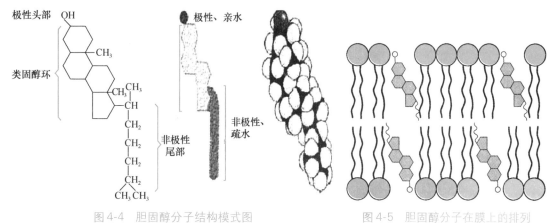

图 4-4 胆固醇分子结构模式图　　　　图 4-5 胆固醇分子在膜上的排列

（三）糖脂

糖脂(glycolipid)见于所有细胞的细胞膜外表层,大约占膜外层脂质分子的 5%。结构与鞘磷脂相似,只是由一个或多个糖残基代替了磷脂酰胆碱而与鞘氨醇的羟基结合,是鞘氨醇的衍生物(图 4-6)。最简单的糖脂是头部只含一个糖基的半乳糖脑苷脂(galactocerberoside),是神经髓鞘的重要组分。神经细胞的神经节苷脂(ganglioside)结构最复杂,头部最多可达 7 个糖残基。人类红细胞表面糖脂糖链末端的糖基不同决定了人类的 20 多种血型。与临床关系最近的 ABO 血型系统中 A 型血的糖链末端为 N-乙酰半乳糖,B 型血为半乳糖,AB 型两种糖基都有,O 型血则缺少这两种糖基。

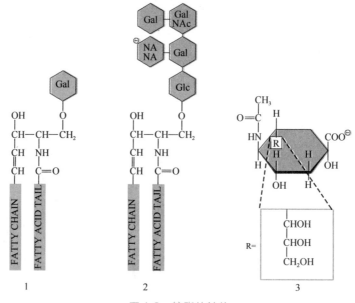

图 4-6　糖脂的结构

1. 半乳糖脑苷脂；2. GM1 神经节苷脂；3. 唾液酸。

二、细胞膜蛋白

细胞膜蛋白（membrane proteins）的含量与磷脂相比为 1 : 1，数目为 1 : 50。膜蛋白是膜功能的主要体现者。据估计核基因组编码的蛋白质中 30% 左右的为膜蛋白。根据膜蛋白与脂分子的结合方式，可分为镶嵌蛋白和周边蛋白两类（图 4-7）。

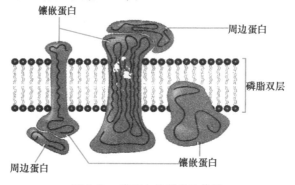

图 4-7　膜蛋白的种类和位置

（一）镶嵌蛋白

镶嵌蛋白（intrinsic/integral protein）在膜中的含量为 70% ～80%，多为球性蛋白，以不同程度镶嵌在脂双层中。镶嵌蛋白是双性分子，其亲水区域暴露在膜的一侧或两侧表面与水相吸，它们的疏水区域镶入膜内，与脂类分子疏水尾部以共价键连接，不易分离提纯。可用去污剂（detergent）处理，如离子型去垢剂十二烷基碘酸钠（SDS）（图 4-8），非离子型去垢剂 Triton-X100（图 4-9）等。

（二）周边蛋白

周边蛋白（extinsic/peripheral protein）在膜中的含量为 20%～30%，多附在膜的内外表面，为水溶性。靠离子键或其他较弱的键与膜表面的蛋白质分子或脂分子的亲水部分结合，因此只要改变溶液的离子强度甚至提高温度就可以从膜上分离下来。有时很难区分镶嵌蛋白和周边蛋白，主要是因为一个蛋白质可以由多个亚基构成,有的亚基为跨膜蛋白,有的则结合在膜的外部。

膜蛋白具有多方面的功能,有些是具有催化作用的酶,有些是运输物质进出细胞的载体,有些是细胞的连接结构,有些是接受信号的受体(图4-10)。

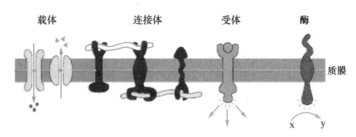

$$H_3C—(CH_2)_{11}—OSO_3—Na^+$$

图4-8　十二烷基磺酸钠

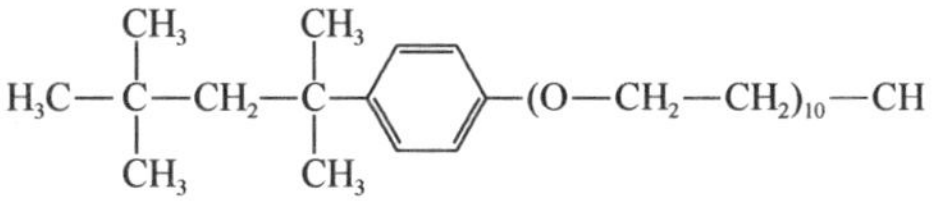

图4-9　Triton-X100

图4-10　膜蛋白的几种功能

三、细胞膜糖类与细胞被

所有真核细胞的膜表面都有糖类,占细胞膜总量的 2%~10%,主要以糖蛋白和糖脂的形式存在于细胞膜的外表面。

1. 糖脂(glycolipid)　由糖类与膜脂共价结合形成,位于膜外层。不到 1/10 的膜脂带有糖残基。

2. 糖蛋白(glycoprotein)　由糖类与蛋白质共价结合形成,位于膜外层。大部分暴露在细胞表面的膜蛋白都带有糖残基。目前的研究发现蛋白质糖基化的程度可作为判断衰老的指标之一。

3. 细胞被(cell coat)　又称**糖萼**(glycocalyx),是细胞外表的糖链与该细胞分泌来的糖蛋白等黏附在一起形成的一层外被,包括与膜相连接的糖蛋白与糖脂的低聚糖链和被分泌出来以后又被吸附于细胞表面的糖蛋白和蛋白聚糖,有保护、识别、通信的作用(图4-11)。

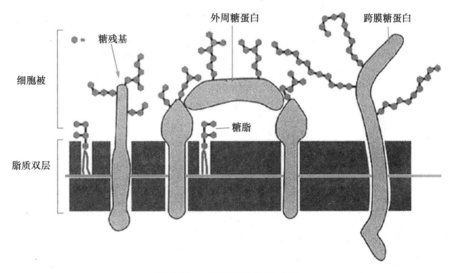

图4-11　细胞被结构模式图

第二节 细胞膜的分子结构模型及特性

一、细胞膜的分子结构模型

所谓细胞膜的分子结构模型,就是指细胞膜各种化学成分的位置关系和排列方式,以及各成分之间的相互联系。为了阐明细胞膜的分子结构模型,科学家们付出了很大的努力,曾提出了几十种构想,但由于细胞膜的功能复杂,至今也没有一个十分理想的结构模型。以下介绍不同时期流行的几种主要模型。

(一)"三夹板"模型

此种模型是 1925 年由戈特(Gortor)和格伦德尔(Grendel)等提出的,是最早提出的一种假说。这种模型认为:细胞膜是由脂质双分子层所构成的,并且球形蛋白质覆盖于脂质双分子层两面,即蛋白质-脂质双分子层-蛋白质三夹板模型。这种模型不仅解释了膜的结构组成,而且提出了膜蛋白的重要性。

(二)单位膜模型

1959 年罗伯特桑(Robertson)根据透射电镜观察的膜形态以及 X 线衍射对神经鞘的研究,发现膜都清晰的呈现暗—明—暗的三层结构,在此基础上,提出了单位膜概念,它指出:所有的生物膜厚度基本一致,厚约 7.5nm,内外是致密的暗带,各厚 2nm,中间夹着约厚 3.5nm 的明带。明带是连续的磷脂双分子层构成的生物膜的主体,其中极性头部面向膜内外两侧,而非极性尾部面向膜内侧,两层暗带是蛋白质以二级结构的 β 折叠片断状态通过静电作用与磷脂极性头部相结合,从而构成蛋白质—磷脂—蛋白质这种三层结构即单位膜模型(unit membrane model)。

单位膜模型指出了各种生物膜在形态结构上的共性,并能解释细胞膜的一些功能特点。如:细胞膜在电镜下观察呈两暗一明的结构,细胞膜是有亲水性等。所以单位膜的概念至今在超微结构的描述中仍被普遍采用。但是,还有一些功能特点是这种结构所不能解释的,如膜的不对称性、膜的通透性、膜的流动性等。所以说这种模型具有一定的局限性。

(三)流动镶嵌模型

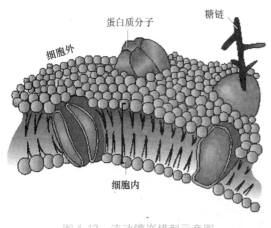

蛋白质分子

糖链

细胞外

细胞内

图 4-12 流动镶嵌模型示意图

在单位膜模型的基础上,1972 年辛格(Singer)和尼克尔森(Nicolson)提出了液态(流动)镶嵌模型(fluid mosaic model)。此模型的论点是构成膜连续主体的脂双分子层具有液晶态的特点,它既有晶体的分子排列有序性,又有液体的流动性,球形的膜蛋白质以各种镶嵌形式与脂双分子层相结合,有的附着在膜的内外表面,有的全部或部分嵌入膜中,糖类物质以糖蛋白质和糖脂的形式附着在膜的外表面(图 4-12)。

这种模型的特点是:突出地强调了膜的流动性和不对称性,这种模型能够解释细胞膜的许多功能,目前普遍被人们接受。

(四)脂筏模型

1988 年,Simons 对细胞膜的模型结构提出了一种新的解释,称为脂筏(lipid rafts)模型(图 4-13),认为细胞膜上存在一些主要由胆固醇、鞘磷脂富集而成的脂相(脂筏),负责膜蛋白质的运载,参与细胞的信号传导。脂筏最初可能在高尔基复合体上形成,最终转移到细胞膜上。一个直径100nm 的脂筏可载有 600 个左右的蛋白质分子,现在已发现几种不同类型的脂筏,他们在细胞信号传导、物质的跨膜运输及艾滋病毒（HIV）的侵袭过程中起重要作用，脂筏模型目前得到越来越多实验证据的支持。

随着科学技术的发展，细胞膜的分子结构模型会不断完善。

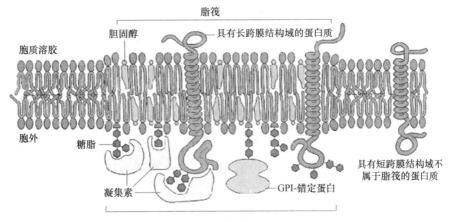

图4-13 脂筏模型模式图

二、细胞膜的特性

（一）细胞膜分子分布的不对称性

1. 膜脂的不对称性 研究人员透过原子力显微镜下的影像，发现膜脂的不对称性（asymmetry）包括膜脂分子的分布、种类、数量不对称。脂质双分子层中，各层所含的磷脂种类有明显的不同。非胞质侧多为头部含有胆碱的磷脂分子（磷脂酰胆碱、鞘磷脂）。胞质侧含有氨基的磷脂分子含量高（磷脂酰丝氨酸、磷脂酰乙醇氨）（表4-2）。

表4-2 人类红细胞膜上的磷脂分子的分布

	膜内侧%	膜外侧%
卵磷脂（PC）	9	23
脑磷脂（PE）	25	6
鞘磷脂（SM）	6	20
磷酯酰丝氨酸（PS）	10	0
总量	50（±）	50（±）

2. 糖脂的不对称性（图4-14、图4-15）糖脂全分布在外侧的单层脂质分子中，胞质侧没有糖脂分子的存在，因此两侧的糖脂分子是不对称的。

3. 膜蛋白分布的不对称性 跨膜蛋白跨越脂质双分子层有一定的方向性，糖蛋白上的低聚糖残基均位于膜的外侧。此外，膜蛋白颗粒在内外两层中的分布也不对称。用光脱色恢复技术（fluorescence recovery after photobleaching，FRAP）及冰冻断裂蚀刻技术研究红细胞膜标本，显示膜内层的蛋白颗粒为2800 个/μm^2，外层为1400 个/μm^2。

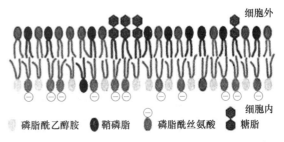

磷脂酰乙醇胺 鞘磷脂 磷脂酰丝氨酸 糖脂

图4-14 磷脂与糖脂分布的不对称性

膜分子结构的不对称性决定了膜内外表面功能的不对称性。

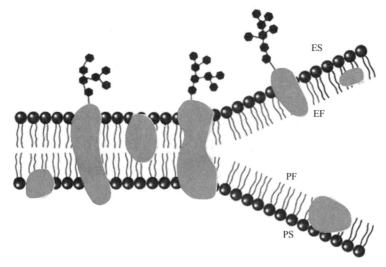

图 4-15   脂双层及膜蛋白和糖脂分布的不对称性

（二）细胞膜分子的流动性

质膜的流动性(fluidity)是保证其正常功能的必要条件。当膜的流动性低于一定的阈值时,许多酶的活动和跨膜运输将停止,反之如果流动性过高,又会造成膜的溶解。

1. 膜脂的流动性(图4-16)   膜脂分子存在**相变**(phase transition)即由液态到晶态(凝胶状态)的转变,不同膜脂相变温度不同,存在相分离(phase separation)。在相变温度以上时,将人工膜、分离膜、整体细胞膜的膜脂分子头部极性基团携带一个"自旋标记物(即硝酰基,含一个未配对电子,电子自旋产生顺磁信号,用电子自旋共振仪可检测)",用磁共振技术分析,膜脂分子的运动方式如下:

(1) 侧向扩散(lateral diffusion):所有磷脂都有。在单层脂分子中的运动速度为 10^7 次/秒,移动 $10^{-8}cm^2/s$,即 $1\sim2\mu m$,速度相当快。如果把一个直径 $8\mu m$ 的细胞比做地球,那么膜脂分子每秒相当于从北京移到香港。

(2) 旋转运动(rotation):围绕垂直与膜平面的轴快速旋转。

(3) "钟摆"运动(pendulum):"头部"几乎不动,"尾部"左右摆动,幅度较大。

(4) 翻转运动(flip-flop):膜脂分子从脂双层的一层翻转到另一层,但极少发生。

一般认为,胆固醇的含量增加,膜的流动性降低;脂肪酸链所含双键越多越不饱和,膜流动性越强;长链脂肪酸相变温度高,膜流动性降低;卵磷脂/鞘磷脂比例高则膜流动性增加,这是因为鞘磷脂黏度高于卵磷脂。

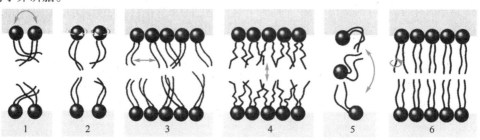

图 4-16   膜脂流动示意图

2. 膜蛋白的流动性 膜蛋白的运动仿佛海洋中冰山的漂泊。主要有侧向扩散和旋转扩散两种运动方式。

用光脱色恢复技术和细胞融合技术可检测侧向扩散。膜蛋白的侧向运动受细胞骨架的限制，破坏微丝的药物如细胞松弛素 B 能促进膜蛋白的侧向运动。30%～90% 的膜蛋白有侧向扩散，但移动缓慢。若直径 20μm 的细胞，从一极移到另一极膜蛋白需 10～60 分钟，而膜脂只需 1 分钟左右。

第三节　细胞表面及其功能

一、细胞表面及其功能

在相当一段时间里，人们普遍认为细胞膜是细胞外表的构造，是细胞与外界接触、联系、交流的部位。但随着研究的深入，发现细胞膜的许多功能并不发生在膜上，而是发生在膜附近或附着于膜的一些结构上。如 ABO 血型抗原，决定因素不是膜脂或膜蛋白，而是与膜脂或膜蛋白相连的糖基类型。白细胞在进行变形运动时，质膜内缘的骨架蛋白起着重要作用。因此现将细胞外表起共同作用的构造称为**细胞表面**(cell surface)。具体讲，细胞表面包括细胞被、细胞膜以及细胞膜下富含细胞骨架蛋白的胞质溶胶(图 4-17)。此外，还包括细胞之间的连接结构如连接子、桥粒以

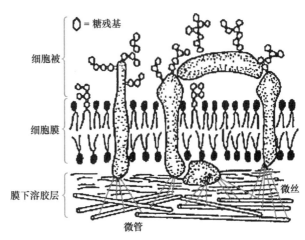

图 4-17　细胞表面结构示意图

及某些细胞表面形成的特化结构如微绒毛、纤毛、鞭毛、内褶等。细胞表面是细胞膜结构和功能的衍生和发展，即原来认为细胞表面的结构和所执行的功能实为细胞表面所为，但由于习惯，目前人们还是将细胞表面和细胞膜两个概念混同使用。

作为生命物质的保护性界膜，细胞表面有多种生理功能，如物质交换、细胞识别、分泌、排泄、免疫，等等。其中，与周围环境进行物质交换是细胞膜的重要生理功能。

二、细胞表面的物质转运功能

细胞表面的结构与其功能是相适应的。脂溶性大、相对分子质量小(18)、不带电荷的物质易通过细胞膜，而带电荷的分子或离子、相对分子质量较大的物质如葡萄糖(180)几乎不能自由通过膜，需依赖细胞膜上的运输蛋白协助通过。

细胞膜的物质转运可分为小分子和离子的跨膜运输及大分子和颗粒物质的膜泡运输两种方式。

（一）跨膜运输

跨膜运输(transmembrane transport)又称穿膜运输，是物质直接通过膜的运输，其中包括不消耗细胞代谢能的被动运输和需要消耗细胞代谢能的主动运输。

1. 被动运输(passive transport) 指不需要消耗细胞代谢的能量，将物质从浓度高的一侧经细胞膜转运至浓度低的一侧的运输方式。包括简单扩散、易化扩散、通道扩散。

（1）简单扩散(simple diffusion)：是最简单的一种运输方式。脂溶性物质、相对分子质量小且不带电荷的物质顺浓度梯度直接通过脂质膜。不需代谢能，也不必有专一的膜蛋白分子。例如：二氧化碳、氧气在肺泡内的气体交换，脂溶性的小分子如乙醇、甘油、苯、甾类激素及不带电荷的小分子如

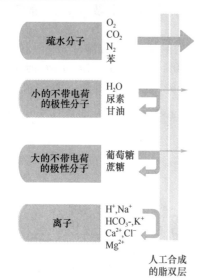

疏水分子　O₂ CO₂ N₂ 苯

小的不带电荷的极性分子　H₂O 尿素 甘油

大的不带电荷的极性分子　葡萄糖 蔗糖

离子　H⁺,Na⁺ HCO₃⁻,K⁺ Ca²⁺,Cl⁻ Mg²⁺

人工合成的脂双层

图 4-18　脂双层对各种分子的通透性

水、尿素等(图 4-18)。

(2) 易化扩散(facilitated diffusion):是指一些亲水性物质或金属离子,在载体蛋白的协助下,顺浓度梯度跨膜运输的方式。易化扩散由于需载体蛋白的帮助才能完成运输,故也称促进扩散、帮助扩散或协助扩散。如葡萄糖、氨基酸、核苷酸和金属离子。红细胞膜上的葡萄糖分子的转运常作为研究此种运输的例证(图 4-19)。易化扩散有高度的选择性,有饱和现象,比简单扩散转运速率高。

载体蛋白(carrier protein):镶嵌在细胞膜上的一种具有特异性传导功能的运输蛋白,它能与特定的溶质分子结合,通过一系列构象改变介导溶质分子的跨膜转运(图 4-20)。

(3) 通道扩散(channel diffusion):适当大小的离子在通道蛋白的协助下,顺浓度梯度跨膜运输的方式。通道扩散与促进扩散不同的是它没有饱和现象,且扩散速度比促进扩散快。

通道蛋白(channel protein):是贯通脂双层膜的一种运输蛋白。其跨膜部分形成亲水性的直径 0.35~0.8nm 的通道,当这些孔道开放时允许适宜大小的分子和带电荷的离子顺浓度梯度通过,通道蛋白所介导的被动运输不需要与溶质分子结合。包括水通道和离子通道(图 4-21)。现在发现,通道蛋白的开或关需要细胞膜上 G 调节蛋白偶联受体的激活,也就是说通道蛋白的开关作用受 G 蛋白的调节作用。

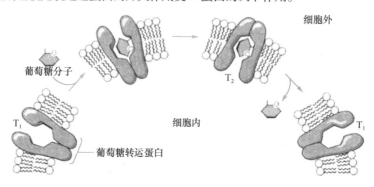

葡萄糖分子

细胞外

T₂

细胞内

T₁

葡萄糖转运蛋白

T₁

图 4-19　红细胞膜上的葡萄糖分子的转运模式图

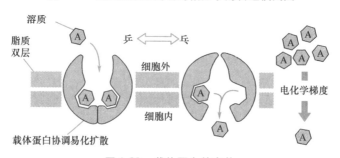

溶质

脂质双层

细胞外

细胞内

电化学梯度

载体蛋白协调易化扩散

图 4-20　载体蛋白的变构

水通道(water channel)能持续开放,使水和一些大小适宜的分子和带电荷的溶质顺浓度梯度通过质膜。**离子通道**(ionic channel)平时处于关闭状态,孔道在特定的刺激发生时才瞬时开放,通道的开放关闭受到闸门控制,又称闸门通道(gate channel)。根据刺激不同,分为配体闸门通道和电压闸门通道(图 4-22)。

配体闸门通道(ligand-gated channel):细胞膜上的受体与细胞外的配体结合,引起闸门通道蛋白

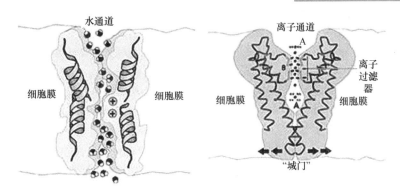

图 4-21　水通道和离子通道结构模式图

发生构象变化,"门"打开,该受体又称离子通道型受体。如乙酰胆碱门 Na^+、K^+ 通道,是由两个单体蛋白组成的二聚体,其跨膜分布,为漏斗状管道。漏斗口突出于细胞表面,当乙酰胆碱与通道蛋白的乙酰胆碱受体部位结合时,通道蛋白构象发生改变,通道门打开,使 Na^+ 和 K^+ 通过。

电压闸门通道(voltage-gated channel):细胞内或细胞外特异离子浓度或电位发生变化时,致使其构象变化,"门"打开。如电压门 Na^+ 通道、电压门 K^+ 通道。

通道具有三种状态:开启、关闭和失活。目前认为 Na^+、K^+、Ca^{2+} 三种电压门通道结构相似,在进化上是由同一个远祖基因演化而来。

闸门通道的开放和关闭是一个连续的过程。例如神经-肌肉接头处,传导一个神经冲动,刺激肌肉收缩,这个简单的反应至少涉及四套闸门通道有顺序地开放关闭。所有这个过程不到 1 秒钟即完成。

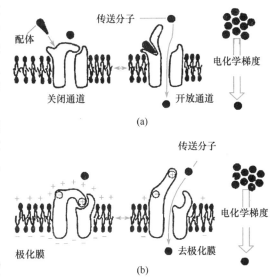

图 4-22　配体闸门通道和电压闸门通道扩散示意图

2008 年 10 月 1 日《细胞科学杂志》(*Journal of Cell Science*)发表了中科院上海生科院生化与细胞所鲍岚研究组的最新研究成果:电压门控钠离子通道的 3 亚单位通过掩盖 Nav1.8 内质网滞留信号增加通道在细胞膜表面的表达量。

电压门控钠离子通道是可兴奋细胞产生动作电位的基础,Nav1.8 是特异性高表达在背根神经节初级感觉小神经元中的一种电压门控钠离子通道,它与疼痛的产生有密切的关系。在这项工作中,鲍岚研究组的博士研究生张振宁和李乾等发现 Nav1.8 主要驻留在内质网中,其第一个胞内环上的 RRR 结构域是一个内质网滞留信号,对 Nav1.8 驻留在内质网中有贡献,限制了其有效地向细胞膜表面的运输及功能的行使。当 Nav1.8 的 RRR 内质网滞留信号失去功能后,其细胞膜表面表达量较野生型 Nav1.8 显著升高。电压门控钠离子通道的 β3 亚单位通过与 Nav1.8 的第一个胞内环结合,掩盖了 Nav1.8 的内质网滞留信号,促进 Nav1.8 向细胞膜表面的运输。上述工作首次在 Nav1.8 中发现了内质网滞留信号,并对 Nav1.8 中内质网滞留信号的功能与调控提供了有力的证据,同时也揭示了电压门控钠离子通道 β 亚单位对 α 亚单位调控的分子机制,为深入了解疼痛的产生和发展提供了新的研究方向和理论基础。

2. 主动运输(active transport)　指借助于镶嵌在细胞膜上专一性很强的载体蛋白,通过消耗代谢能量,将物质逆浓度梯度或逆电化学梯度跨膜运输的方式。如 Na^+-K^+ 泵。

Na⁺-K⁺泵（Na⁺-K⁺ pump）能催化 ATP 水解为 ADP 和 Pi，并释放能量，故又称 Na⁺，K⁺-ATP 酶（Na⁺,K⁺-ATPase），即 Na⁺-K⁺泵具有载体和酶的双重作用。

Na⁺-K⁺泵由一个小亚基和一个大亚基组成。小亚基为细胞膜外侧半嵌合糖蛋白，其作用机制不详。大亚基为贯穿膜全层的脂蛋白，是酶的催化部位，同时执行 Na⁺-K⁺的运输。大亚基外表面有两个 K⁺的结合位点，内表面有催化 ATP 水解的酶位点和三个 Na⁺的结合位点。

在运输时，ATP 水解为 ADP 和 Pi，释放的能量供运输用，同时大亚基构象发生变化，逆浓度梯度运送 2 个 K⁺到细胞内，3 个 Na⁺到细胞外。Na⁺，K⁺-ATP 酶构象变化很快，运输 Na⁺、K⁺的速度也很快，据估计，一秒钟即可完成 1000 个离子的运输（图 4-23）。

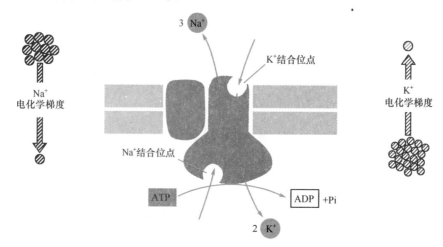

图 4-23　Na⁺-K⁺泵结构模式图

除上述 Na⁺-K⁺泵外，细胞膜上还有 Ca²⁺泵、H⁺泵等，均有 ATP 酶的作用。细胞对外界刺激发生反应时，Ca²⁺顺浓度梯度入胞，把细胞外的信号跨膜传入细胞内，为了维持胞内 Ca²⁺浓度，Ca²⁺泵就需不断地把 Ca²⁺泵出细胞外。另外细胞内膜如线粒体、内质网的膜上也有 Ca²⁺泵存在，在细胞活动、肌肉收缩、代谢调节等方面具有重要作用。

（二）膜泡运输

以上所讲一些小分子和离子的运输是直接通过细胞膜跨膜运动，而一些大分子和颗粒物质不能直接跨膜运输，而必须通过一系列的膜膜融合来完成，称为膜泡运输。包括两种类型：入胞作用（内吞）和出胞作用（外吐），均消耗细胞的代谢能。

1. 入胞作用（endocytosis）　由细胞膜表面内陷，质膜把环境物质包围成小泡，脱离质膜进入细胞内的过程。根据吞入物质的状态、大小和特异程度不同分为：胞饮作用、吞噬作用、受体介导的入胞作用。

（1）胞饮作用（pinocytosis）（图 4-24）：细胞对液体或微小颗粒的入胞作用，形成的泡较小。当细胞周围环境中某些液体物质达到一定浓度时，即引起细胞的胞饮作用发生。

能形成伪足的细胞及具有高度可活动膜的细胞与胞饮作用有关。在氨基酸、K⁺、Na⁺、Mg²⁺等阳离子病毒及小颗粒等作用下，能诱使变形虫或变形细胞（如小肠及肾小管上皮细胞、毛细血管内皮细胞、肿瘤细胞、巨噬细胞、肝细胞、白细胞等）形成伪足或使细胞膜区凹陷，将液体或溶质包裹形成直径 0.1μm 的吞饮小泡，然后小泡相互融合形成较大囊泡，泡内吞饮物质最后经降解利用。

（2）吞噬作用（phagocytosis）（图 4-25）：细胞对较大颗粒物质（如微生物、细胞碎片及衰老死亡细胞）的入胞作用。吞噬时，颗粒物质首先结合于细胞表面，然后细胞膜逐渐内陷将其包围，形成直径 1~2μm 的吞噬小泡（又称吞噬体 phagosome）入胞内。被吞物质最后经细胞消化系统降解后排出或残留胞内。

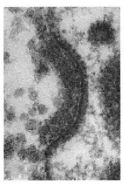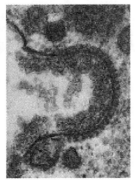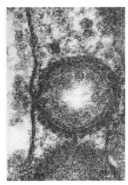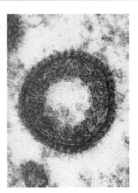

图 4-24 胞饮作用电镜图

在原虫(原生动物,是世界上最原始、最低等的一门动物,包括变形虫、眼虫、草履虫、疟原虫等)吞噬作用是捕食的一种形式;在哺乳动物,大多数细胞无吞噬作用,只有少数特化的细胞具有这一功能,如巨噬细胞、单核细胞、多形核白细胞等广泛地分布于组织和血液中,共同防御微生物的侵入,清除衰老和死亡的细胞。巨噬细胞每天要清除 10^{11} 个衰老的红细胞。

(3) 受体介导的入胞作用(recepter-mediated endocytosis):大分子物质的内吞,除了上述非选择性的吞噬外,还往往与细胞膜上的受体结合,形成特异性吞饮或吞噬,这一过程称为受体介导的入胞作用。这种作用是一种选择性的浓缩机制,能使细胞摄入大量特定配体,而不需要摄入大量的细胞外液。其速率比上两种方式快。

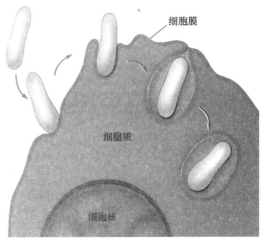

图 4-25 吞噬作用示意图

受体介导的入胞作用的典型例子是细胞对胆固醇分子的摄取。食物中摄取或由肝细胞合成的胆固醇在血液中要由一种蛋白质载体传送,这种蛋白质称为低密度脂蛋白(LDL)。它是由胆固醇、蛋白质、磷脂所构成的颗粒状复合物。LDL 颗粒的质量为 3×10^{6}Da,直径 20～30nm,芯部含有大约 1500 个脂化的胆固醇分子,这些胆固醇分子被酯化成长链脂肪酸。芯部周围由一脂单层包围,脂单层包含磷脂分子和未酯化的胆固醇以及一个非常大的单链糖蛋白质(apolipoprotein B-100),这个蛋白质分子可以和靶膜上的受体结合(图 4-26)。

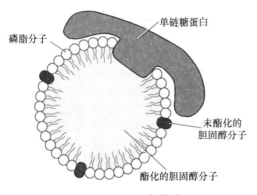

图 4-26 LDL 颗粒模式图

当动物细胞在生物膜等结构合成需要胆固醇时,细胞首先合成 LDL 受体(一种功能性糖蛋白),并将它们嵌插在细胞膜上。绝大多数受体结合到有被区,有被区以外的受体当与 LDL 结合后,也向有被区移动。LDL 与其受体相结合后,质膜内陷形成有被小凹,小凹进一步内陷,逐渐与膜断裂形成有被小泡(直径 50～100nm)进入细胞。有被小泡的被很快失去,成为内吞小泡(endosoml)。内吞小泡与胞内体(endosome)融合,受体与配体解离,LDL 受体迅速返回细胞膜与有被小凹再结合并重新利用。剩余部分与初级溶酶体融合形成次级溶酶体,最终消化释放出游离胆固醇,整个过程需 10～15 分钟(部分有被小泡在高尔基体形成,负责细胞内细胞器间的物质转运)(图 4-27)。

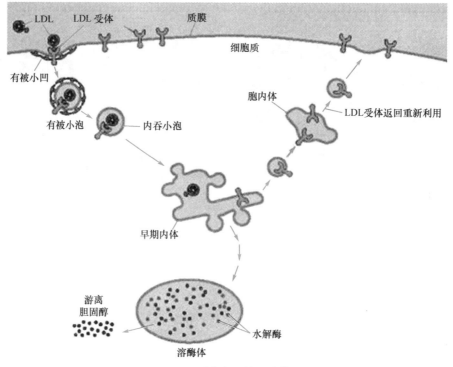

图 4-27　受体介导的入胞作用

　　胞内体是动物细胞内由膜包围的细胞器,其作用是运输由胞吞作用新摄入的物质到溶酶体被降解。胞内体膜上有 ATP 驱动的质子泵,将氢离子泵进胞内体腔中,使腔内的 pH 降低(pH 5 ~ 6),从而引起低密度脂蛋白(LDL)与受体分离。胞内体以出芽的方式形成运载受体的小囊泡,返回细胞质膜,受体重复使用。

　　机体内胆固醇来源于食物及生物合成。成年人除脑组织外各种组织都能合成胆固醇,其中肝和肠黏膜是合成的主要场所。体内胆固醇 70% ~ 80% 由肝合成,10% 由小肠合成。其他组织如肾上腺皮质、脾、卵巢、睾丸及胎盘乃至动脉管壁,也可合成胆固醇。胆固醇的合成主要在胞质和内质网中进行。胆固醇可以在肠黏膜、肝、红细胞及肾上腺皮质等组织中酯化成胆固醇酯。

　　有被小凹(泡)的被是由一种**笼形蛋白质**(clathrin)组成,这是一种高度稳定的纤维形蛋白,它含一条重链(相对分子质量 18 万)及一条轻链(相对分子质量 2 万 ~ 4 万)。笼形小泡的基本组成单位是一种三叉辐射型(triskelion)复合体,即由三个三叉辐射型笼形蛋白组成,该复合体以网格方式自我组装成笼形小泡(图 4-28)。在有被小泡表面排列成五角或六角形结构,主要位于细胞膜内侧,受体部位附近。

　　细胞对胆固醇的利用具有调节能力,当细胞中的胆固醇积累过多时,细胞即停止合成自身的胆固醇,同时也关闭了 LDL 受体蛋白的合成途径,暂停吸收外来的胆固醇。有的人因为 LDL 受体蛋白编码的基因有遗传缺陷,造成血液中胆固醇含量过高,因而会过早地患动脉粥样硬化症(atheroscle-rosis),这种人往往因易患冠心病而早逝。动脉粥样硬化就是动脉壁上沉积了一层像小米粥样的脂类,使动脉弹性减低、管腔变窄的病变。动脉因粥样硬化所致的狭窄又可引起继发性高血压病。

　　另外,铁传递蛋白质,免疫球蛋白及胰岛素等也可作为配体通过受体介导入胞。胰岛素的受体蛋白质是弥散地分布在纤维细胞表面的,当胰岛素与其受体结合后,胰岛素受体复合物和有被小凹结合,并进入细胞内。也有可能是胰岛素与受体蛋白质结合后改变了受体蛋白质的构象,使它能被有被区的蛋白质成分识别。

　　2. **出胞作用**(exocytosis)　又称胞吐作用、外排作用,是一种与入胞作用相反的过程。大多数细

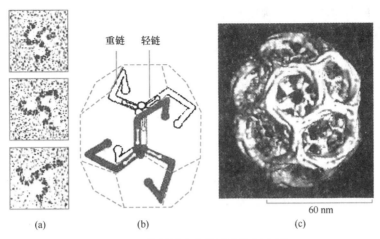

重链 轻链

60 nm

(a) (b) (c)

图4-28 笼形蛋白和笼形小泡示意图

胞都要向细胞外分泌大分子,如细胞内合成的激素、腺细胞的分泌物及细胞内消化后的残质体,均为此方式出胞。需出胞的大分子物质首先在细胞内形成小囊泡(分泌泡),然后向细胞膜方向移动,最终与质膜融合并形成一裂口,将内容物分泌或排出胞外(图4-29)。

细胞通过入胞作用和出胞作用使细胞膜维持动态平衡,形成膜的再循环(membrane recycling)。

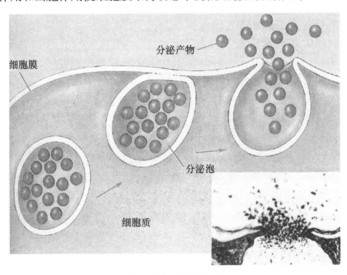

细胞膜

分泌产物

分泌泡

细胞质

图4-29 出胞作用

三、细胞表面受体与细胞信息的跨膜传递

(一)细胞表面受体与细胞识别

细胞表面受体(cell surface receptor)亦称为**膜受体**(membrane receptor),是指细胞膜表面能识别相应的配体并与之结合,产生生物效应的膜蛋白分子,一般为糖蛋白,也有脂蛋白和糖脂。细胞表面受体与细胞膜的许多功能密切相关,而且种类很多,结构复杂。总的来讲,细胞表面受体位于细胞表面,约占膜总蛋白的 1% ~ 2% 。一种细胞表面上可以含有几种不同的受体,如脂肪细胞表面上就含有肾上腺素、胰高血糖素、胰岛素等近 10 种激素的受体。同一受体在不同细胞表面上的数目也不同,一般受体的密度为 $(1 \sim 2) \times 10^4$ 个/细胞。细胞表面受体有很强的特异性,能够选择性的与胞外的化学信号分子如激素、生长因子、神经介质、药物及抗原结合,导致细胞内一系列的生物学效应。

能与细胞表面受体结合的化学信号统称为**配体**（ligand）。细胞除表面有受体外，细胞质和细胞核内也存在受体，称胞质或细胞核内受体。

细胞识别（cell recognition）是细胞通过细胞表面受体所完成的一种功能。包括细胞对同种和异种细胞的认识和鉴别以及对各种化学信号分子的认识和鉴别。如中性粒细胞、巨噬细胞对异物的吞噬均需要首先进行细胞识别，它们能准确地吞噬细菌和死亡的细胞（如死亡的红细胞）而从不误噬正常的细胞。受精过程具有种的特异性，同种类的精和卵能够结合，而异种则不能结合。细胞对化学信息分子即配体的识别也具有特异性，如细胞通过胰岛素受体能识别胰岛素，要识别其他激素就需通过其他的细胞表面受体。但这种特异性不是绝对的，如伴刀豆球蛋白 A（ConA）可以与胰岛素竞争胰岛素受体，结合后还能表现出部分胰岛素的活性。

细胞通过细胞表面受体对其他细胞及配体的识别实际上是一种通信形式，也就是说是一种信号传递，如大部分激素（除脂溶性的甾醇类激素外）和神经递质本身并不进入细胞，它们只是将一种信号传递给相应的细胞表面受体，细胞表面受体通过信号转换使之成为细胞内的代谢调节信号，以诱发或调节细胞的活动。这个过程就是细胞的信息转导，现也称为**细胞通信**（cell communication）。

（二）跨膜信息传递的机制

细胞膜对信号的转导途径在不同的细胞可有很大的差异，但就绝大多数组织细胞而言，主要为两条通路，即环腺苷酸信号通路和磷脂酰肌醇信号通路。

1. 环腺苷酸（cAMP）信号通路 环腺苷酸（cAMP）是由细胞膜上腺苷酸环化酶（AC）分解 ATP，在胞内产生的一种对热不稳定的介质。cAMP 介导某些激素产生的胞内效应是动物及人体细胞最普通的信使。cAMP 信号通路或称 cAMP 信号体系，由三大部分组成，即 G 蛋白偶联受体（包括刺激性受体（Rs）和抑制性受体（Ri）、腺苷酸环化酶以及偶联于两者之间的 G 调节蛋白（鸟苷酸调节蛋白，guanine nucleotide regulatory protein）。G 调节蛋白是位于 G 蛋白偶联受体与效应底物分子之间的偶联蛋白，G 调节蛋白如此命名是因为这类蛋白质有一个共同的特点，都连接在 GTP 上。

G 调节蛋白和 G 蛋白偶联受体的研究是在近年取得重要成果，对阐明细胞膜的功能具有重要意义。G 调节蛋白的发现获得 1994 年的诺贝尔生理学或医学奖，G 调节蛋白偶联受体的研究获 2012 年的诺贝尔化学奖。

G 调节蛋白又分刺激性 G 调节蛋白（Gs）和抑制性 G 调节蛋白（Gi）两种，其偶联于 Rs 和 Ri 与 AC 之间，通过与三磷酸鸟苷（GTP）和二磷酸鸟苷（GDP）结合而发挥作用。当配体分子（第一信使）与受体（Rs 或 Ri）结合后，首先诱发受体分子构象改变，继而上述几种成分相互协作进行**信号转导**（signal transduction），发生促进或抑制作用，调节细胞内的第二信使——cAMP 的水平。第二信使进入细胞内引起细胞产生相应的生物学效应，即完成细胞**信号传导**（signal transmission）。腺苷酸环化酶可被多种受体激活，也就是说有多种配体可引起 cAMP 的含量升高，但在不同的靶细胞，引起的细胞效应却可完全不同。现以胰高血糖素引起细胞内糖原分解为例说明该通路的各个反应过程。

如图 4-30 所示：①胰高血糖素作为配体首先与细胞膜上的肾上腺素受体（R）特异结合；②释放的信号传递至 G 蛋白；③GTP 激活 G 蛋白；④被激活的 G 蛋白与腺苷酸环化酶（AC）作用后使 ATP 转变为 cAMP；⑤cAMP 作为第二信使在细胞内激活蛋白激酶 A（PKA），使无活性的蛋白激酶 A 变为有活性的蛋白激酶 A；⑥有活性的蛋白激酶 A 使无活性的糖原磷酸化酶转变成有活性的糖原磷酸化酶；⑦有活性的糖原磷酸化酶使糖原分解成为葡萄糖释放入血，增加血糖浓度；⑧有活性的蛋白激酶 A 使有活性的糖原合酶失活，变为无活性糖原合酶，从而阻断细胞内糖原的生成。在人体细胞，肌细胞糖原不能直接转变为葡萄糖，只有肝细胞糖原才能分解成为葡萄糖。

细胞膜上还有一类受体如乙酰胆碱 M 受体，它的效应部分是鸟苷酸环化酶，这种酶可使细胞内的环鸟酸酸（cGMP）水平增高。通常细胞中 cGMP 的含量不到 cAMP 的 1/10，所起的作用与 cAMP 相反，但两者的协调又是维持细胞正常代谢所必需。一般细胞内 cAMP 升高可促进其特殊蛋白质的合成，导致细胞分化，而 cGMP 增高则促进 DNA 合成，导致细胞分裂，抑制细胞分化。

2. 磷脂酰肌醇信号通路 这是 20 世纪 80 年代早期发现的另一条第二信使系统，它比

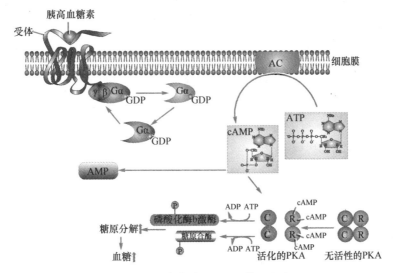

图 4-30 环腺苷酸(cAMP)信号通路

cAMP 第二信使的作用更广泛,可以触发细胞对神经介质、激素及生长因子等第一信使发生效应。与本途径有关的细胞表面受体同样也是 G 蛋白偶联受体。当配体(如血管紧张素Ⅱ)与 G 蛋白偶联受体结合后,偶联 G 调节蛋白,可活化质膜上的磷脂酶 C(phospholipase C,PLC),该酶可催化位于膜内层的磷脂酰肌醇(PIP2)水解,产生两个重要的细胞内信使——二酰甘油(甘油二酯,DAG)和三磷酸肌醇(IP3),它们扩散到细胞质中,行使各自的功能。如 DAG 可激活蛋白激酶 C(protein kinase C,PKC),被激活的蛋白激酶 C 可催化细胞的生理活动,如活化细胞膜上 Na^+-H^+ 的交换通道,使 H^+ 出胞并促进 Na^+ 入胞,从而使细胞内的 pH 增高。细胞内 pH 增高是促使细胞增殖的重要因素之一。

IP3 为一种水溶性分子,在细胞质中可与贮存 Ca^{2+} 的滑面内质网膜上的特异受体结合,使该膜上的 Ca^{2+} 闸门离子通道开放,Ca^{2+} 释放出来。Ca^{2+} 是细胞内重要的信使分子,能引起多种细胞内生物学效应,如微管、微丝的组装、解聚,肌肉的收缩及某些酶的激活。但细胞内长时间的 Ca^{2+} 升高会引起细胞中毒,因此 IP3 的活动消除后,多余的 Ca^{2+} 便被立即泵出细胞或抽入"贮存室"中贮存。泵出的 Ca^{2+} 作用相关蛋白如钙调素(calmodulin),并通过钙调素依赖性蛋白激酶(CaM-K)产生肌肉收缩活动(图 4-31)。

四、细胞表面抗原及作用

细胞表面除了上述的载体蛋白分子、受体分子外,还有一种作为细胞自身标志的蛋白类分子,这类分子由于能够刺激机体免疫细胞产生相应的抗体,即免疫球蛋白(immunoglobulin,Ig),故称为**细胞表面抗原**(cell surface antigen)或**膜抗原**(membrane antigen)。人体细胞表面的抗原种类繁多,并有很强的个体差异,除了同卵双生子外,不存在两个人的细胞表面抗原完全相同的情况。如 ABO 血型抗原为红细胞膜上的糖蛋白分子,ABO 血型抗原的决定因素为糖蛋白分子中的糖基。根据其糖基的差异分为 A 抗原、B 抗原、H 抗原。它们是由一对等位基因($I^A I^a$)控制的红细胞膜抗原。基因控制糖基转移酶的类型,糖基转移酶的类型不同,糖蛋白的糖基就出现差异,因此形成不同血型。A 型血的人红细胞膜上具有 A 抗原,B 型血的人红细胞膜上具有 B 抗原,AB 型血两种抗原都有,而 O 型血两种抗原都缺乏却有 H 抗原(图 4-32)。在不同血型人的血清中存在相应的抗体,这是一种天然抗体,能特异性的与不同血型的红细胞产生免疫反应,使不同的红细胞发生凝集。

在人类白细胞和其他组织细胞的表面,有一种组织相容性抗原,称为**人类白细胞抗原**(human leucocyte antigen,HLA),这是一种跨膜的糖蛋白,具有很强的细胞特异性。现已发现 HLA 抗原种类

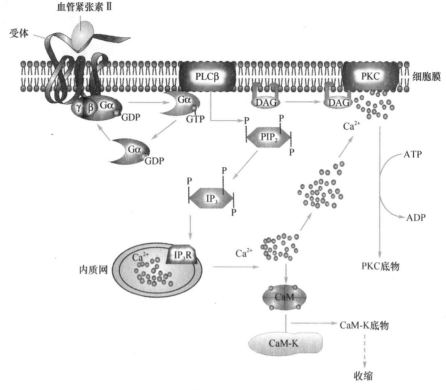

图 4-31　磷脂酰肌醇信号通路示意图

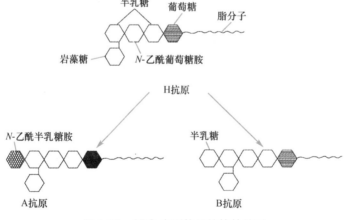

图 4-32　ABO 血型抗原的糖基差别

达 150 余种,由 7 个连锁的基因群决定,因此除同卵双生子外人群中间很难找到具有相同 HLA 抗原的个体。HLA 抗原存在于细胞的表面成为一种细胞标志,同时也是人的个体标志。HLA 抗原可刺激另一机体产生抗体,发生免疫反应,成为医学临床上组织器官移植排斥反应的原因。因此,在实际应用中,除了同卵双生子外,器官移植都会出现不同程度的排斥反应,移植前需进行组织配型,选择 HLA 抗原相对合适的器官源,如肾移植中的肾源。

第四节　细胞表面的特化结构

由于细胞功能的需要,某些细胞的表面常形成一些特殊结构,这种现象称为细胞表面特化。常见的有微绒毛、内褶、伪足、纤毛、鞭毛等。这些特化结构与细胞形态的维持、细胞运动、细胞的物质交换等功能有关。由于其结构细微，多数只能在电镜下观察到。

一、微绒毛与内褶

（一）微绒毛

微绒毛（microvillus）是细胞表面形成的"指"状突起，也称为刷状缘。广泛存在于动物细胞表面。在小肠上皮细胞管腔面及肾近曲小管上皮细胞中较为丰富。据估计，一个小肠上皮细胞约有微绒毛 3000 条以上，每条长度 0.4~1μm，直径约 0.5μm。小肠上皮细胞的微绒毛大大增加了细胞的表面积，使其对营养物质的吸收效率增加达 20 倍以上。同时微绒毛还可以伸缩和摆动，对被吸收物起搅动作用，以利于吸收（图 4-33）。

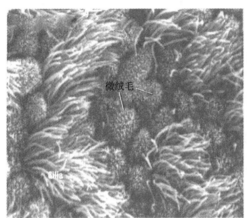
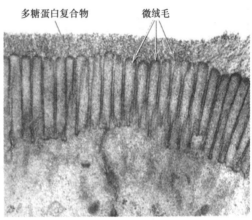

图 4-33　小肠上皮细胞及微绒毛电镜照片

每根微绒毛的核心结构由 20~30 条微丝组成，微丝主要由肌动蛋白组成。肌动蛋白丝之间由许多微绒毛蛋白（villin）和丝束蛋白（fimbrin）组成的横桥相连。微绒毛处质膜有毛缘蛋白构成的侧臂与肌动蛋白丝束相连，从而将肌动蛋白丝束固定。除此之外，还含有钙调蛋白和微肌球蛋白等。

（二）内褶

内褶（infolding）的结构与微绒毛正好相反，是细胞表面向内凹陷而成。内褶普遍存在于肾小管上皮细胞基部、某些唾液腺导管末段的细胞、眼的睫状体上皮细胞、胃底腺壁细胞等处。内褶同样使细胞表面的面积扩大，便于物质交换，如肾承担尿液形成时物质的重吸收功能，肾小管上皮细胞表面积的扩大，重吸收效率大大提高（图 4-34）。

二、伪足/皱褶

伪足/皱褶（ruffle）细胞表面的扁形突起，是游走性细胞如白细胞、巨噬细胞等在进行变形运动时形成的临时性结构，使其从血液或组织中透

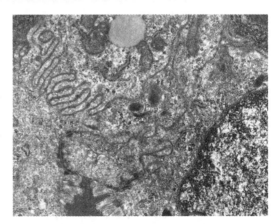

图 4-34　肾小管上皮细胞电镜照片（示内褶）

过细胞间隙"走"到另一部位，此称为细胞迁移，其目的是为了更好地发挥它们在机体中捕获异物如侵入的细菌、病毒等，从而起防御作用（图 4-35）。

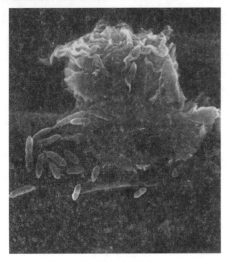

图 4-35　巨噬细胞电镜图

细胞伪足分为丝足（microspike）和片足（lamellipodium）。丝足直径约 0.1μm，长度达 5～10μm，能迅速地伸缩，从而使细胞运动，同时对细胞外环境进行探索。片足直径 0.1～0.4μm，其前端与细胞运动方向一致。伪足的伸缩是细胞表面膜的运动，但其动力来自细胞质中的肌动蛋白纤维，肌动蛋白纤维装配加长伪足即延伸，拆卸缩短伪足即收缩。对于细胞的运动为何会有方向性、目的性，一般认为与细胞周围化学物质的浓度梯度有关。例如细菌感染一个部位后，白细胞会穿越毛细血管壁向感染部位聚积，这是由于感染部位有特异性趋化物质的释放，白细胞能对浓度很低的趋化物质进行识别。有实验表明人为地提高中性粒细胞周围的趋化剂浓度，20 秒内中性粒细胞中肌动蛋白的装配水平将会提高一倍。

三、纤毛和鞭毛

纤毛和鞭毛是细胞表面向外伸出的毛状突起。其与微绒毛的区别在于它不仅仅是表面膜的简单向外伸突，而且演化为具有复杂内部构造，作为细胞运动器的特殊结构。

1. 纤毛（cilia）　多见于呼吸道上皮细胞、输精管黏膜上皮细胞、脑室管膜细胞及嗅细胞表面，一般长 5～10μm，直径 0.3～0.5μm，细而密。一个上呼吸道上皮细胞有 250～270 根纤毛，与异物的清除及分泌物的排泄有关，如鼻腔黏膜上皮细胞的纤毛可将其表面的微粒每分钟推进 6mm 以上（图4-36）。其运动方式为双向波动。

2. 鞭毛（flagella）　少而长。在人体仅见于精子，是精子的运动器官（图 4-37）。运动方式为均匀波动。

纤毛、鞭毛在发生和结构上并没有什么差别，均来源于细胞表面下的**基体**（basal body）结构，其主要成分均为微管蛋白，基体是微管蛋白聚合和解聚的位点。微管蛋白聚合形成微管，微管是构成纤毛、鞭毛内部结构的基本成分。

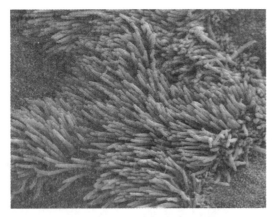

图 4-36　呼吸道上皮细胞纤毛电镜图

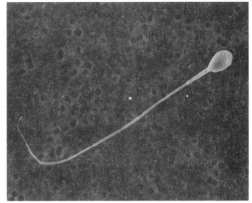

图 4-37　人类精子

细胞表面的特化结构易受胞外环境因素和疾病的影响，如酒精可使微绒毛肿胀，呈杆状或消失。肿瘤细胞的微绒毛、皱褶及变形伪足比正常细胞增多，常为肿瘤形态学鉴别的指标。

复习题

1. 名词解释

单位膜　　　细胞表面　　　膜泡运输　　　主动运输

被动运输　　　载体蛋白　　　跨膜运输　　　脂质体

2. 组成细胞膜的主要化学成分有哪些？这些分子是如何排列的？

3. 细胞膜是怎样实现物质运输的？大分子物质和小分子物质的运输方式有什么不同？

4. 什么叫受体介导入胞？举例说明。

5. 细胞膜可形成哪些特化结构？作用如何？

6. 简述 cAMP 信号通路的基本过程。

7. 列表比较被动运输三种方式的异同。

8. 说明 Na^+ 是怎样维持细胞膜内外的浓度梯度。

9. 流动镶嵌模型和脂筏模型有哪些特点？

10. 细胞识别与细胞通讯有何差异？

第五章 核糖体与蛋白质的生物合成

核糖体(ribosome)是核糖核蛋白体的简称,又称核蛋白体,是细胞内非膜性的细胞器。核糖体1953年才发现于植物细胞,1955年在动物细胞中见到。现研究表明,核糖体在原核细胞和真核细胞中普遍存在,或游离于细胞质基质或附着在粗面内质网膜和核膜上。核糖体由rRNA和几十种蛋白质组成。核糖体是活细胞中合成蛋白质的场所,在细胞中起着非常重要的作用。2009年,英国、美国和以色列的三位科学家因"核糖体结构和功能的研究"而获当年的诺贝尔化学奖。

细胞中核糖体的数量与蛋白质合成的能力有关。培养的细胞在缺乏营养时,蛋白质合成受阻,核糖体数量减少;在营养丰富、细胞生长、分裂旺盛时,核糖体数目增多。

第一节 核糖体的化学组成及形态结构

一、核糖体的化学组成

核糖体由rRNA和蛋白质组成,其中rRNA的含量为45%~65%,蛋白质的含量为35%~55%。核糖体颗粒的大小以**沉降系数**(S)表示,生物体内的核糖体可分为70S和80S两大类型,原核细胞核糖体为70S型,由30S和50S两个亚基或亚单位组成。30S亚基由一个16S的rRNA分子和约21种不同的蛋白质所组成,50S亚基由一个23S的rRNA分子和一个5S的rRNA分子,以及约34种蛋白质所组成。真核细胞核糖体为80S型,由40S和60S两个亚基组成。40S亚基中含有一个18S的rRNA分子和约33种不同的蛋白质,60S亚基含有一个28S的rRNA分子和2个小rRNA(5.8S和5S)分子,以及约50种蛋白质。线粒体中的核糖体较小,为55S,其中大亚基35S,小亚基25S。rRNA分别为21S、3S和12S,其含蛋白质的数量尚不清楚(表5-1)。

表5-1 各种核糖体的化学组成

核糖体来源	核糖体类型	亚单位	含rRNA	含蛋白质数
真核细胞	80S	60S	28S+5.8S+5S	49
		40S	18S	33
原核细胞	70S	50S	23S+5S	34
		30S	16S	21
线粒体(哺乳类)	55S	35S	21S+3S	–
		25S	12S	–

二、核糖体的结构与分布

在电镜下,核糖体通常为球形或椭圆形的致密小颗粒,其大小为(21~22)nm ×(29~30)nm,无膜包裹,属于非膜性结构的细胞器。细菌和真核细胞核糖体的形状相似,而线粒体等细胞器中的核糖体形态尚未确定。

如上所述,每个核糖体均由大、小两个亚基或亚单位组成。以细菌的核糖体为例,小亚基稍扁平,较长,外形不对称,上有一狭窄的沟将其分为"头"和"体"两部分。大亚基近球形,中部凹进,凹处正好容纳小亚基。大亚基伸出三个突起，中间一个称"中心突起（entralprotuberance）"，两边两个称"柄"（stalk），因此，从某种角度看，大亚基好似一顶皇冠。小亚基的沟与大亚基的中心突起互相契合在一起构成了完整的核糖体（图5-1）。

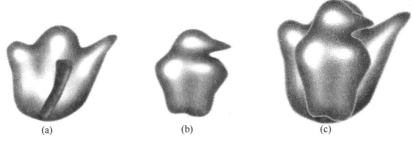

图 5-1　核糖体的结构模式图

(a) 大亚基；(b) 小亚基；(c) 核糖体颗粒

　　真核细胞大亚基略呈圆锥形，其两侧稍隆起，底边为扁平状，底面有一条很窄的沟。小亚基侧面观略呈弧形，一面略外凸，一面凹陷，弧形的中段似有一分界线将其分成两个不等的部分。小亚基以凹面与大亚基的扁平底面相贴，而小亚基的中间分界线与大亚基底面的沟相吻合，如此就构成了完整的核糖体。

　　每个核糖体的小亚基位于大亚基之上，两亚基之间有一条隧道，进行蛋白质合成时，携带遗传信息的 mRNA 就在这条隧道中通过。此外在大亚基中还有一条垂直于该隧道的通道，新合成的肽链由此通道穿过。

　　核糖体上存在着多个与蛋白质合成有关的结合位点和酶的催化位点。如 mRNA 的结合位点；**氨酰基位点**（也称 A 位点），是新掺入氨基酸（由 tRNA 携带）的受体位点；**肽酰基位点**（又称 P 位点），是延伸中肽链氨基酸的供体位点（图5-2）。此外，还有肽酰转移后即将释放的 tRNA **结合位点**（E 位点），以及多肽转移酶的催化位点和肽链延伸因子、起始因子、终止因子的结合位点。

　　核糖体的大、小亚基均在细胞核的核仁中形成，在进行蛋白质合成之前，彼此是分离的，当进行蛋白质合成时，两者结合在起来，肽链合成终止后，两者又重新分开。核糖体大小亚基之间的结合与分离还受环境条件和生理状态的影响，如 Mg^{2+} 浓度就是一个重要的影响因素，当 Mg^{2+} 浓度大于 0.001mol/L 时，大、小两个亚基即结合起来形成单核糖体（monosome），若 Mg^{2+} 浓度再增加 10 倍，两个单核糖体可以进一步聚合成二聚体（dimer）。而

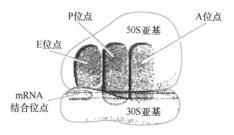

图 5-2　核糖体活性部位示意图

当 Mg^{2+} 浓度降低时，二聚体可变为单核糖体，核糖体也可以分解成两个亚基。

　　游离于细胞质基质中的核糖体称为**游离核糖体**（free ribosome），附着在内质网膜或核膜表面的核糖体称为**附着核糖体**，又称膜结合核糖体（membrane-bound ribosome）。附着在内质网膜上的核糖体以其大亚基的圆锥形尖部与膜接触。在细菌细胞中，核糖体均为游离核糖体。在高等生物的细胞中，除了有游离核糖体外，还有附着核糖体。游离核糖体在细胞中分布较为均匀，而附着核糖体，则有的是均匀地附着于某一部分内质网上，如浆细胞；有的却是集中地附着于某部分内质网上，如分泌酶原的胰腺泡细胞。此外，在不同类型的细胞中，两种核糖体的比例相差也很大。在可分泌消化酶或激素蛋白的动物细胞中，附着核糖体占90%以上；在快速生长和合成多种蛋白（酶等）的细胞中游离核糖体特别丰富，如网织红细胞、肿瘤细胞。因此当细胞发生癌变时，细胞分裂活动特别旺盛，这时可检查出的游离核糖体的数目较多。该特征已作为癌细胞早期临床诊断的依据之一。

第二节　蛋白质的生物合成

细胞内蛋白质的生物合成是在核糖体上进行,合成过程需要有多种物质的参与,如作为合成模板的 mRNA,作为合成原料的氨基酸以及催化合成反应的各种酶。蛋白质的合成是一个相当复杂的过程。首先,由携带遗传信息的模板 DNA 在 RNA 聚合酶的作用下,互补形成 mRNA,该过程称为**转录**(transcription)。其次,以 mRNA 为模板,在 tRNA、酶、辅助因子等多种因素的参与下,将活化的氨基酸装配成多肽链,该过程称为转译或**翻译**(translation),翻译过程就发生于核糖体上。由此可见,蛋白质合成的决定因素在于 DNA,DNA 能以自身为模板进行自我复制,DNA 可转录形成 mRNA,mRNA 又可翻译形成蛋白质,遗传信息就是按照这种传递规律即**中心法则**(central dogma)进行传递。在某些病毒中 mRNA 也可在反向转录酶的作用下反向合成 DNA,称反转录或逆转录,RNA 也能进行自我复制,这些发现补充和发展了经典的"中心法则"(图5-3)。

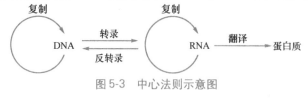

图 5-3　中心法则示意图

一、遗传密码与密码子

决定蛋白质合成的遗传信息储存于 DNA 分子四种碱基的排列顺序上,通过转录这种顺序转移到 mRNA 分子中。所谓**遗传密码**(genetic code)是指 mRNA 的核苷酸顺序与蛋白质中氨基酸排列顺序之间所形成的生命信息代码。**密码子**(codon)是一个信息单位代码,由 mRNA 上三个连续的核苷酸组成,这三个连续的核苷酸决定一个特定的氨基酸,又称三联体密码(codon)(图5-4)。

如前所述,mRNA 中的核苷酸有 4 种,即 AMP、UMP、GMP 和 CMP,4 种核苷酸可以组合成 $4^3 = 64$ 种密码子(表5-2),至1966年,全部密码子完全破译。

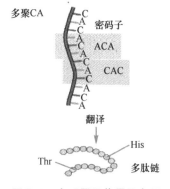

图 5-4　密码子及作用示意图

从遗传密码表中可以看出,64 个密码子中 61 个编码氨基酸,另外 3 个不编码氨基酸。而组成蛋白质的氨基酸只有 20 种,这 20 种氨基酸除色氨酸和蛋氨酸外,每个氨基酸都有 2~6 个密码子。这种由几个密码子编码同一个氨基酸的现象称为**简并**(degeneracy)。编码同一种氨基酸的不同密码子称**同义密码子**(synonymous codon),不为氨基酸编码的密码子叫**无义密码**,UAA、UAG、UGA 3 个密码子为终止密码子,不编码氨基酸。在哺乳动物中,AUG 既是起始密码子,又可编码蛋氨酸。当 AUG 出现在编码区的开头,表示起始信号,出现在编码区中间则编码蛋氨酸。在原核生物中,起始密码子有 2 个,即 AUG 和 GUG,同理,若作为起始密码子可编码甲酰蛋氨酸,若在编码区中间,AUG 可编码蛋氨酸,GUG 编码缬氨酸。此外,从遗传密码表还可以看出,除精氨酸和丝氨酸外,同一氨基酸的不同密码子大多在第三个碱基上有区别。

mRNA 具有一定的方向性,起始密码总是位于 mRNA 的 5′末端一边,而终止密码总是在 mRNA 3′末端一边。mRNA 所携带的密码其阅读顺序是从 5′开始,每次移动 3 个碱基(即 1 个密码子),向 3′延伸至终止密码。此外,遗传密码具有不重叠、无间隔等特点,也就是说 mRNA 的密码子是连续的,无间隔区,若在 mRNA 的多核苷酸链中去掉或插入一个碱基,则阅读框架发生移位,从而造成信息阅读错误,形成错误的多肽链。

表5-2 遗传密码表

第一碱基									第二碱基		第三碱基
(5'端)	U		C		A		G				(3'端)
U	UUU	苯丙氨酸	UCU	丝氨酸	UAU	络氨酸	UGU	半胱氨酸			U
	UUC	苯丙氨酸	UCC	丝氨酸	UAC	酪氨酸	UGC	半胱氨酸			C
	UUA	亮氨酸	UCA	丝氨酸	UAA	终 止	UGA	终 止			A
	UUG	亮氨酸	UCG	丝氨酸	UAG	终 止	UGG	色氨酸			G
C	GUU	亮氨酸	CCU	哺氨酸	CAU	组氨酸	CGU	精氨酸			U
	CUC	亮氨酸	CCC	哺氨酸	CAG	组氨酸	CGC	精氨酸			C
	CUA	亮氨酸	CCA	哺氨酸	CAA	谷氨酸胺	CGA	精氨酸			A
	CUG	亮氨酸	CCG	哺氨酸	CAG	谷氨酸胺	CGG	精氨酸			G
A	AUU	异亮氨酸	ACU	苏氨酸	AAU	门冬酰胺	AGU	丝氨酸			U
	AUC	异亮氨酸	AGC	苏氨酸	AAC	门冬酰胺	AGC	丝氨酸			C
	AUA	异亮氨酸	ACA	苏氨酸	AAA	赖氨酸	AGA	精氨酸			A
	AUG	蛋氨酸+起始	ACG	苏氨酸	AAG	赖氨酸	AGG	精氨酸			G
G	GUU	缬氨酸	GCU	丙氨酸	GAU	门冬氨酸	GGU	甘氨酸			U
	GUC	缬氨酸	GCC	丙氨酸	GAC	门冬氨酸	GGC	甘氨酸			C
	GUA	缬氨酸	GCA	丙氨酸	GAA	谷氨酸	GGA	甘氨酸			A
	GUG	缬氨酸	GCG	丙氨酸	GAG	谷氨酸	GGG	甘氨酸			G

病毒、原核生物以及真核生物的遗传密码都可以通用,但线粒体的遗传密码与上述通用遗传密码有所不同。

二、tRNA 和反密码子

tRNA 在蛋白质的生物合成过程中起着转运氨基酸的作用。tRNA 是细胞质中一种相对分子质量相对较小的 RNA,含 70~90 个单核苷酸,呈单链结构,局部可自身折叠形成假双链。tRNA 结构为 "三叶草"型,三个"叶"是 tRNA 的核苷酸链自身折叠形成的三个环,"柄"部是 tRNA 分子的末端, 其中 3′ 末端有 CCA 的一个三联体,是特定氨基酸的结合部位,也称氨基酸臂。三个环中最重要的 是与柄部对应的环,该环称反密码环,这个环上有一个三联密码子,因其能识别 mRNA 上相应的密 码子,而称为**反密码子**(anticodon)(图 5-5)。在蛋白质合成时,tRNA 通过"柄"部的 CCA 结构,与活 化的氨基酸结合,形成氨酰-tRNA,同时又通过反密码环上的反密码子,识别核糖体上 mRNA 的 密码 子,使相应氨基酸"对号入座",便于特定肽链的 形成。

一般来说,一种 tRNA 只有一个反密码子,只 能转运一种特定的活化氨基酸,但实际上一种氨 基酸能与 2~6 种特异的 tRNA 结合。tRNA 的反 密码子与密码子的结合同样遵循碱基互补原则, 碱基与碱基之间形成氢键,但它们之间的互补 配对存在"摆动"现象,即 mRNA 上的密码子中 第一、二个碱基与 tRNA 反密码子的第一、二碱基 配对是准确的,但第三碱基就不那么严格,有一

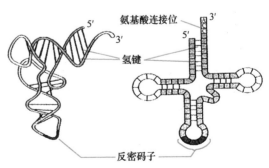

图 5-5 tRNA 和反密码子

定的灵活性,表现出摆动配对(表5-3)。由于有摆动现象存在,反密码子的数目即 tRNA 数与 mRNA 的密码子数目不相等。

表5-3   反密码子与 mRNA 三联密码子的第三碱基的配对关系

tRNA 反密码子的相应碱基	mRNA 密码子的第三碱基	
	正常	摆动
U	A	G
C	G	–
A	U	–
G	C	U
I	C	U,A

注:I:次黄嘌呤(inosine,I),为 tRNA 上特有的稀有碱基。

三、蛋白质生物合成的基本过程

蛋白质的生物合成是一个相当复杂的过程,却又是一个十分协调的连续过程。需要 mRNA、tRNA、rRNA 和 20 种氨基酸以及供能物质(ATP、GTP)、无机离子(Mg^+、K^+)、调节蛋白因子(IF_1、IF_2、EF)、氨基酸活化酶等 200 多种成分参加,具体过程如下:

(一)氨基酸的活化与转运

氨基酸作为蛋白质合成的基本单位在合成前必须经过活化。

$$氨基酸+ATP+氨酰\text{-}tRNA 合成酶 \xrightarrow{Mg^{2+}} 氨基酸\text{-}AMP\text{-}氨酰 tRNA 合成酶复合体+PPi$$

$$氨基酸\text{-}AMP\text{-}氨酰 tRNA 合成酶复合体+tRNA \xrightarrow{Mg^{2+}} 氨酰\text{-}tRNA+氨酰\text{-}tRNA 合成酶+AMP$$

从以上反应步骤可知,首先在氨酰-tRNA 合成酶(又叫氨基酸活化酶)的催化下,利用 ATP 供能,ATP 产生的 AMP 与氨酰-tRNA 合成酶和氨基酸三者结合形成一种中间复合体。在该复合体中,氨基酸与 AMP 相连,获得了一个高能键,成为活化的氨基酸。活化的氨基酸进一步转移到 tRNA 分子上。即与 tRNA 的 3′CCA 末端腺嘌呤核苷酸上的核糖 C-3′ 位"—OH"以酯键相结合,形成相应的氨酰-tRNA。以氨酰-tRNA 形式存在的活化氨基酸,才能通过 tRNA 上的反密码子解读 mRNA 上相应的密码子,从而投入氨基酸缩合成肽的过程。

氨酰-tRNA 的合成发生于细胞质基质中,具有特异性。即每种氨基酸有自己的氨酰 tRNA 合成酶(1 种)。同样每种氨基酸也有其特异的 tRNA (2~6 种)。

(二)肽链合成的起始

原核细胞与真核细胞的肽链合成过程有所差异,原核细胞中肽链的合成过程如下。

肽链的合成首先经历起始阶段。此时,游离于细胞质中的核糖体 30S 小亚基在起始因子 3(IF_3)的作用下结合于 mRNA 上。IF_3 为一种蛋白质,它能识别 mRNA 上的起始密码子(AUG),使小亚基在起始密码子处结合。同时它也能阻止大亚基同小亚基的连接。随后,在起始因子 1(IF_1)、起始因子 2(IF_2)及 GTP 的作用下,携带甲酰蛋氨酸的 tRNA(Met-tRNA)通过 tRNA 上的反密码子(UAC)与 mRNA 的起始密码子(AUG)按碱基互补原则结合,这样就形成了由 mRNA、小亚基和 Met-tRNA 组成的起始复合物。在这个过程中,IF_2 起 GTP 酶的作用,它能催化 GTP 水解为 GDP 和 Pi,同时释放能量,促使起始复合物的形成,而 IF_1 对 IF_2 起加强作用,当起始复合物形成后,IF_3 即退出,50S 大亚基随即与小亚基结合,形成完整的核糖体,紧接着核糖体接纳第二个氨酰-tRNA,开始肽链的合成。

真核细胞中蛋白质的合成过程与上述原核细胞中基本相同,主要的不同点在于真核细胞需较多的起始因子(eIF),且起始复合物的形成机制不同。

（三）肽链的延伸

起始复合物形成后,即开始多肽链的延伸过程,这一过程可分为三个步骤:氨酰-tRNA 入位、肽键的形成、氨基酸移位和肽链延伸。

1. 氨酰-tRNA 入位 每个核糖体大亚基上都有两个部位:P 位(肽酰基位或供体部位)和 A 位(氨酰基或受体部位)。这两个部位可容纳两个氨酰-tRNA。起始复合物中的甲酰甲硫氨酰-tRNA 结合到 P 位,另一氨酰-tRNA 结合到 A 位,这样两个氨酰-tRNA 携带的氨基酸位置接近,为肽键的形成提供了机会和条件。

2. 肽键的形成 并列在核糖体上的甲酰甲硫氨酰-tRNA 在肽基转移酶的作用下,原先由甲酰甲硫氨酰和 tRNA 形成的酯键断开,两个氨基酸通过—NH_2 和—COOH 之间脱水形成肽键,这样,便形成了二肽。随后,无负载的 tRNA 即脱离核糖体进入胞质中,重复下一个相同过程。

3. 氨基酸移位和肽链的延伸 在移位酶、GTP 和延长因子(elongation factor,EF)的参与下,核糖体沿着 mRNA5′到 3′的方向相对移动一个密码子,即 3 个核苷酸的距离,结果原来在 A 位点上的肽链(二肽)移到了 P 部位,此时空出的 A 位随即由第 3 个特定的氨酰-tRNA 进入。如此重复上述过程,肽链就不断地延长。

（四）肽链合成的终止与释放

当核糖体沿着 mRNA 移至的 A 部位出现终止密码(UAA、UAG 或 UGA)时,A 部位不再有氨酰-tRNA 进入,释放因子 1(RF_1)或释放因子 2(RF_2)进入 A 部位,结合到终止密码上。RF_1 识别 UAA、UAG;RF_2 识别 UAA、UGA。RF 使 P 位的肽基转移酶不再起催化作用,而使在 P 位上的 tRNA 与氨基酸之间的酯键水解断裂,此时合成好的多肽链就从 P 部位释放出来。多肽链脱离核糖体后,在核糖体释放因子的作用下,核糖体与 mRNA 分离。从 mRNA 上脱离的核糖体此时解聚为大、小两个亚基,重新进入核糖体循环(图 5-6、图 5-7)。

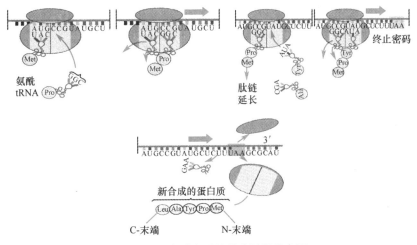

图 5-6 蛋白质合成的基本过程示意图

新合成的多肽链需要经过加工、修饰、聚合形成具有一定空间结构的蛋白质分子才具有生理功能。多肽链的合成虽是由甲酰蛋氨酸(真核细胞是蛋氨酸)开始,但一般蛋白质多肽链的第一个氨基酸都不是蛋氨酸,这是因为肽链合成到一定长度后,氨基肽酶能将链首的蛋氨酸残基(甚至包括更多的氨基酸)水解除去。

以上是在单个核糖体上合成蛋白质的情况。细胞内蛋白质的合成实际是在多聚核糖体上进行的。由同一种 mRNA 把若干个核糖体串联在一起,这样的一个功能单位称**多聚核糖体**(polyribosome)(图 5-8)。多聚核糖体各单位的间距为 30～35nm。多聚核糖体中核糖体的数量与

mRNA 分子的长度以及合成蛋白质分子的大小有关。多聚核糖体结构有利于充分利用 mRNA 模板,提高蛋白质的合成效率。当一个个核糖体先后从同一个 mRNA 的起始密码子向终止密码子移动时,便可合成一条条相同的多肽链。所以在同一 mRNA 分子上,同时由若干个核糖体合成同种多肽链,效率很高。

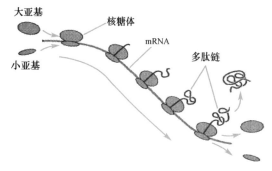
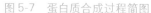

图 5-7　蛋白质合成过程简图

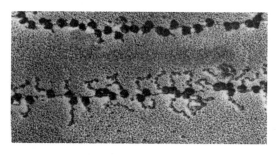

图 5-8　电镜下见到的多聚核糖体

四、蛋白质合成后的加工修饰

合成的蛋白质,大多数需经过加工修饰才具有生物活性,如某些刚合成的酶原分子不具有催化活性,加工修饰后才能成为具有催化活性的酶蛋白,某些由几条多肽链构成的蛋白质,在多肽链合成之后需要进行亚单位的聚合。

合成加工后的蛋白质可分为两大类:结构蛋白质(内源性蛋白质)和输出蛋白质(分泌蛋白质)。结构蛋白质主要在细胞质中的游离核糖体上合成,多分布于细胞质基质中或供细胞本身新陈代谢之用,合成这种蛋白质的细胞在光镜下可见细胞质嗜碱性物质很多,染色深。输出蛋白主要在附着核糖体上合成,这类蛋白质合成后输送到细胞外以发挥作用,如某些酶、抗体和蛋白类激素。分泌这类蛋白质的细胞,当分泌旺盛时,电镜下可见细胞质中有较多的平行排列的粗面内质网。此外,细胞膜上的镶嵌蛋白也是在附着核糖体上合成的。细胞内蛋白质合成后的靶向运输如图 5-9 所示。

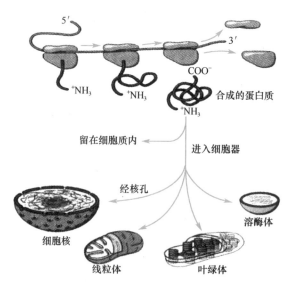

图 5-9　细胞内蛋白质合成后的靶向运输

五、蛋白质合成的影响因素

影响蛋白质合成的因素是多方面的,首先是遗传因素,遗传基因的变异直接影响蛋白质的形成。如前所述,血红蛋白是由四条多肽链组成的蛋白质,两条 α 链和两条 β 链,α 链由 141 个氨基酸组成,β 链由 146 个氨基酸组成。镰刀状红细胞贫血病就是由 β 链的第 6 个密码子变异所引起的血红蛋白病。正常血红蛋白的第 6 位氨基酸为谷氨酸,其密码为 GAG,由于基因突变,这个密码子突变为 GUG,结果使该位的氨基酸成为缬氨酸,形成结构上的差异,最后导致红细胞形态变化,出现镰刀状,导致镰刀状红细胞贫血。

有些因素能直接影响核糖体的功能,如抗生素和细菌毒素。现已表明,许多抗生素是通过影响细菌体内核糖体的功能而发挥抗菌作用,如四环素能与细菌核糖体小亚基结合,阻止氨酰-tRNA 进入核糖体。氯霉素可抑制大亚基中的转肽酶活性,利福平抑制细菌中的 RNA 聚合酶作用。相反,有些细菌对人体的危害也通过核糖体起作用。如白喉杆菌毒素,能特异地抑制真核细胞 80S 核糖体的肽链延长因子 2(eEF_2)的活性,从而强烈抑制人体细胞的蛋白质合成。常用抗生素对蛋白质合成的抑制作用见表 5-4。

表 5-4　常用抗生素对蛋白质合成的抑制作用

名称	作用对象	阻断过程	影响效果	作用的细胞类型
氯霉素	50 S	延伸	肽键形成	原核生物
大肠杆菌素 E3	30 S	起始、延伸	与 mRNA 结合	原核生物
放线菌酮	60 S	起始、延伸	与氨酰 tRNA 结合	
白喉霉素	eEF2	延伸	结合起始 tRNA 转位(tRNA 从 P 位点释放)	真核生物
红霉素		起始	转位	真核生物
呋西地酸	EF-G /eEF_2	延伸	起始复合物形成	原核生物
春日霉素	30 S	起始	转位	原核/真核生物
嘌呤霉素	50 S /60 S	延伸	起始 tRNA 的结合	原核生物
大观霉素	30 S	延伸	肽键形成(触发链释放)	原核/真核生物
链霉素	30 S	起始、延伸	转位 起始 tRNA 结合	原核生物 原核生物
四环霉素	30 S	延伸、终止	氨酰 tRNA 结合(诱发错读) 氨酰 tRNA 的结合	原核生物
紫霉素	50 S /30 S	阻断 P 位点	RF1 和 RF2 的结合转位	原核生物

复习题

1. 名词解释

中心法则　　　密码子　　　反密码子　　　同义密码子

氨酰-tRNA　　　多聚核糖体

2. 简述核糖体的化学组成和结构。

3. 扼要说明蛋白质生物合成的基本过程和各过程的特点。

第六章 细胞内膜系统的结构与功能

细胞内膜系统（endomembrane system）是位于细胞质内,在形态结构、功能乃至发生上有一定联系的膜性结构的总称,主要包括内质网、高尔基复合体、溶酶体、过氧化物酶体以及各种膜性小泡。细胞核、线粒体虽然也是膜性细胞器,但由于它们在结构、功能和发生上均有一定的独立性,因此一般不包括在内膜系统中。内膜系统中的细胞器化学组成、形态和功能各不相同,但它们在结构上相互依存,功能上高度协调,形成一个统一的整体。内膜系统是真核生物的特有结构,是细胞进化过程中内部结构不断完善、生理功能不断提高的结果。内膜系统的出现,使细胞结构复杂化,细胞的功能区域化,同时,扩大了细胞内膜表面积,大大提高了细胞代谢活动的效率。

第一节 内 质 网

1945 年,K. R. Porter 等用电子显微镜观察培养的小鼠成纤维细胞时,发现了细胞质中由大小不一的管状、扁囊状或小泡相互连接形成的网状结构,因其位于细胞内部,多集中于细胞核附近的内质（endoplasm）区域,故称为内质网（endoplasmic reticulum,ER）。后来由于超薄切片技术的改进和发展,内质网被证明普遍存在于真核细胞内（成熟红细胞除外）,研究发现内质网是由膜性的囊泡构成,其分布并非局限于内质区,还常常扩展到质膜附近的外质区。并且存在着滑面内质网和粗面内质网两种类型。近年来,随着电镜放射自显影技术、免疫细胞化学技术和生物物理技术等的应用,人们对内质网结构、功能以及相关大分子定位等方面有了全面的了解。

一、内质网的化学组成及形态结构

与细胞膜等其他膜相结构一样,内质网的主要化学成分为类脂和蛋白质,两者的比例大约是 1：2。类脂主要有磷脂、中性脂、缩醛脂等,蛋白质及酶类复杂多样,内质网膜中的酶蛋白至少有30 种以上,参与蛋白质的加工转运、脂类物质代谢等活动。

内质网是由一层单位膜（膜厚5～6nm）围成的管状、扁囊状或小泡状结构,这些结构相互连接形成了一个连续的网状膜性系统,其内腔相互连通。内质网可向内延伸与核膜外层相连续。在细胞膜附近的内质网可与细胞内褶相连接（图6-1）。内质网存在两个面,即外表面和内表面,外表面称为胞质溶胶面（cytosol surface）,内表面为腔面。由内质网膜围成的腔称为内质网腔或池。

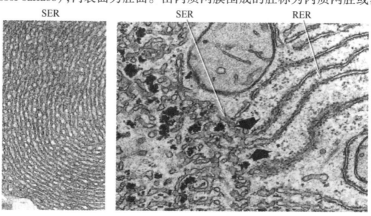

图6-1 内质网的电镜照片图

内质网在细胞质中一般呈连续的网状,不同细胞中内质网的形态差异很大,睾丸间质细胞中的内质网是由大量的小管连接成网状。小鼠肝细胞中的内质网主要由扁囊和许多小管连成网状,其周围分散着许多泡状结构。内质网是比较敏感的细胞器,如在受到辐射,处于饥饿、缺氧等情况下,肝细胞中的内质网会出现囊泡化,该形态学变化可作为组织或细胞的病理学依据。

生物学家们在进行细胞组成成分分析时,从细胞质中分离出大量称之为**微粒体**(microsome)的结构,后来证明是细胞匀浆和超速离心过程中由断裂后的内质网形成的封闭小泡,因此在体外实验时,常通过微粒体研究内质网的功能。

二、内质网的类型

内质网因其形态的不同划分为两种类型:**粗面内质网**(rough endoplasmic reticulum,RER)和**滑面内质网**(smooth endoplasmic reticulum,SER)。粗面内质网的胞质溶胶面有核糖体附着,表面粗糙;滑面内质网的胞质溶胶面无核糖体附着,表面光滑(图6-2)。

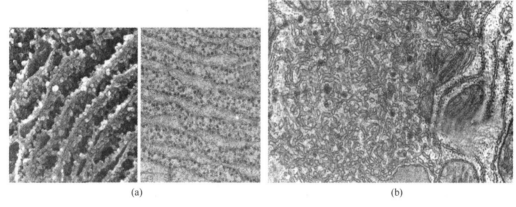

(a)　　　　　　　　　　　　　　　　　　(b)

图6-2　粗面内质网和滑面内质网的超微结构图
(a) RER;(b) SER

粗面内质网和滑面内质网在细胞中分布不同,有的细胞中只有粗面内质网,而有的细胞中却只有滑面内质网,如狗的胰腺外分泌细胞中含有丰富的粗面内质网,这部分粗面内质网参与着多种消化酶(如膜蛋白酶等)的合成和运输;而人的睾丸间质细胞,滑面内质网相当发达,与合成固醇类激素有关,在肝细胞中,粗面内质网和滑面内质网都很丰富。

（一）粗面内质网

电镜下粗面内质网多呈扁平囊状,排列整齐,其胞质溶胶面上的核糖体通常排列成螺旋状、环状、玫瑰花状或成簇分布。在粗面内质网池中含有一些低电子密度或中等电子密度的物质,这是核糖体所合成的蛋白质。

粗面内质网的数量常与细胞类型、功能状态及其分化程度有关。在合成分泌性蛋白质旺盛的细胞如浆细胞、胰腺细胞中,粗面内质网特别发达,约占该类细胞总体积的75%,并且在细胞质中排列紧密,围绕细胞核呈同心板层结构。实验证明,细胞内的粗面内质网数量与细胞分泌的活跃程度成正相关,处于分泌旺盛期的细胞内粗面内质网数量多,而处于不分泌时期的细胞中粗面内质网数量相对减少。分化较完全的细胞中粗面内质网较发达,未成熟或未分化的干细胞、胚胎细胞等粗面内质网则不发达。例如,在大鼠肝癌模型中,分化高,生长慢的癌细胞中粗面内质网很发达;反之,在分化低、生长快的癌细胞中,偶见少数粗面内质网,且核糖体多为游离的多聚核糖体。因此在这种肿瘤细胞中,粗面内质网的量与肿瘤细胞的生长率及恶性程度成负相关。在人类肝癌细胞中也可以见到类似的情况。所以,粗面内质网的发达程度可以作为判断细胞分化程度和功能状态的依据。

（二）滑面内质网

电镜下滑面内质网呈管、泡样网状结构,膜表面光滑平整,无核糖体附着。滑面内质网很少扩大成囊。

粗面内质网与滑面内质网的关系至今尚不十分明确,一般认为滑面内质网是由粗面内质网脱核糖体颗粒产生的,但在形态上、化学组成和功能上两者又有不同。电镜下常常可见滑面内质网与粗面内质网相互连通。

骨骼肌细胞、汗腺细胞、皮脂腺细胞以及分泌甾类激素的细胞中滑面内质网较丰富。骨骼肌细胞中滑面内质网特化为**肌质网**(sarcoplasmic reticulum),肌质网膜上含有 Ca^{2+}-ATP 酶,与 Ca^{2+} 的储存和释放有关,参与调节肌肉收缩。

三、内质网的功能

粗面内质网的主要功能是为核糖体提供支架,为新合成蛋白质的粗加工和转运提供条件。滑面内质网的主要功能是参与脂类、固醇类激素的合成与运输,肝的解毒、胃的盐酸分泌以及肌肉收缩等。

（一）粗面内质网的功能

1. 作为核糖体附着的支架　细胞中所有蛋白质的合成均起始于细胞质基质中游离的核糖体上,在多肽链合成起始后,新生肽链上的信号肽将核糖体引导到粗面内质网膜上,几乎所有外输性蛋白质在合成过程中均含有 N 端信号肽(极少数例外),因而可指导蛋白质在细胞内的转运和定位(**信号肽学说**)。核糖体与粗面内质网膜的结合决定于 mRNA 中特定的密码子顺序(sequence of codons)或信号顺序(signal sequence),具有这种密码子顺序的核糖体才能附着在粗面内质网膜上的特定部位。有研究表明:核糖体与内质网的结合以及肽链穿越内质网膜还依赖于细胞质基质中的**信号识别颗粒**(signal recognition particle,SRP)、内质网膜上的**信号识别颗粒受体**(SRP-receptor, SRP-R)、蛋白质转位装置(protein translocation)以及称为**移位子**(translocom)的蛋白复合体。粗面内质网膜上有信号肽酶,当信号肽的作用完成后,即被信号肽酶切除,肽链继续延伸,直至合成终止。与此同时,核糖体大小亚基分离,大亚基从粗面内质网膜上脱落,游离在胞质中以供循环使用。此时,内质网膜上蛋白质转位装置散开,待下一次核糖体附着时,再重新聚集(图 6-3)。新合成的蛋白质通过移位子转移,移位子直径 8.5nm,中心有个 2nm 的通道,可供新合成的多肽链转移。

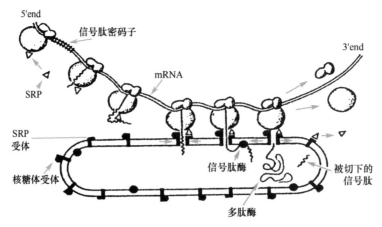

图 6-3　粗面内质网作为核糖体的支架参与多肽链的合成

信号肽学说由德国学者布卢贝尔(Blobel)和多伯斯坦(Dobberstein)于 1975 年提出,1999 年荣获诺贝尔生理学或医学奖。这一学说的要点是:核糖体与粗面内质网膜的结合决定于 mRNA 中特定的信号顺序,具有这种顺序的核糖体才能附着在粗面内质网膜上特定部位。也就是说,核糖体与粗面内质网结合属于功能性结合,是特异性和暂时性的,受时间和空间的限制。

粗面内质网膜上附着核糖体合成的蛋白质包括分泌性酶类、肽类激素、抗体及胶原、纤黏连蛋白、弹性蛋白等外输性蛋白质,也包括粗面内质网酶蛋白、高尔基复合体酶蛋白、溶酶体酶蛋白等,此外还包括膜镶嵌蛋白。电镜下,粗面内质腔内常可见到这些新合成的蛋白质。附着核糖体上合成的蛋白质可以分为四类:第一类是分泌性蛋白,又称输出性蛋白,如分泌到细胞外的消化酶、抗体、多肽类激素等。这类蛋白质在附着核糖体上合成后,运入内质网腔中,然后再分泌到细胞外。第二类是膜镶嵌蛋白,如膜受体、膜抗原蛋白等,这些蛋白质在合成的同时便完成移行并定位在粗面内质网膜上,成为膜镶嵌蛋白。这些膜镶嵌蛋白可以通过内膜系统的流动,转移到其他膜相结构中去。第三类是溶酶体蛋白,如酸性磷酸酶等。第四类是可溶性蛋白,这些蛋白质在附着核糖体上合成之后,直接进入细胞质中。如铁蛋白的两个亚基中一条多肽链是在粗面内质网上附着核糖体上合成,另一条多肽链则在游离核糖体上合成,最终定位在细胞的胞质溶胶中(图6-4)。

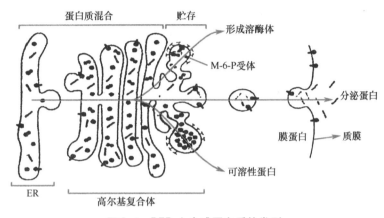

图 6-4 RER 上合成蛋白质的类型

M-6-P:6 磷酸甘露糖,溶酶体酶的分选信号物质

2. 参与蛋白质的运输和分泌 粗面内质网上合成的蛋白质根据种类的不同主要有三种运输方式:①分泌性蛋白质(或溶酶体蛋白)的运输:这些蛋白质的运输依赖于内质网膜上的蛋白质转运通道(protein translocation channel)跨膜移位进入内质网腔,通过内质网膜以出芽形式,形成膜性转运小泡,转运小泡通常与高尔基复合体融合,在高尔基复合体内加工浓缩成分泌颗粒,随后脱离高尔基复合体以胞吐方式分泌到细胞外;也有的直接与细胞质的浓缩泡融合,最终形成酶原颗粒,排出细胞(仅见于个别哺乳动物的胰腺外分泌细胞)。②膜蛋白的运输:在粗面内质网上合成的膜蛋白可能存在两种运输方式,一种是在合成多肽链的同时,直接与内质网组合,形成了膜镶嵌蛋白;另一种可能是先将合成的多肽链注入内质网腔中,然后才组合到膜中。③可溶性蛋白的运输:在粗面内质网上合成的某些可溶性蛋白质,不经过膜囊包装,直接转入到细胞质中。

3. 参与蛋白质的修饰和加工 部分蛋白质多肽链折叠、糖基化等的作用是在粗面内质网腔内完成。

(1) 蛋白质的折叠:内质网为新生多肽链的折叠、装配提供了有利的环境。内质网腔中含有氧化型谷胱甘肽(GSSG),能为蛋白质多肽链上半胱氨酸残基之间形成二硫键提供氧化环境,蛋白二硫异构酶(PDI)能催化任何两个半胱氨酸残基之间形成二硫键;蛋白质多肽链的折叠过程受到**分子伴侣**(molecular chaperones)的调节,内质网腔内含有的分子伴侣 hsp 70、hsp90 家族,具有协助成熟蛋白质正确折叠和抑制未成熟蛋白质折叠的功能。

(2) 蛋白质的糖基化(glycosylation):附着核糖体合成的蛋白质各肽链进入粗面内质网腔内后,大部分要进行糖基化,而在游离核糖体上合成的蛋白质在细胞质中不进行糖基化。

蛋白质的糖基化主要在高尔基复合体中进行,粗面内质网腔内也进行部分糖基化。粗面内质网膜腔面有糖基转移酶,能在粗面内质网腔内催化寡糖与蛋白质多肽链中天冬酰胺(Asn)残基的氨基(—NH_2)端结合,发生 N-连接糖基化(图6-5)。

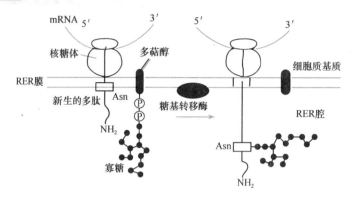

图6-5　RER上的糖基化作用

（二）滑面内质网的功能

1. 参与脂类的合成与运输　滑面内质网最主要的功能是合成脂类。生物膜的膜脂几乎都是由滑面内质网合成和运输的,滑面内质网是细胞内合成脂类的场所之一。以卵磷脂的合成为例,其合成过程包括三个步骤:①磷脂酸合成:在酰基转移酶催化下,脂肪酸和磷酸甘油缩合成磷脂酸,新合成的磷脂酸停留在脂质分子层中。②二脂酰甘油酯合成:在磷脂酸酶催化下,磷脂酸与磷酸甘油缩合成二脂酰甘油酯。③卵磷脂合成:在胆碱磷酸转移酶作用下,将二脂酰甘油和磷脂酰胆碱合成时的中间体 CDP-胆碱缩合成卵磷脂。

由于滑面内质网膜上新合成的磷脂分子都嵌入在靠近胞质溶胶面处,导致滑面内质网膜脂双层分子分布不平均,而使膜平面扩展不平衡。研究发现,在滑面内质网膜上含有一种翻转酶(flipase),它是一种非特异性的磷脂酰胆碱转换器(glycerophospholipid translocator),可在滑面内质网膜脂双分子层的胞质溶胶面和腔面之间快速转移磷脂,使膜脂分子的分布达到平衡。

新合成的脂类分子有些构成内质网膜的结构,有些也可以通过膜性小泡移行到其他膜相结构中,完成膜脂的运输。

2. 参与糖原的代谢　滑面内质网与糖原的合成有关,也与糖原的分解有关,糖原分解通常是指肝糖原分解为葡萄糖。肝细胞中滑面内质网膜上含有葡萄糖-6-磷酸酶,可以将存在于滑面内质网表面的糖原降解为葡萄糖-6-磷酸,最终分解为葡萄糖和磷酸,然后葡萄糖注入到滑面内质网腔中。葡萄糖-6-磷酸酶被认为是内质网的主要标志性酶。

3. 参与解毒作用　肝的解毒功能与肝细胞中的滑面内质网有关。肝细胞中的滑面内质网含有丰富的酶系。滑面内质网的解毒机制可能包括三个方面:①氧化和甲基化作用:药物或毒物经滑面内质网膜上氧化酶系氧化或甲基化后,毒性消除,同时,甲基化作用能使代谢产物极性增强而易于排出体外。②转化作用:例如,许多氨基酸代谢而生成的氨可转化成无毒的尿素,经肾排出体外。③结合作用:某些药物可以结合葡萄糖醛酸,形成水溶性物质而易于排出体外。

4. 参与肌肉收缩　在骨骼肌和心肌细胞中滑面内质网能形成肌质网,肌质网膜上有 Ca^{2+} 泵,能调节肌细胞中 Ca^{2+} 的浓度,当肌肉收缩的信号传至肌质网时,肌质网将 Ca^{2+} 释放到肌纤维丝之间,Ca^{2+} 激活 ATP 酶,使 ATP 转变为 ADP,并释放能量,引起肌肉收缩。当肌肉松弛时,肌质网上的 Ca^{2+} 泵将 Ca^{2+} 离子泵回到肌质网。由此可见肌质网是通过释放和摄取 Ca^{2+} 参与肌肉的收缩运动。

此外,滑面内质网还能行使某些特殊的功能。如胃底腺壁细胞中的滑面内质网具有分泌盐酸和调节渗透压的作用。在肝细胞中,滑面内质网能合成胆盐,还能通过所含有的葡萄糖醛酸转移酶的作用,将非水溶性胆红素转化成水溶性结合胆红素。

内质网对环境因素非常敏感。在射线、化学毒物、病毒等因素作用下,内质网一方面表现出数量增减,另一方面表现出形态的病理改变,如内质网肿胀、脱粒或包含物形成等。内质网数量或形态变化可以作为临床上疾病的病理学依据。

第二节　高尔基复合体

1898 年,意大利医生高尔基(Camillo Golgi)在光学显微镜下观察镀银染色的猫神经细胞时,发现在细胞质中有一些网状结构,称之为内网器(internal reticular apparatus)。后来人们发现在真核生物几乎各种细胞中都有这种结构,因此该细胞器被命名为高尔基体(Golgi body),以纪念发现者。20世纪 50 年代借助电子显微镜技术,人们证实了高尔基体是由几种膜性囊组成的复合结构,故又称为高尔基复合体(Golgi complex)。实验证明,高尔基复合体是一种在细胞内真实存在的膜性结构细胞器,承担着细胞内分泌性物质分选、包装和运输的功能,在糖蛋白合成、加工、修饰、分选、分泌以及溶酶体形成过程中起着重要的作用。

一、高尔基复合体的化学组成及形态结构

高尔基复合体的化学组成与质膜以及内质网相似,蛋白电泳技术分析发现,高尔基复合体与内质网含有某些共同的蛋白质。高尔基复合体中蛋白质含量约占 60%,其中酶的种类相当丰富(表6-1),如含有糖基转移酶、腺苷酸环化酶、磷酸酶等,糖基转移酶是高尔基复合体的标志酶。

表6-1　高尔基复合体不同功能区酶的分布

功能区室	酶的种类
顺面管网结构	脂肪酰基转移酶、甘露糖苷酶Ⅰ、腺苷酸环化酶、5′-核苷酶
中间膜囊	萄糖胺转移酶、甘露糖苷酶Ⅱ、NADP 酶、磷酸酶、腺苷酸环化酶、5′-核苷酶 TPP 酶(有的细胞)、CMP 酶(有的细胞)
反面管网结构	半乳糖基转移酶、酸性磷酸酶、核苷二磷酸酶、唾液酸转移酶、TPP 酶(有的细胞)、CMP 酶、5′-核苷酶、腺苷酸环化酶

在电镜下,高尔基复合体的超微结构由三部分组成:小囊泡、大囊泡和扁平囊(图 6-6)。每部分均由一层单位膜包围,膜表面光滑无核糖体附着。

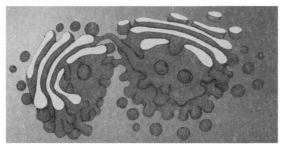

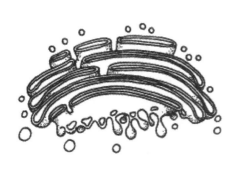
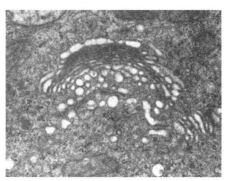

图 6-6　高尔基复合体的超微结构照片及模式图

（一）扁平囊

扁平囊（cisternae）也称为高尔基囊泡，是高尔基复合体中最具特征性的结构。扁平囊呈盘状，中央部分较窄，边缘部分稍宽，弯曲似弓形。通常高尔基复合体由 3 ～ 8 个扁平囊平行排列形成扁平囊堆，构成高尔基复合体的主体。囊腔宽为 15 ～ 20nm。扁平囊堆具有两个明显的极性面：凸面（conrex face），也称为顺面（cis face）或形成面（forming face）、未成熟面（immature face）；凹面（concave face），也称为反面（trans face）或分泌面（secreting face）、成熟面。形成面多凸向粗面内质网或细胞核，膜较薄，平均厚度约 6nm，与内质网膜相似；分泌面多凹向细胞表面或细胞膜，膜较厚，平均厚度约 8nm，与细胞膜厚度相似。从发生角度来看，无论从形态或功能方面，高尔基复合体都可以看作是内质网和细胞膜的中间分化产物。有不少学者认为高尔基复合体是由内质网转变而来。

目前认为，高尔基复合体的扁平囊片层至少可分为三个区室（compartment），各由一个或多个扁平囊组成，每个区室含有不同的酶，行使不同的功能。例如，顺面扁平囊含有磷酸转移酶，能催化蛋白质磷酸化；中央扁平囊含有 N-乙酰葡萄糖胺转移酶，与蛋白质糖基化等有关；反面扁平囊含有半乳糖转移酶，与蛋白质分选有关。

（二）小囊泡

在扁平囊的形成面附近靠近粗面内质网处，存在着直径 40 ～ 80nm，膜厚度约 6nm，电子密度较低的有被或无被小泡，称为小囊泡（vesicles）。一般认为小囊泡是由粗面内质网芽生而来的运输小泡，携带有蛋白质通过与扁平囊融合，一方面将蛋白质从粗面内质网运输到高尔基复合体，另一方面又可不断补充扁平囊的膜。

（三）大囊泡

在扁平囊的分泌面分布有数个直径 100 ～ 500nm，膜厚约 8nm 的囊泡，称之为大囊泡（vacuoles），多见于扁平囊分泌面的切面或扁平囊边缘。一般认为大囊泡包裹有已经浓缩和加工修饰的分泌性物质，因此又称为分泌泡（secreting vacuoles）或浓缩泡（condensing vacuoles）。在一些分泌性细胞中，分泌泡含有分泌颗粒，这些分泌颗粒电子密度不一，可能与其所处的形成阶段不同有关。大囊泡由扁平囊末端膨大、断离形成，在此过程中不断带走分泌物质并消耗扁平囊的膜。

小囊泡的并入及大囊泡的断离，体现出扁平囊不断地进行新陈代谢，同时也说明高尔基复合体是一种处于动态变化的细胞器。

高尔基复合体具有明显的极性特征，构成高尔基复合体主体的膜囊区从形成面到成熟面各层膜囊的结构并不完全相同，呈现为典型的扁平囊状、管状或管囊复合形式等，这些结构的细胞化学特性有所不同，执行的功能也不相同，可分为四个不同的功能区室：顺面管网结构、顺面膜囊、反面膜囊和反面管网结构。执行功能时，严格按照程序进行，只有在上一个工序完成之后，才能进入下一个工序（图 6-7）。

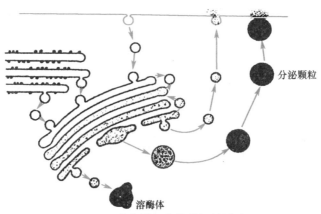

分泌颗粒

溶酶体

图 6-7　高尔基复合体的极性活动

二、高尔基复合体的数量和分布

所有的真核细胞(除成熟的红细胞)都存在高尔基复合体,其数量在不同生物体内,或同一生物不同细胞或同一种细胞不同发育阶段,差异很大。每个细胞中平均有 20 个高尔基复合体。低等的真核细胞中少的每个细胞中仅有 1~2 个,多的可达 1 万多个。分泌旺盛的细胞中高尔基复合体数量相应增多,例如,胰腺外分泌细胞、小肠上皮细胞、唾液腺细胞等。但淋巴细胞或肌细胞中高尔基复合体数量较少。

分化细胞中,高尔基复合体发达,未分化细胞中则少见,如未分化的干细胞或母细胞中,高尔基复合体较同类成熟细胞少得多。在快速生长的肿瘤细胞和体外培养细胞,高尔基复合体也不发达。

高尔基复合体在细胞内的分布及形态在同一类型细胞中是较恒定的,但在不同类型细胞中,其分布是有区别的。例如,在肝细胞中高尔基复合体多位于细胞核与细胞胆管间的区域内;神经细胞中的高尔基复合体分布在细胞核周围形成网状结构;在胰腺外分泌细胞中高尔基复合体则在核顶部上方或细胞游离端,呈环状或半环状。

三、高尔基复合体的功能

高尔基复合体在细胞中不仅参与糖蛋白、糖脂、多糖的生物合成,而且还参与蛋白质的加工、浓缩、储存和运输过程;在细胞的**蛋白质分选**(protein sorting)和指导大分子物质运输到细胞各结构特殊区域的过程中,高尔基复合体起着十分重要的作用。此外,高尔基复合体还与溶酶体的形成有关。

▎(一) 参与蛋白质的合成、加工

在粗面内质网合成的各种蛋白质运输到高尔基复合体后,需经过一系列的修饰加工,才能形成具有特定功能的蛋白质。高尔基复合体对蛋白质的修饰加工主要表现为蛋白质的糖基化修饰。虽然在粗面内质网上合成的蛋白质大多数已在粗面内质网腔中进行了糖基化,但还需要到高尔基复合体中进一步加工才能成为成熟的糖蛋白。由粗面内质网转运来的糖蛋白到达高尔基复合体后其寡糖链末端的寡糖基常常要被切除,同时加上新的糖基。

高尔基复合体不同功能区室的腔面含有糖基转移酶的活性部位,因此蛋白质的糖基化修饰主要在高尔基复合体扁囊堆腔面内不同的功能区室中进行。高尔基复合体对蛋白质的修饰加工,除了对蛋白质的糖基化,还可以表现在其他方面。例如,来自内质网的某些肽类激素如胰岛素、甲状腺素等的前体物质,开始是无活性的,运输到高尔基复合体后经加工才能成为有活性的激素。再如粗面内质网上最初合成的胰岛素原包含 A、B、C 三个肽链,需运输到高尔基复合体中,在酶的作用下,将中间的 C 链切掉,A 链和 B 链以二硫键相连,才能形成具有生物活性的胰岛素。

▎(二) 参与脂类的修饰加工

高尔基复合体对脂类的修饰加工也可表现在脂类的糖基化方面。糖脂是嵌入细胞膜或某些细胞内膜的含共价结合糖的脂类,大多由神经鞘脂类与糖链组成,其糖链在高尔基复合体中合成。一些末端含有半乳糖和唾液酸的糖脂,其糖基化所需的一些糖基转移酶存在于高尔基复合体中,可进行相应的糖基化活动。

▎(三) 参与细胞的分泌活动

高尔基复合体与细胞的分泌有关。胰腺外分泌细胞分泌消化酶是一个典型的例子。胰腺外分泌细胞能分泌各种消化酶,如胰蛋白酶原、糜蛋白酶原、胰淀粉酶、胰脂肪酶等。Palade 等运用电镜放射性自显影技术研究高尔基复合体在细胞分泌活动中的作用。以 ^{3}H-亮氨酸脉冲标记豚鼠胰岛 B 细胞中的胰岛素蛋白,实验结果表明:3 分钟后,放射自显影显示出银粒主要集中在细胞

基部富有粗面内质网的区域;17 分钟后,绝大部分集中在高尔基复合体;117 分钟后,银粒集中在细胞顶部的酶原颗粒上,此时在胰腺的腺泡腔内也可见到标记物,表示分泌物已经排出细胞。该实验说明了外源性分泌蛋白在细胞内的合成及转运途径,高尔基复合体是蛋白质转运的中转站,参与细胞分泌活动。

在此实验的基础上,Palade 提出了分泌蛋白运输模型。该模型认为,细胞分泌过程可概括为 6 个阶段(如图 6-8)。

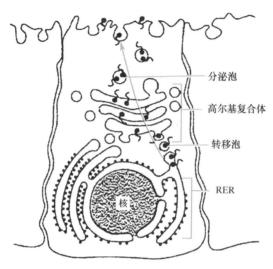

图 6-8 细胞分泌过程

（1）核糖体阶段:包括分泌型蛋白质的合成和蛋白质跨膜转运过程。
（2）内质网阶段:包括分泌蛋白腔内运输、蛋白质糖基化等粗加工和储存过程。
（3）细胞质阶段:分泌蛋白以小泡形式脱离粗面内质网移向高尔基复合体,与顺面扁平囊融合。
（4）高尔基复合体阶段:分泌蛋白从顺面扁平囊向中扁平囊和反面扁平囊定向移行,顺序完成蛋白质加工修饰,在反面扁平囊芽生形成大囊泡,脱离高尔基复合体进入细胞质基质。
（5）分泌泡形成阶段:大囊泡进一步浓缩,发育成分泌泡,向质膜方向移动,等待释放。
（6）胞吐阶段:分泌泡与质膜融合,将分泌蛋白释放到胞外,同时分泌泡膜加入到质膜中。

由此可见分泌蛋白在粗面内质网核糖体上合成后,向细胞外分泌的过程都是在内膜系统的囊腔和小泡内完成的。这个过程与高尔基复合体密切相关。

（四）参与蛋白质的分选运输

高尔基复合体在细胞内蛋白质分选和膜泡定向运输中起到重要的枢纽作用。

大量实验证明,在粗面内质网上合成的各种蛋白质,如溶酶体蛋白、细胞膜蛋白、分泌性蛋白等,均从粗面内质网以出芽方式形成小泡运到高尔基复合体,被修饰加工后可被添加上不同的分选信号,如磷酸、半乳糖、唾液酸等,最后都集中在反面管网区中,而该区室的腔面上镶嵌有可识别不同分选信号的专一性受体蛋白,从而将各类蛋白质进行分拣、独立包装,分别形成各自的分泌颗粒,离开高尔基复合体,运输到细胞不同的靶组织,执行相应功能。

1. 溶酶体酶蛋白的分选、运输 溶酶体酶蛋白在附着核糖体上合成,并在粗面内质网腔内形成 N-连接型寡聚糖糖蛋白,以出芽方式通过形成运输小泡,转运至高尔基复合体的顺面管网区室中。这种糖蛋白上的甘露糖在磷酸转移酶催化下发生磷酸化,形成6-磷酸甘露糖(M-6-P)。M-6-P 的溶酶体酶蛋白在通过扁平囊堆的不同功能区室过程中,其上的甘露糖不会被切除,也不会添加其他的寡糖基。M-6-P 是溶酶体酶蛋白的分选信号,当带有 M-6-P 的溶酶体酶蛋白移至反面管网区时,则被该区室腔面上镶嵌的 M-6-P 受体识别并结合,使溶酶体蛋白得到选择性富集,随即触发在反面管网区的胞质溶胶面笼蛋白被包裹成有被小泡。与此同时,笼蛋白被也即脱落而成光滑的运输小泡。载有溶酶体酶前体的运输小泡与胞质中内体融合形成前溶酶体。前溶酶体内具备酸性环境(pH 5.0),促使 M-6-P 与受体分离,也使磷酸基团从甘露糖上脱落,这时溶酶体酶前体就成为成熟的溶酶体水解酶,前溶酶体也成为成熟的溶酶体。M-6-P 受体被溶酶体膜以出芽方式包装、脱落离开溶酶体,以运输小泡形式回输到高尔基复合体反面管网区再利用(图6-9)。

　　2. **分泌性蛋白质分选和运输**　　细胞内的分泌性蛋白质种类较多,如细胞外基质中的糖蛋白、蛋白类激素以及各类酶类等,这些蛋白质也都在附着核糖体上合成,全部进入粗面内质网腔,最终在高尔基反面管网区集结,各类分泌性蛋白质在此处得到分选富集,并被包装到不同的分泌小泡,没有特别分选信号的则进入非特异的分泌小泡。

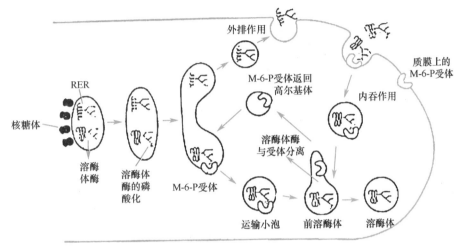

图 6-9　溶酶体酶蛋白分选、溶酶体形成以及 M-6-P 受体再循环

　　另外,有研究发现高尔基复合体本身可直接完成分泌活动。例如,在脑垂体合成的某些蛋白类激素在分泌之前是以激素颗粒形式存在于高尔基反面管网结构的小管中,而不形成分泌小泡。这些激素分泌是通过高尔基反面管网区的小管与细胞膜直接融合实现的。

（五）参与膜的转化

　　高尔基复合体在膜的转化上起着重要的作用。高尔基复合体的膜厚度及化学组成介于内质网膜与细胞膜之间。有人通过 H-甘油和 C 标记的膜前体物掺入研究,确定了磷脂由内质网膜到高尔基复合体膜,再到细胞膜的逐渐转移过程。这说明从高尔基复合体顺面到反面必然存在膜的转化过程。

　　高尔基复合体在病理状态下会发生数量上的增多或减少,形态上出现内容物的变化,肥大、萎缩。如在人的肝癌细胞中可见高尔基复合体的肥大,骨关节炎患者的滑膜细胞中高尔基复合体则明显变小、减少。

第三节　溶　酶　体

　　1955 年,Christian De Duve 等采用超高分级分离技术从鼠肝细胞中分离出一种膜性细胞器,经细胞化学鉴定内含多种水解酶,具有分解内源性和外源性物质的功能,故将其命名为溶酶体。溶酶体(lysosome)是细胞内的膜性细胞器,内含多种酸性水解酶,能分解各种外源性或内源性物质,是细胞内的消化器官。溶酶体大小及内含物可能有很大的差异,因此溶酶体是一种异质性细胞器,溶酶体分布在胞质溶胶中,几乎存在于所有的动物细胞中(哺乳动物成熟红细胞除外),原核细胞中没有发现溶酶体。

一、溶酶体的化学组成及形态结构

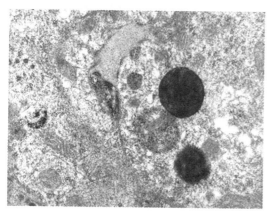

图 6-10 溶酶体的电镜照片

溶酶体是由一层单位膜围成的圆形或椭圆形小体(图6-10)。溶酶体的膜主要为脂蛋白,含有较多的鞘磷脂成分,并具有特殊的性质。首先,溶酶体膜中存在一种特殊的转运蛋白,这种蛋白能将溶酶体消化后的水解产物运出溶酶体,以供细胞利用或排出细胞外。其次,溶酶体中还具有多种载体蛋白用于向外运送水解的产物,供细胞再利用或排出细胞外。第三,构成溶酶体膜的蛋白高度糖基化,可保护溶酶体膜免受溶酶体内酶的消化。溶酶体内含有 60 余种酶,统称为**溶酶**(lysosome enzyme)。主要有核酸酶、蛋白酶、糖苷酶、磷酸酶、酯酶等。这些酶除个别细胞中的个别酶之外,几乎都是酸性水解酶,溶酶体内 pH 为 5.0,这是保持酶活性的最适环境。维持溶酶体腔内酸性环境的机制为 H^+ 质子泵系统。该泵又称为 H^+-ATP 酶系统,其功能是将胞质中的 H^+ 泵入溶酶体基质内,以保持内部的酸性环境。在酸性条件下溶酶体中的酶可将蛋白质降解为肽或氨基酸,将糖蛋白或糖脂的糖降解成单糖,将核苷酸降解为核苷和磷酸,将脂类降解为游离脂肪酸。酸性磷酸酶是溶酶体最具特征的标志酶。

不同细胞中的溶酶体所含酶的种类和含量有很大的差异。有些细胞中的溶酶体内含有特殊的酶。如,单核细胞和中性粒细胞中的溶酶体含有**溶菌素**(bacterolysin),溶菌素起着消化和分泌细菌的作用。精子顶体中含有的**顶体素**(acrosin),在受精时可以溶解卵子的透明带和放射冠的蛋白。

溶酶体呈圆形或卵圆形,形态大小差异较大,直径一般在 0.25 ~ 0.8μm,最小的为 0.05μm,最大的可达数微米。

溶酶体的膜厚度约6nm,大量研究表明,溶酶体膜中存在 lqpA 和 lqpB 两种跨膜整合蛋白,这两种蛋白质高度糖基化,以防止溶酶体膜被自身的水解酶消化。

二、溶酶体的类型

根据溶酶体功能状态的不同,可将溶酶体分为以下三种类型。

（一）初级溶酶体

初级溶酶体(primary lysosome)是指由高尔基复合体以出芽方式形成的小体,呈球形,直径为 0.2 ~ 0.5μm,膜厚 7.5nm,其内不含作用底物,而含有多种水解酶,但酶无活性。电镜下初级溶酶体基质均匀致密,不同类型细胞中初级溶酶体的数量差异较大。一般情况下中性粒细胞、巨噬细胞、肝细胞等细胞中初级溶酶体较丰富。

（二）次级溶酶体

次级溶酶体(secondary lysosome)是指由初级溶酶体与含底物的小泡融合而成的溶酶体,次级溶酶体含有水解酶和消化物,水解酶有活性。由于底物的来源、性质及消化分解时间和过程的不同,次级溶酶体的形态结构变化较为复杂,根据底物的来源,次级溶酶体可分为**自噬性溶酶体**(autophagic lysosome)和**异噬性溶酶体**(heterophagic lysosome)两大类。

1. 自噬性溶酶体 底物来源于细胞内的内源性物质,包括**自噬体**(autophagosome)、分泌颗粒或带有溶酶体靶信号的蛋白质等。

自噬体是由细胞的内质网膜包裹一些衰老的细胞器、细胞器碎片而形成的小体。初级溶酶体与自噬体融合后形成的次级溶酶体，称之为自噬性溶酶体。

某种因素造成细胞质内某种分泌颗粒堆积，该种分泌颗粒与初级溶酶体融合而形成的次级溶酶体，称之为**分泌溶酶体**（crinolysosome）。分泌溶酶体形成，使细胞质中过盛的分泌颗粒得到消化分解，使分泌颗粒在细胞内处于动态平衡。另外，细胞内存在一些带有溶酶体靶信号的蛋白质也可以输入溶酶体中进行降解。

2. 异噬性溶酶体　底物来源于细胞外的外源性物质。异噬性溶酶体是特殊的细胞（如脊椎动物的巨噬细胞）或中性粒细胞中初级溶酶体与**吞噬体**（phagosome）融合形成的。如细菌、异物或含铁蛋白等大分子物质，通过细胞膜吞噬作用摄入细胞内，形成吞噬体，并与溶酶体融合形成异噬性溶酶体。

▍（三）残质体

次级溶酶体消化分解后期，由于水解酶活动性降低，导致一些底物不能被完全消化和分解而残留在溶酶体内，这种含残余底物的溶酶体称为**残质体**（residual body）。常见的残质体有脂褐质、髓样物体、含铁小体和多泡体等。这些残余体可通过细胞的胞吐作用排出细胞，有些则长期残留在细胞内，如脂褐质。**脂褐质**（lipofuscin）是一种形态不规则，内容物电子密度较高的物质及脂滴或膜性小泡，常见于神经细胞、心肌细胞及肝细胞。神经细胞中的脂褐质随着年龄的增长而增多。**髓样结构**（myelinefigure）外有界膜包裹，内容物为成层排列的膜结构。髓样结构常见于巨噬细胞、肿瘤细胞和病毒感染的细胞中。**含铁小体**（siderosome）存在于细胞质中，是由一层单位膜包裹的内部充满电子密度高的含铁颗粒小体。通常在光镜下见到的成群的含铁小体是铁血黄素颗粒。含铁小体可存在于单核细胞、巨噬细胞中。当机体摄入大量铁蛋白时，在肝和肾的吞噬细胞中也可出现许多含铁小体。多泡体由单位膜包围，内含许多小泡，由于基质中电子密度不同，因此电镜下可以看到细胞内存在一种浅淡多泡体，另一种是浓密多泡体，多泡体可见于卵母细胞和神经细胞中。

三、溶酶体的功能

溶酶体内含多种酸性水解酶，是一个多功能的细胞器，其主要功能是参与细胞内的各种消化活动，此外，溶酶体还参与机体免疫反应、参与激素的生成和机体器官组织变态及退化、参与受精，而且在骨质更新中也起一定的作用。

▍（一）消化作用

根据作用底物来源的不同，溶酶体的消化作用分为异噬作用、自噬作用和胞外消化作用三方面（如图6-11）。

1. 异噬作用　溶酶体对细胞外源性异物的消化作用称为**异噬作用**（beterophagy）。当细胞摄入外源性物质形成的吞噬体或吞饮体与初级溶酶体融合后，即形成异噬溶酶体，并激活水解酶，进而外源性物质被水解成可溶性小分子物质，通过溶酶体膜上转运蛋白运输到细胞质中。残余体有些通过胞吐排到细胞外，有些则残留在细胞内。细胞的异噬作用除消化分解外源性物质外，还可消灭病原体或异物以起到防御作用，保护细胞免受损伤。异噬作用是细胞摄取和利用外源物质的重要方式。

2. 自噬作用　初级溶酶体与自噬体融合，消

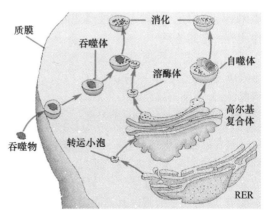

图6-11　溶酶体的功能示意图

化分解由于病理或生理因素而损伤、破坏或衰老的细胞器的过程称为**自噬作用**（autophagy）。此外，细胞内还存在另外两种特殊的自噬作用，即**溶噬**（lysosomophagy）和**分泌自噬**（crinophagy），溶酶体融合溶酶体的现象，称为溶噬，通过溶噬可以降解细胞中过剩的溶酶体，使细胞中溶酶体的数量相对稳定。分泌自噬是初级溶酶体吞噬细胞内分泌颗粒，进行消化分解的过程。在分泌细胞中，溶酶体可以与一部分过剩的分泌颗粒融合，使其降解，这种现象又称为**粒溶作用**（granulysis）。通过粒溶作用降解分泌颗粒，使分泌活动达到动态平衡。

细胞通过自噬作用清除因病理或生理因素造成损伤或衰老的细胞器，并降解为可重新利用的小分子，用以构建新的细胞结构、更新细胞内的酶。例如，线粒体、内质网等碎片被滑面内质网膜包裹形成自噬体，被初级溶酶吞噬、消化分解，从而得到清除和再利用（图 6-12）。另外，细胞在饥饿状态下也可以通过自噬作用消化部分自身物质，以维持细胞生存。但是在衰老和病理状态下，细胞也会发生自噬作用，这是一种病理反应。

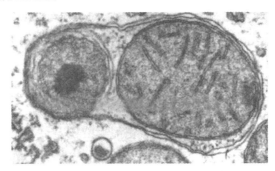

图 6-12　自噬体中的线粒体

细胞受到非生理因素刺激时会使某种结构出现代偿性增加，当解除非生理因素刺激，恢复正常生理环境时，增加的结构就变成过剩的结构，通过溶酶体的自噬作用可迅速清除这些过剩的结构，以使细胞的结构和功能恢复平衡。

3. 胞外消化　溶酶体不仅在细胞内参与消化作用，在特殊情况下，溶酶体也可以通过胞吐作用将内含的水解酶释放到细胞外，消化细胞外物质。例如，破骨细胞能将溶酶体酶释放到细胞外，降解骨基质，参与骨组织的吸收和改建。

（二）自溶作用

细胞内的溶酶体膜破裂，内含的水解酶释放到细胞质中，导致细胞本身被消化的现象称为**自溶作用**（autocytolysis）。

自溶作用在动物胚胎发育具有重要作用，这主要体现在组织器官的分化、变态和退化。例如，两栖类蝌蚪变态时尾部的消失与溶酶体的自溶作用有关，人类子宫内膜的周期性萎缩也与溶酶体的自溶作用有一定的关系。

另外，在一些非生理因素（缺氧或氧含量过多、X 线、紫外线、白喉毒素、肝素、乙醇、胆碱能药物、维生素 A 过多、维生素 E 缺乏等）作用下，溶酶体膜稳定性降低，失去原有的屏障作用，溶酶体中的水解酶溢出，使细胞或组织发生溶解。

（三）参与免疫过程

通常在巨噬细胞中含有发达的溶酶体，当机体受到病原体、异物等具有抗原性的物质攻击时，巨噬细胞被激活而趋化移动、内吞捕捉这些抗原物质而形成吞噬体，吞噬体与细胞内的初级溶酶体融合成为吞噬溶酶体，经过酶消化分解，绝大多数抗原物质被降解为可被利用的小分子物质，少部分抗原不能被分解，而在细胞内有可能再加工成比原抗原性强的抗原复合物，这些抗原复合物被转运至细胞膜表面，递呈给抗原特异性淋巴细胞，从而使 T 淋巴细胞活化、增殖、分化，出现活跃的免疫应答现象。这些免疫复合物又可被其他 T 淋巴细胞或 B 细胞识别，分别引起细胞免疫或体液免疫。

（四）参与激素的形成和分泌

溶酶体与部分激素的形成和分泌有关。如甲状腺素的前体物质碘化甲状腺球蛋白需要在溶酶体内蛋白酶的作用下才能分解形成甲状腺素。大量的研究发现,所有分泌蛋白质或肽类的细胞中都存在粒溶现象。同时还发现当分泌细胞中分泌功能受抑制时,粒溶作用和自噬作用都明显增强。如睾丸间质细胞和肾上腺皮质细胞的分泌功能被抑制时,不仅粒溶现象活跃,而且自噬作用也明显加强,细胞内会有大量的内质网、高尔基复合体或线粒体包裹含有类固醇激素的分泌颗粒形成自噬体,通过自噬作用降解这些分泌蛋白,从而有效调节了激素的分泌量。

（五）参与受精过程

在受精过程中,精子必须穿透卵子多层卵膜的包裹才能进入卵子内。精子头部的顶体（acrosome）是一个特化的溶酶体,含有丰富的水解酶。当精子与卵子的外膜接触后,顶体膜与精子的质膜融合,使精子头部穿孔,释放出各种水解酶,消化分解掉卵子的外膜滤泡细胞,并协助精子穿过卵子各层膜的屏障而进入卵内进行受精。因此精子进入卵细胞的过程是借助于精子顶体内各种消化酶的复杂的生化过程。

（六）参与骨质更新

在骨发生和骨再生过程中,溶酶体对骨质的更新起着重要作用。在骨骼发生过程中,破骨细胞的溶酶体酶能释放到细胞外,分解和消除陈旧的骨基质。其可能的过程是细胞内的环化酶活性发生改变后,cAMP含量增加,蛋白质激酶被活化,引起微管及其周围的蛋白质磷酸化,使微管发生聚集,溶酶体向细胞膜方向移动,并与细胞膜相互融合,溶酶体内的水解酶被排出细胞,以分解和消除陈旧的骨质。

当溶酶体生理功能过强或溶酶溢到细胞质或组织间隙,消耗自身物质、促进细胞衰老或引起细胞或组织的自溶,严重的会引起疾病发生。溶酶体异常与许多疾病有关。某种溶酶发生先天性缺陷,可能造成某种代谢产物堆积的储积性疾病,如糖原贮积症（Ⅱ型）等。有人认为类风湿性关节炎所引起的关节软骨细胞侵蚀与细胞内溶酶体膜脆性增加、溶酶局部释放有关。

第四节　过氧化物酶体

过氧化物酶体（peroxisome）亦称过氧化氢体或微体（microbody）。是普遍存在于人和高等动物细胞中的一种膜性细胞器。

1954年美国学者（Rhodin）在观察小鼠肾近曲小管上皮细胞发现了特殊的膜性小体,该小体为由一层膜包围的小囊泡,里面充满微细的粒状基质,Rhodin称其为微体。而后大量实验证明微体仅为形态学名词,而实质上是由几种形态类似,但内含物（内含酶的种类）不同的膜性细胞器组成。微体分为过氧化物酶体、乙醛酸循环体、氢酶体及糖酶体。其中过氧化物酶体存在于各种真核细胞中,是一种高度异质性的细胞器,乙醛酸循环体仅存在植物细胞中,氢酶体和糖酶体仅见于一些原生动物细胞中。

一、过氧化物酶体的化学组成及形态结构

过氧化物酶体是由一层单位膜围成的膜性细胞器,内含丰富的酶,多达40余种,主要有三大类型,即氧化酶、过氧化氢酶及过氧化物酶。

过氧化物酶体中含的氧化酶主要有尿酸氧化酶、D-氨基酸氧化酶、L-氨基酸氧化酶及L-α-羟基酸氧化酶等。氧化酶约占过氧化物酶体中总酶量的一半。虽然各种氧化酶作用底物不同,但它们的共同特征都是在氧化底物的同时,将氧还原成过氧化氢。

过氧化氢酶是所有过氧化物酶体中都含有的酶,因此过氧化氢酶可作为过氧化物酶体的标志

酶。过氧化氢酶的含量占过氧化物酶体内总酶量的40%，其主要作用是将过氧化氢还原成水。

过氧化物酶仅在几种细胞(如血细胞)的过氧化物酶体中存在。它的主要作用同过氧化氢酶一样，可将过氧化氢还原成水。

在过氧化物酶体中除上述三类酶外，还含有枸橼酸脱氢酶、苹果酸脱氢酶等。

过氧化物酶体的形态多呈圆形或卵圆形，有的细胞中可见到半月形或长方形。其大小变化很

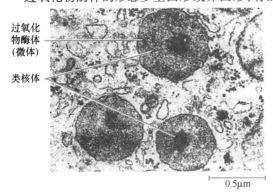

过氧化物酶体(微体)

类核体

0.5μm

图6-13　哺乳动物肝细胞中的过氧化物酶体

大，一般直径为0.3~0.5μm，最小者直径为0.1μm，最大可达1.5μm。光学显微镜下由于采用普通染色方法，过氧化物酶体与细胞质的折射系数相近而无法分辨，只有采取特殊染色，才能确定是过氧化物酶体。在电镜下可以清楚观察到在哺乳动物的某些细胞(肝细胞)中含有电子密度较高，排列规则的晶状结构，称之为**类核体**(iweleoid)或类晶体(crystalloid)，该结构是尿酸氧化酶所形成(图6-13)。但人和鸟类细胞中的过氧化物酶体不含尿酸氧化酶，故见不到类核体。

二、过氧化物酶体的功能

过氧化物酶体是一种异质性的细胞器，不同生物的细胞中的过氧化物酶体行使的功能有所不同。过氧化物酶体也是依靠所含的各种酶进行消化分解，具有调节细胞氧张力、参与氧化解毒和β氧化等功能。但相比较，目前在动物细胞中过氧化物酶体的功能了解的不多，已知在肝细胞和肾细胞中，可分解有毒成分，如饮酒后的酒精几乎半数在过氧化物酶体中被氧化成乙醛的。

过氧化物酶体中的氧化酶可以在氧化底物同时消耗游离氧分子，从而调节细胞的氧浓度，避免细胞遭受高浓度氧的影响。例如，当细胞中氧浓度增高时，过氧化物酶体能随氧的浓度增多而加强氧化功能，消耗过多的氧，从而达到调节细胞的氧张力的目的。

过氧化氢酶能将过氧化氢体还原成水，同时，还能对其他底物(如酚、甲酸、甲醛、乙醇等)进行分解，从而解除过氧化氢及其他有害物质对细胞的毒性作用。

过氧化物酶体能对脂肪酸进行β氧化，并且在β氧化过程中将脂肪酸变为二碳分子，此分子又可转化为乙酰辅酶A(coA)，还可以合成其他化合物，过氧化物酶体是极长链脂肪酸(very long chain fatty acid，VLCFA)β氧化唯一场所。有些过氧化物酶体中还可合成氧化型辅酶I(NAD^+)，参与核酸和糖代谢。

三、过氧化物酶体的形成

关于过氧化物酶体的发生有着不同的看法，早期人们根据形态学实验认为过氧化物酶体膜蛋白是在附着核糖体上合成，合成后进入内质网腔，集中于内质网某一区域，然后芽生，形成过氧化物酶体小泡。过氧化物酶体中的酶则是由细胞质中的游离核糖体合成，然后转运到过氧化物酶体中。进一步的实验证明，在许多过氧化物酶体酶蛋白的近羧基端有一特异的信号肽。过氧化物酶体膜上具有识别相应信号肽的受体，通过受体识别过氧化物酶体酶的信号肽，能引导细胞质中合成的蛋白质输入到过氧化物酶体。现在有证据显示新的过氧化物酶体是已存在的过氧化物酶体通过生长分裂形成的。其生长所需的蛋白质(包括受体)都是在细胞中的游离核糖体上合成的，然后输入到过氧化物酶体中。

第五节 膜 流

　　细胞膜相结构中膜性成分的相互移位和转移的现象称为**膜流**(membrane flow)。膜流活动(或膜的转化)不仅在物质运输上起重要作用,而且还使膜性细胞器的膜成分不断得到补充和更新。从分泌泡形成过程可以看到膜流过程,该过程为内质网"芽生"的小泡与顺面高尔基网状结构的膜融合,经高尔基中间膜囊,在反面高尔基网状结构中"芽生",形成分泌泡,移向细胞膜,最终与细胞膜融合而成为细胞膜的膜成分,同时将分泌物排出细胞。相反,细胞通过吞噬形成吞噬体将细胞膜的一部分带入细胞,吞噬体与初级溶酶体融合后这部分膜便成为内膜系统的一部分。膜流活动说明细胞膜系统处于运动和变化之中,也说明细胞内各种膜性结构相互联系、相互依赖,协调统一。

复习题

1. 名词解释

细胞内膜系统 膜流 残质体 初(次)级溶酶体
自噬体 类核体 微粒体

2. 粗面内质网和滑面内质网在形态结构及功能上有何异同?

3. 试述内质网的功能.

4. 高尔基复合体由哪几部分组成? 其主要功能是什么?

5. 溶酶体有何特点? 在细胞中的作用是什么?

6. 溶酶体与过氧化物酶体有何不同? 各自的标志酶是什么?

7. 简述细胞内膜系统各细胞器在发生和功能上的相关性。

第七章 线粒体的结构与功能

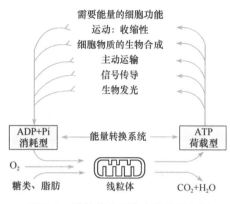

需要能量的细胞功能
运动：收缩性
细胞物质的生物合成
主动运输
信号传导
生物发光

ADP+Pi 消耗型 — 能量转换系统 — ATP 荷载型

O_2

糖类、脂肪　　线粒体　　CO_2+H_2O

图 7-1　线粒体在细胞内供能示意图

线粒体（mitochondrion）是希腊文 mitos（线和线的）、chondria（颗粒和颗粒状）的复合词，也叫粒线体。1894 年，阿尔特曼（R. Altman）首先在动物细胞看到这种结构，描述为生物芽体（bioblast）。1897 年，班达（C. Benda）将它命名线粒体。人们对它的认识和研究至今已有 100 多年的历史，特别是 20 世纪 50 年代后，随着电镜技术与生化细胞学技术的发展，对它的结构和功能有了较清晰的认识。除哺乳动物成熟红细胞外，所有真核细胞都有线粒体。它是细胞生命活动中极为重要的细胞器，细胞生命活动所需的能量有 95% 来自线粒体。因此它被称为细胞生命活动的"供能中心"、"动力工厂"和"能量转换器"（图 7-1）。

线粒体是真核细胞质中最大的细胞器，含有自己的 DNA，能复制、转录、翻译，合成其自身所需的部分蛋白质，所以它又是一个半自主性的细胞器。

近十多年来，随着细胞、分子生物学等技术的发展和应用，线粒体结构和功能的研究已成为细胞生物学中非常活跃的领域，涉及人类起源、种族进化、母系遗传、衰老、细胞凋亡等重要生命现象。

第一节　线粒体的形态结构

一、线粒体的显微结构、大小及分布

在光学显微镜下，通过特殊的染色方法可以观察到线粒体（图 7-2），其形态多种多样，呈线状、粒状、杆状、椭圆形、哑铃形、星形、分枝形、环状等。线粒体形态的差异与细胞种类和所处的生理状态不同有关。在一定条件下，同一种细胞线粒体的形态是可逆的。如细胞处于低渗时，线粒体膨胀呈颗粒状；而处于高渗环境下，线粒体则伸长呈线状。不同的细胞，线粒体的形态、大小、数目、分布有所不同。一般为线状或颗粒状，直径为 0.5 ~ 1.0μm，长度 2 ~ 3μm。但也有的形状特殊，体型较大。如蜗牛上皮细胞的线粒体为"蛇"形；胰实质细胞的线粒体为杯状；骨骼肌细胞的线粒体有些直径达 2 ~ 3μm，长度可达 8 ~ 10μm，称为巨大线粒体（giant mitochondria）。

在不同细胞中，线粒体数目相差也很大。如哺乳动物肝细胞中有 1000 ~ 2000 个，精子细胞中约有 25 个。一般说来，生理活动旺盛的细胞（如脊髓的运动神经细胞和心肌细胞）要比生理活动不旺盛的细胞（如淋巴细胞和上皮细胞）的线粒体数目多；动物细胞比植物细胞的线粒体多。从体外培养的细胞观察，新生的细胞比衰老的细胞的线粒体要多，从人体活动情况看，经常活动的运动员，其肌细胞中线粒体要比不经常运动的人多，但在同一类

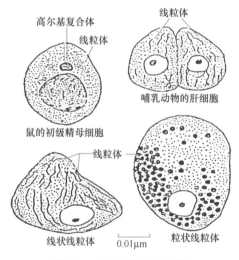

高尔基复合体　　　　　　　线粒体
　　　　　线粒体

鼠的初级精母细胞　　　哺乳动物的肝细胞

　　　　　　　线粒体
线状线粒体　　0.01μm　　粒状线粒体

图 7-2　光镜下线粒体的形态

型细胞中,线粒体的数目是相对稳定的。

　　线粒体在细胞内的分布,也因细胞类型和形态的不同而存在差别,但仍具有一定规律。线粒体通常分布于细胞生理功能旺盛的区域和需要能量较多的部位,如外输性蛋白质合成活跃的细胞,线粒体被包围在粗面内质网中;肌细胞中,线粒体沿肌纤维规则排列;处于分裂阶段的细胞,线粒体均匀地集中在纺锤丝的周围;柱状细胞中线粒体分布在细胞两极;球状细胞如血细胞中,线粒体为放射状排列,精子的线粒体集中于尾部。但在很多细胞内线粒体通常是均匀分布的,如肝细胞。

　　线粒体在细胞中很活跃,显微摄像技术证明,它还是一种运动活跃、柔软可塑的结构,可以自身不断旋转、扭曲和延伸,在形态上发生各种各样的变化。线粒体的寿命只有 20 余天,新的线粒体从老的线粒体分裂合成,并且不与核的分裂相关联。

二、线粒体的超微结构特点

　　在电子显微镜下,可以观察到线粒体的微细结构。它是由两层单位膜围成的封闭的囊状结构,主要有外膜、内膜、膜间隙和基粒组成。外膜与内膜套叠在一起,互不相通,组成线粒体的支架。内、外膜之间形成膜间隙(膜间腔或称外室);内膜向内突伸形成嵴,内膜和嵴膜上附有小颗粒(称基粒),嵴和嵴之间形成嵴间隙(嵴间腔或称内腔),内含基质(图7-3,图7-4)。

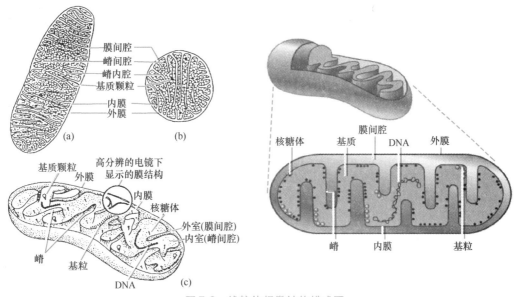

图7-3　线粒体超微结构模式图
(a)纵切面;(b)横切面;(c)立体观

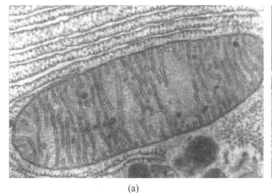

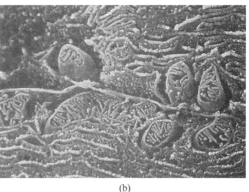

(a)　　　　　　　　　　　　　　　　(b)

图7-4　电镜下的线粒体结构
(a)透式电镜图;(b)扫描电镜图

（一）外膜

外膜（outer membrane）是包围在线粒体外表面的一层单位膜,厚6nm,平整光滑,与内膜不相通,脂类与蛋白质的组成与内膜不同,却与内质网膜组成相似。外膜含有多套运输蛋白,这些蛋白构成脂双层上排列整齐的筒状体。筒状体高5~6nm,直径6nm,中央有小孔,孔径2~3nm,相对分子质量在10 000以下的小分子均能通过。外膜的标志酶是单胺氧化酶。

（二）内膜

内膜（inner membrane）比外膜稍薄,厚5~6nm,也是有一层单位膜组成。内、外膜之间的空隙称**膜间腔**（intermembrand space）或外腔（outerchamber）,宽6~8nm,其内含多种可溶性酶、底物和辅酶因子。内膜通透性很小,在代谢过程中产生的许多小分子物质需借助与内膜上各种不同的运输蛋白,选择地进行膜内外间的物质交换。内膜是皱褶的,内膜向线粒体内折叠,形成线粒体的**嵴**（crista）,从而增加了线粒体内膜的表面积。线粒体内膜的总面积大约是外膜的5倍。每一个线粒体的嵴均由双层膜构成,嵴与嵴之间的间隙称**嵴间腔**（inner crystal space）或内腔（inner chamber）,其内充满基质。嵴内的空隙称**嵴内腔**（intercristal space）,可与外室相通。线粒体内膜是完整而封闭的结构,对许多物质的通透性很低,仅允许H_2O、CO_2、尿素、甘油等自由通过。内膜上有许多特异性蛋白质载体,各种代谢底物和产物均借助于内膜上种种不同的运输蛋白选择性地进行膜内外之间的转移。例如,ATP载体,可运输ADP进入内腔并同时将ATP运出基质,称为**异向转移体**（antiporter）,转送磷酸和丙酮酸的载体则为**同向转移体**（symporter）,这种载体可将磷酸和丙酮酸同时运入线粒体基质。内膜的标志酶是细胞色素氧化酶,膜间腔的标志酶是腺苷酸激酶,基质腔的标志酶是苹果酸脱氢酶。

（三）嵴与基粒

1. 嵴　是线粒体中最重要最富有标志性的结构,同时也是线粒体中形态变化最大的结构。不同类型细胞内线粒体嵴的形状和排列方式有很大差别（图7-5）。嵴的形状主要有板层状和小管状两种类型。胰腺细胞和肾小管上皮细胞线粒体的嵴呈板层状,称**板层状嵴**（lamellae cristae）;而分泌固醇类激素的细胞,如肾上腺皮质细胞,线粒体内的嵴呈小管状,称**小管状嵴**（tubular cristae）;还有一些细胞兼有两种类型的嵴,但以某一种为主,如肝细胞线粒体的嵴以板层状为主,偶尔夹有小管状。嵴的长度也因细胞而异,如肝细胞中线粒体的嵴短小而稀疏,肌细胞中线粒体的嵴长而密。线粒体嵴的数目与细胞本身的生理活动有关,一般需要能量较多的细胞,其线粒体数量多、嵴也多,如心肌细胞;反之则少,如肝细胞和小肠上皮细胞。

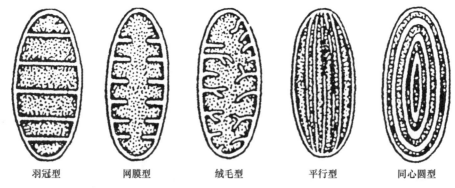

羽冠型　　　　网膜型　　　　绒毛型　　　　平行型　　　　同心圆型

图7-5　线粒体嵴的各种结构类型模式图

2. 基粒　在内膜和嵴膜的基质面上有许多带柄的小颗粒称**基粒**（elementary particle）,也称为ATP酶复合体或称F_0F_1复合物（F_0F_1 complexes）。基粒与膜面垂直而规则排列,基粒间相距10nm。估计每个线粒体有10^4~10^5个基粒。基粒有头部、柄部和基片三部分组成（图7-6）。①头部:呈球形,直径为 8~10nm,含有可溶性 ATP 酶(F₁),也称偶联因子 F₁,相对分子质量为 360 000,是由 5 种多肽(α、β、γ、δ 和 ε)组成的九聚体($\alpha_3\beta_3\gamma\delta\epsilon$),α 亚基和 β 亚基构成一种球形的排列,头部含有三个催化 ATP 合成的位点,每个 β 亚基含有一个;头部的功能是合成 ATP,此外在头部还有一个相对分子质量为 10 000 的多肽,称 ATP 酶复合体抑制多肽,可能具有调节酶活性的作用。②柄部:由 F₁ 的 γ 亚基和 ε 亚基构成柄部,将头部与基部连接起来,直径为 3~4nm,长 4.5~5nm,它是**对寡酶素敏感的蛋白**(oligomycin sensitivity conferring protein,OSCP),相对分子质量为 18 000,其作用是调控质子通道;**寡酶素**可通过干扰、利用质子动力势,从而阻断 ATP 合成,但寡酶素本身不能直接对 F₁ 因子起作用,而是作用于柄部蛋白,再经柄部的传递,抑制 F₁ 因子的功能。③基部:基片嵌入内膜,为**疏水蛋白**(hydrophobicity protein,HP)又称偶联因子 F₀,是由 3 种不同的亚基组成的十五聚体($a_1b_2c_{12}$),相对分子质量为 70 000,其功能是质子通道。总之,基粒是磷酸化的关键装置。

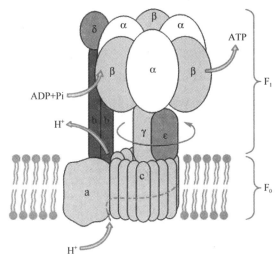

图 7-6 基粒结构模式图(自 Bolsover 2004)

(四) 内腔及基质

内腔或称内室,是内膜和嵴所包围成的腔隙,也称基质腔,其内含物为基质(matrix)。基质是比较致密的胶状物质。不同类型细胞线粒体的基质密度是不一致的。基质中含有脂类、蛋白质,存在着与三羧酸循环、脂肪酸氧化、氨基酸分解和蛋白质合成等有关的酶类以及核酸合成酶系,还含有线粒体的环状 DNA 分子、mRNA、tRNA 及其核糖体。此外,基质中还含有一些较大的致密颗粒,直径为 30~50nm,称**基质颗粒**(matrix grain),内含有钙、镁、磷等元素。基质颗粒的功能可能是调节线粒体内的离子环境。

第二节 线粒体的氧化供能作用

线粒体的主要功能是对各种能源物质进行氧化反应和能量转换。细胞内的氨基酸、脂肪酸、葡萄糖等供能物质在一系列酶的作用下,消耗 O_2,产生 CO_2 和 H_2O,释放能量,这个过程称为**细胞氧化**(cellular oxidation)作用。此过程中细胞要摄取 O_2 排出 CO_2,故又称为**细胞呼吸**(cellular respiration)。这个过程可分为四个主要步骤:糖酵解,乙酰辅酶 A 的形成,三羧酸循环,电子传递偶联氧化磷酸化。其中糖酵解在细胞质中进行,而乙酰辅酶 A 形成、三羧酸循环及电子传递偶联氧化磷酸化均在线粒体中进行。因此,线粒体是细胞氧化,产生 ATP 的主要场所。细胞生命活动所需要的能量约有 95% 来自线粒体(图 7-7)。

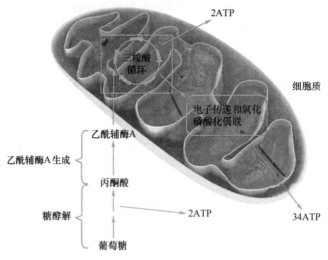

图 7-7 细胞呼吸的四个主要步骤示意图

一、糖 酵 解

如果没有线粒体,细胞只能依靠细胞质中的**糖酵解**(glycolysis)所提供的 ATP 来完成生命活动。以葡萄糖为例,在糖酵解的过程中,1 分子葡萄糖可分解为 2 分子丙酮酸,产生 2 个 ATP 分子

$$C_6H_{12}O_6+2Pi+2ADP \xrightarrow[\quad]{2NAD^+ \quad 2NADH+2H^+} 2CH_3COCOOH+2H_2O+2ATP$$

因此,糖酵解产生的能量非常有限,只占糖分子氧化反应总自由能的一小部分,1 分子葡萄糖氧化可产生 36 分子 ATP,而糖酵解只能形成 2 分子 ATP。

二、乙酰辅酶 A 的形成

乙酰辅酶 A 是供能物质氧化分解的共同中间产物。以丙酮酸为例,在线粒体基质中,丙酮酸经基质中的丙酮酸脱氢酶复合体催化,转化为乙酰辅酶 A,生成 1 分子烟酰胺腺嘌呤二核苷酸(NADH)。这样,丙酮酸转变成活泼的乙酰辅酶 A,该过程无 ATP 形成。反应式如下

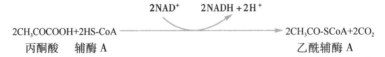

$$2CH_3COCOOH+2HS\text{-}CoA \xrightarrow[\quad]{2NAD^+ \quad 2NADH+2H^+} 2CH_3CO\text{-}SCoA+2CO_2$$

丙酮酸　　辅酶 A　　　　　　　　　　　　　　　　　乙酰辅酶 A

除糖外,脂肪酸在线粒体中也可转变为乙酰辅酶 A。这个过程大致分两步:第一步是脂肪酸在细胞质中经活化成为脂酰辅酶 A;第二步脂酰辅酶 A 在线粒体基质中生成乙酰辅酶 A。

三、三羧酸循环

三羧酸循环是生物体内重要的代谢途径(图 7-8)。因为它是糖的有氧氧化的必经之路,也是脂肪及氨基酸的代谢途径。三羧酸循环在线粒体基质中进行,从乙酰辅酶 A 与 4 个碳原子的草酰乙酸合成 6 个碳原子的柠檬酸开始,柠檬酸经过 7 个连续反应,一再氧化脱羧后,又重新生成草酰乙酸,完成一个循环。每循环一次,氧化分解 1 个乙酰辅酶 A,产生 4 对氢原子和 2 个 CO_2 分子。大量的能量就储存在 4 对氢中。

脱下的 4 对氢中,有 3 对以 NAD 为受氢体,另 1 对以 FAD(黄素腺嘌呤二核苷酸)为氢受体。CO_2 通过膜排出线粒体外。

三羧酸循环的意义就在于提供了氧化反应所需的氢离子,氢离子通过递氢体将其传递至呼吸链,使之最终完成氧化磷酸化。

四、电子传递偶联氧化磷酸化

电子传递偶联氧化磷酸化就是将三羧酸循环脱下的氢,通过内膜上一系列呼吸链酶系的逐级传递,最后与氧结合成水。电子传递过程中释放的能量被用于 ADP 磷酸化形成 ATP。

呼吸链(respiratory chain)传递电子, 故又称为**电子传递链**(electron transport chain),他是一组酶复合体,由许多递氢体和传电子体按照一定排列顺序组成的传递体系,分布并嵌在线粒体的内膜上,包括辅酶Ⅰ(NAD)、黄酶(FAD、FAM)、辅酶 Q 和细胞色素 b、c_1、c、a、a_3。这些呼吸链的组分除辅酶 Q 和细胞色素之外,均以多分子复合物的形式包埋在线粒体的内膜。现将线粒体电子传递链复合物的组分定位及作用列于表 7-1 中。

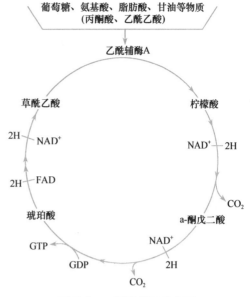

图 7-8　三羧酸循环示意图

表 7-1　线粒体电子传递链的组分定位及作用

复合物名称	酶名称	相对分子质量	功能辅基	与膜结合方式	催化部位的定位	作用
复合物Ⅰ	NADH-CoQ 还原酶	850 000	FMN	嵌入	NADH:M 侧	质子移位
			Fe-S		CoQ:中间	e-:NADH→CoQ
复合物Ⅱ	琥珀酸-CoQ 还原酶	140 000	FAD、Fe-S	嵌入	琥珀酸酶:M 侧	
			细胞色素 b		CoQ:中间	e-:琥珀酸→CoQ
复合物Ⅲ	CoQ-细胞色素 c_1 还原酶	250 000	细胞色素 b	嵌入	CoQ:中间	质子移位
			细胞色素 c_1		细胞色素 c_1:C 侧	e-:CoQ→细胞色素 c
			Fe-S			
复合物Ⅳ	细胞色素 c 氧化酶	162 000	细胞色素 a	嵌入	细胞色素 a:C 侧	质子移位
			细胞色素 a_3		O_2:M 侧	e-:细胞色素 c→O_2
			Cu			

注:Fe-S:铁硫蛋白;M 侧:线粒体基质侧;C 侧:膜间隙侧或称细胞质侧。

电子传递链在内膜上都有固定的位置和方向(图 7-9),就像工厂的生产线一样,四种复合物则像一台台机器在电子传递过程中相互协调。复合物Ⅰ、Ⅲ、Ⅳ组成主要的呼吸链,催化 NADH 的氧化;复合物Ⅱ、Ⅲ、Ⅳ组成另一条呼吸链,催化琥珀酸的氧化。电子传递路径依次为:NAD 或 FAD→辅酶 Q→细胞色素 b→c_1→c→a→a_3→O_2。电子开始时具有很高的能量,当它们沿着电子传递链传递时,能量逐级释放。目前认为,呼吸链中 3 个部位有较大的能量释放足以供给 ADP 和无机磷形成 ATP。这 3 个部位是呼吸链中能量释放和 ATP 形成的偶联部位。部位Ⅰ在 NADH 和辅酶 Q 之间的位置;部位Ⅱ在细胞色素 b 和细胞色素 c 之间的位置;部位Ⅲ在细胞色素 a 和氧之间的位置。在电子传递到一定位置,氧化还原所产生

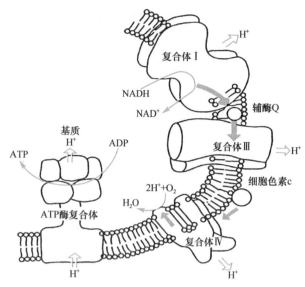

图 7-9　线粒体内膜电子传递链与电子传递跨膜
分布示意图

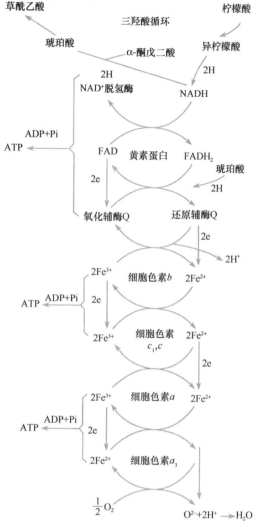

图 7-10　电子传递偶联氧化磷酸化过程图

的自由能足以形成一个高能磷酸键时,ADP 磷酸化转变为 ATP,能量也就转移到 ATP 分子中,即 ADP+Pi+能量→ATP。这表示电子传递的氧化过程和能量转换 ATP 磷酸化过程必然偶联在一起,因此称之为**氧化磷酸化**(oxidative phosphorylation)(图 7-10)。

电子传递与 ATP 的合成是如何偶联的问题,20 世纪以来提出了各种假说,主要有化学偶联假说、构象假说和化学渗透假说等。

化学渗透假说是 1961 年由英国生化学家米切尔(P. Mitchell)提出来的,该学说由于较好地解释了细胞内的能量转换机制,从而获得了 1987 年的诺贝尔化学奖。该学说认为,线粒体内膜中的呼吸链起着质子泵的作用。当高能电子沿呼吸链从一个复合物传递至另一个复合物时,释放的能量,使质子(H^+)通过质子泵从线粒体内膜的基质侧泵至膜间腔。因为线粒体内膜对 H^+ 不能自由通透,因此在膜内外两侧形成电化学质子梯度,膜内侧(-),膜外侧(+),在电化学质子梯度中蕴藏了能量。泵出的 H^+ 有顺浓度差返回基质的趋向,当它们通过 ATP 合成酶的质子通道进入基质时,ATP 合成酶利用电化学质子梯度的能量催化 ADP 与 Pi 合成 ATP,使释放的能量以高能磷酸键的形式储存于 ATP 中(图 7-11)。

化学渗透假说的最大特点是强调了线粒体膜结构的完整性,如果膜不完整,H^+ 能自由出入,则无法形成线粒体内膜两侧的电化学质子梯度,那么氧化磷酸化就会解偶联。

ATP 是生物组织细胞能直接利用的能源。它的形成是在呼吸链的电子传递过程中完成的,基粒是偶联氧化磷酸化的关键装置。从能量转换总量来说,1 分子葡萄糖完全氧化成为 CO_2 和 H_2O 过程

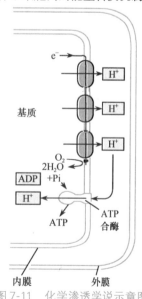

图 7-11　化学渗透学说示意图

中总共生成 38 分子 ATP,其中 2 分子 ATP 是在细胞质糖酵解过程中生成的,36 分子的 ATP 是在线粒体内形成的,其比值为 2∶36,可见线粒体在细胞氧化作用中的重要性。

第三节 线粒体的半自主性

线粒体是动物细胞质中唯一含有核外遗传物质的细胞器。具有自己的 DNA 及其复制、转录、翻译、加工的一套装置,具有独立编码、合成蛋白质的能力,但又在一定程度上受细胞核基因的控制,因此,线粒体是具有**半自主性的细胞器**(semiautonomous organelle)。

1960 年以前,普遍认为 DNA 只存在于细胞核中。1963 年,纳斯(Nass)等在鸡胚肝细胞线粒体中发现有环状 DNA 分子,称**线粒体 DNA**(mtDNA)。进一步研究发现,线粒体有自己的遗传系统和蛋白质合成体系。但它只编码少量线粒体蛋白质,大多数蛋白质还是由核 DNA 编码,线粒体基因的复制与表达所需的许多酶,也是由核 DNA 所提供的。所以,线粒体具有半自主性。

一、线粒体 DNA

线粒体(mtDNA)与细菌 DNA 很相似,一般呈环状,不与组蛋白结合,而是裸露的,附于线粒体内膜或存在于线粒体基质中。大多数动物细胞 mtDNA 相对分子质量很小,周长只有 5μm,约 16000 个碱基对,相对分子质量约为 $1×10^7$。一个线粒体中可有 1 个或几个 DNA 分子。

经测定,人 mtDNA 含有 16569 个碱基对,为双链环状分子,共 37 个基因,可编码 12S 和 16S 两种 rRNA、22 种 tRNA 及 13 种蛋白质。基因之间排列紧密,几乎没有非编码序列,也没有内含子插入(图 7-12)。由 mtDNA 编码的 13 种蛋白质包括:电子传递链的复合物 I 中 7 个亚基,复合物 III 中 1 个亚基,复合物 IV 中 3 个亚基及 ATP 酶复合体中的 2 个亚基。这些都是在线粒体核糖体上所合成的重要蛋白质。

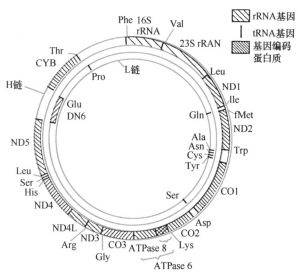

图 7-12 人类线粒体基因组示意图

mtDNA 具有自我复制的能力,而且也是半保留复制,mtDNA 复制在间期进行,甚至整个细胞周期都可复制。

二、线粒体内蛋白质的自主合成

(一)线粒体的蛋白质合成系统

线粒体内进行蛋白质生物合成所必须的各种 RNA(rRNA、tRNA、mRNA)都是线粒体所特有的。

在转录过程中所需的 RNA 聚合酶是由核 DNA 编码并在细胞质中合成后输入线粒体中的。一般说来，线粒体 RNA 聚合酶更类似于原核细胞 RNA 聚合酶，他可被菲啶溴红（E. B）等原核细胞 RNA 聚合酶抑制剂所抑制，但真核细胞 RNA 聚合酶抑制剂如放线菌素 D（actinomycin D）、α-鹅膏蕈碱（α-amanitine），对它却没有抑制作用。

线粒体的核糖体因生物不同而不同，低等真核细胞（如酵母等）线粒体核糖体为 70~80S；植物线粒体核糖体稍大，为 78S 左右；动物线粒体核糖体比细胞质核糖体（80S）小得多，为 50~60S。通过电镜观察到线粒体的核糖体和多聚核糖体游离在基质中或结合于内膜上。核糖体的蛋白质是核 DNA 所编码的，在细胞质游离核糖体上合成后再转运到线粒体内装配成线粒体核糖体的。线粒体核糖体与细胞质核糖体的不一样，除反映在 RNA 组分和蛋白质不同外，也表现在对药物的不同敏感性上，如放线菌酮（cycloheximide）可抑制所有真核细胞细胞质核糖体蛋白质合成，但不能抑制线粒体核糖体蛋白质合成；而氯霉素和红霉素可抑制线粒体蛋白质合成，但对细胞质蛋白质合成却无影响。

线粒体蛋白质的合成与原核细胞相似，而不同于真核细胞，除上述谈及的蛋白质合成过程中对药物的敏感性不同外，还表现在：其一，线粒体蛋白质合成与原核生物一样，mtRNA 的转录和翻译两个过程几乎在同一时间和地点进行；其二，线粒体蛋白质合成的起始 tRNA 也与原核细胞一样，为 N-甲酰甲硫氨酰 tRNA，由它开始蛋白质合成，而在真核细胞中，起始 tRNA 为甲硫氨酰 tRNA。通过研究发现，人线粒体 DNA 编码线粒体细胞色素 c 氧化酶的 3 个亚基、ATP 合成酶中 F_0 的 2 个亚基、NADH-COQ 还原酶 7 个亚基和细胞色素 b。不同生物线粒体基因编码的产物是不同的，如表 7-2。

表 7-2　不同生物线粒体基因编码的产物

	动物	酵母	真菌（脉孢菌）	植物
rRNA				
大亚基	16S	21S	21S	26S
小亚基	12S	15S	15S	18S
5SRNA	−	−	−	+
细胞色素 c 氧化酶 1、2、3 亚基	+	+	+	+
脱辅基细胞色素 b	+	+	+	+
ATP 合成酶 F_0 部分				
亚基 6	+	+	+	+
亚基 8	+	+	+	+
亚基 9	+	+	+	+
ATP 合成酶 F1 部分　亚基 a	−	−	−	+
NADH-COQ 还原酶亚基数	7	0	6	6

注：+表示存在；−表示不存在。

（二）线粒体遗传系统与细胞遗传系统的相互关系

前面已谈及 mtDNA 只能编码部分蛋白质，在 mtDNA 自我复制与蛋白质生物合成过程中，均需要核 DNA 所编码的蛋白质参与，因此线粒体遗传系统与细胞核遗传系统是相互协作的关系，线粒体需要的百余种蛋白质，如线粒体的 DNA 复制、转录和翻译过程所需要的 DNA 聚合酶、RNA 聚合酶和氨酰 tRNA 合成酶等都是由细胞核 DNA 编码并在细胞质核糖体合成后再运送到线粒体各自的功能位点上。如果没有细胞核遗传系统，mtDNA 就不能表达。虽然线粒体 rRNA 是从 mtDNA 转录而来的，但是组成线粒体核糖体的蛋白质也是由核基因编码、在细胞质核糖体上合成，然后进入线粒体与线粒体 rRNA 共同组装形成线粒体的核糖体。在细胞质与线粒体之间的蛋白质转运是单向的，核编码的线粒体蛋白只从细胞质输送到线粒体，而线粒体不输出蛋白质。另外，线粒体与细胞质之间没有 DNA 和 RNA 分子的交换（图 7-13）。

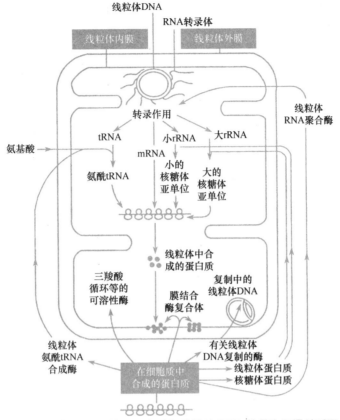

图 7-13 细胞核 DNA 编码蛋白质与线粒体 DNA 转录和翻译关系图解

综上所述，线粒体的遗传系统虽能独立地进行蛋白质合成，但线粒体基因组的复制、转录与翻译受核遗传系统的指导和控制，所以线粒体的遗传系统是半自主性的。

第四节　线粒体的生物发生

关于线粒体形成的机制，已经争论了多年，自从线粒体 DNA 发现以后，生物学家较普遍地接受这样一种意见，即线粒体依靠分裂而进行增殖，关于线粒体的起源，主要存在两种截然不同的观点：内共生假说与非共生假说，目前内共生学说的资料比较充实。

一、线粒体的增殖

细胞内的线粒体需要不断增殖更新，衰老的和病变的线粒体被溶酶体消化分解，而通过增殖又不断产生新的线粒体。关于线粒体的增殖有两种不同观点：一种认为是在细胞质中重新形成；另一种则认为是由原来线粒体分裂或出芽而产生的。现在普遍接受第二种观点，即线粒体先经过一个生长阶段，然后其中的 DNA 复制，内膜向中心内褶形成隔膜或者线粒体中部缢缩而一分为二。有的线粒体以出芽方式增殖。

莱克（Luck）1965 年用放射性核素实验有力地证明了线粒体分裂或出芽的增殖方式。红色面包霉的生存需要有胆碱的供应，用放射性 [3]H 标记胆碱作为磷脂的前体而掺入膜中，然后使这些细胞在没有放射性的培养基中培养，经过数代的生长，用放射自显影测定线粒体内标记物分布。当细胞分裂时，标记线粒体的数目按比例增加，说明：已经标记的线粒体进行分裂或出芽形成新的线粒体。因为如果线粒体是重新合成的，那么该实验的结果应该是观察到线粒体有两个群体存在，即原来已经标记的线粒体和新的无标记的线粒体(图7-14)。

线粒体的分裂方式有三种(图7-15):①间壁分离。主要由线粒体的内膜向中心内褶形成间壁,或者是某一个嵴的延伸,当其延伸到对侧内膜时,线粒体一分为二,如鼠肝细胞线粒体的增殖。②收缩分离。分裂时,线粒体中央部分收缩,并向两端拉长,整个线粒体呈哑铃形,再断裂成两个线粒体(图7-16),如酵母线粒体的增殖。③出芽分裂。先从线粒体上长出小芽,然后与母线粒体分离,经过不断长大,形成新的线粒体,这也是酵母线粒体常见的一种增殖方式。

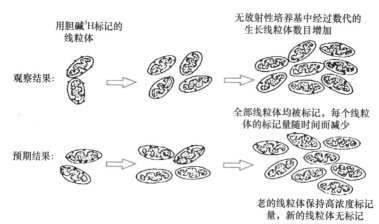

图7-14 线粒体形成方式(Luck试验)

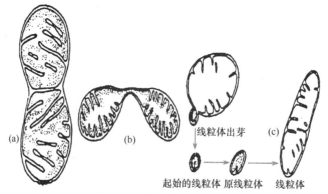

图7-15 线粒体的增殖方式

(a)间壁分离;(b)收缩分离;(c)出芽分离

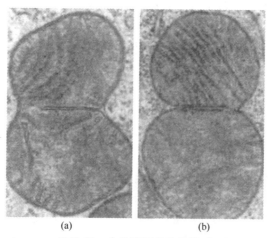

图7-16 电镜下线粒体的增殖

(a)中央收缩;(b)断裂

二、线粒体的起源假说

目前,关于线粒体的起源有两种假说:内共生假说和非共生假说。

（一）内共生假说

线粒体起源于古老厌氧真核细胞共生的需氧细菌,在长期进化过程中,两者共生联系极其紧密,共生细菌的大部分遗传信息转移到细胞核上,而留在线粒体内的遗传信息就大大减少。支持内共生假说的依据:线粒体的 DNA 呈环状、裸露而不与组蛋白结合,与细菌相似;线粒体的核糖体为 70S,与细菌相同,而真核细胞为 80S;线粒体的蛋白质合成的过程更接近于细菌,转录与翻译同时同地进行,蛋白质合成的起始 mRNA 都是 *N*-甲酰甲硫氨酰 tRNA,其蛋白质合成也都受氯霉素抑制,与真核细胞不同;线粒体的内膜与外膜在结构与功能上有很大差别,外膜与真核细胞的滑面内质网相似,内膜与细菌的细胞膜相似;线粒体的增殖与细菌一样,均为直接分裂。

但是,内共生假说(endosymbiont hypothesis)对某些方面也难以解释。例如,真核细胞线粒体细胞色素 c 与细菌细胞色素 c 并没有显著的相似性,它们之间的氨基酸排列顺序的差异很大;再如,根据内共生假说,在进化过程中,大量内共生基因转移到宿主的核内,但这个需氧细菌在代谢上要比宿主占优势,那么为什么细菌还要把遗传信息转移到宿主细胞中去呢? 所以,有人提出非共生假说。

（二）非共生学说

非共生学说(non-endosymbiont hypothesis)也称细胞内分化学说,认为线粒体起源于进化过程中细胞质膜的内陷。原始真核细胞是进化上比较高等的好氧细菌,比典型的原核细胞大,这样就要逐渐增加具有呼吸功能的膜表面,通过膜的内陷扩张与分化,形成膜包围的小囊,逐渐形成一个内部的蛋白质合成系统,这就是线粒体雏体。在以后的进化过程中,掺入了含遗传信息的质粒——裸露的环状 DNA,而演变成线粒体。

支持这种学说的依据:细菌的中间体与线粒体相似,均为凹陷的细胞膜,中间体含有细胞的呼吸酶系,这具有类似于线粒体的功能。但具体证据不多,还无法说明线粒体与细菌在分子水平上有许多相似之处。

以上两种学说都有一定的依据,但并未完全说明线粒体的生物发生问题。关于线粒体的起源还有待进一步深入研究。

线粒体这个特殊的细胞器与医学的关系极为密切,是细胞病变、损伤时最敏感的指标之一。其结构和功能很复杂,细胞内、外环境因素的改变可以引起它的数量、分布、结构、功能以及代谢反应等的异常,进而影响细胞乃至机体的生命活动。如药物或毒物、缺血或缺氧、射线与微波以及各种代谢性疾病等,线粒体就会发生异常,影响生命活动,导致疾病。线粒体疾病的特征具有以下几点:①高突变率。mtDNA 缺少组蛋白的保护,且无 DNA 损伤修复系统,所以突变率高。②多质性。由于 mtDNA 易发生突变,因此即使同一个细胞中的线粒体 DNA 也会有差异,称为异质性线粒体。③母系遗传。受精卵的 mtDNA 几乎都来自卵子,所以线粒体疾病表现为母系遗传。④阈值效应。突变的 mtDNA 达到一定的比例时,才有受损表型出现。

复习题

1. 名词解释

线粒体　　　　基粒　　　　　细胞氧化　　　　　　呼吸链
糖酵解　　　　mtDNA　　　　氧化磷酸化

2. 线粒体的超微结构有哪些特点?

3. 简述线粒体的功能。

4. 简述电子传递偶联氧化磷酸化的基本过程。

5. 何谓化学渗透假说? 其主要论点是什么?

6. 为什么说线粒体具有半自主性? 线粒体遗传系统与细胞遗传系统有什么关系?

7. 简述线粒体的增殖方式。如何评价线粒体起源的两种假说?

第八章 细胞核与细胞遗传

细胞核(nucleus)是 1674 年, Leeuwen Hoek 在鱼类的红细胞中发现的, 但一直到 1831 年才被 Brown 定名, 并确认其普遍存在于真核细胞中, 是真核细胞内最大、最重要的细胞器, 是遗传物质储存、复制和转录的场所, 是细胞代谢、生长、分化和繁殖等生命活动的调控中心。细胞核的出现是生物进化史上重要的发展阶段。真核生物与原核生物最主要的区别是前者有核被膜把胞质和核质分开, 形成完整的细胞核。原核细胞不具备完整的细胞核, 遗传物质裸露于细胞质中, 真核细胞的遗传物质由核膜包裹, 才形成具有特定形态结构的核。细胞核的形成使遗传物质稳定在一定区域, 建立遗传物质稳定的活动环境, 也使基因的活动效率和精度大大提高。

由于细胞核是细胞遗传功能完成的部位, 因而在细胞中占有十分重要的地位, 是细胞生物学乃至分子生物学、发育生物学、遗传学的重点研究对象, 生命科学和医学中的一些重要问题如真核细胞及人类基因组、染色体的动态变化和基因的表达调控问题、细胞增殖与分化的调控问题以及遗传工程的许多应用问题都有待于通过细胞核的研究得以阐明。

第一节 细胞核的形态及化学组成

一、细胞核的形状、大小及数目

细胞核的形状、大小及数目因细胞的种类不同而有区别(图 8-1)。其形状多种多样, 一般与细胞的形态相适应。在多角形、球形、立方形的细胞中, 核往往呈球形, 位于细胞的中央; 柱状或梭形的细胞, 核一般为椭圆形或杆状; 扁平的细胞如上皮细胞, 其核为扁圆形或盘状; 少数细胞的核为不规则形, 如哺乳动物中性粒细胞的核呈分枝状; 一些异常的细胞如肿瘤细胞核也不规则, 称为异形核。

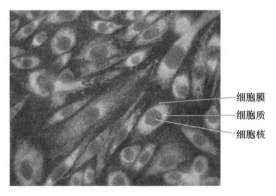

细胞膜
细胞质
细胞核

图 8-1 荧光显微镜下见到的细胞核

细胞核的大小因细胞的种类、发育的情况不同而有很大的差异, 大多数细胞核的直径为 5 ~ 20μm, 高等动物细胞核直径一般为 5 ~ 10μm。细胞核的大小常用细胞核与细胞质的体积比, 即核质比来表示

$$核质比(NP) = \frac{细胞核的体积(V_N)}{细胞质的体积(V_P)}$$

核质比大则细胞核大, 核质比小则表示细胞核小, 一般细胞的核质比为 0.5。核质比与生物种

类、细胞类型、发育时期、生理状态及染色体倍数等有关。分化程度较低的细胞如胚胎细胞、淋巴细胞以及肿瘤细胞的核质比较大,分化程度较高的细胞如表皮角质化细胞以及衰老的细胞核质比较小。相对而言,刚刚分裂形成的年幼细胞较年老的细胞核质比大。在某一特定的细胞,核质比常有一个比较恒定的数值,这个数值的改变可作为细胞病变的指标,如临床上常以核质比作为细胞癌变的指标之一。

一般来说,真核细胞均具有细胞核。细胞通常只有一个核,位于细胞中央位置上,但少数细胞可有两个至多个核,如肝细胞、肾小管细胞和软骨细胞有两个核,骨骼肌细胞有多个核,破骨细胞的核可达数百个。还有个别细胞在没有细胞核的状态下可以继续进行生命活动,如人类的成熟红细胞没有核,仍可生活 120 天。绝大多数有核细胞失去细胞核,很快趋于死亡。

二、细胞核的化学组成

细胞核的主要化学成分是核酸和蛋白质,其次是脂类、无机盐和水。核酸主要是 DNA,它是细胞核中最重要的成分,人类的体细胞总共含有 46 条 DNA 分子,它们与组蛋白一起构成染色质(染色体)。除了 DNA 外,核内还含有 RNA,它们是 DNA 的转录产物,其在核内产生后将通过核膜运至核外的胞质中。

构成染色体的 DNA 上必须具有 3 个功能单位,即:**复制源序列**(replication origin sequence)、**着丝粒序列**(centromeric sequence, CEN sequence)和**端粒序列**(telomeric sequence, TEL sequence)(图8-2)。①复制源序列即自主复制序列(autonomously replicating sequence, ARS),是染色体正常起始复制所必需的。真核生物染色体上有多个 ARS 序列。②着丝粒序列是真核生物在有丝分裂和减数分裂时,两个姐妹染色单体附着的区域,功能是形成着丝粒,均等分配两个子代染色单体。③端粒序列是线性染色体两端的特殊序列,由短的富含 G 的基本序列随机串联重复而成。在人类,这种基本序列是-GGGTTG-。功能是保持线性染色体的稳定,即不环化、不粘合、不被降解。端粒酶是一种核酸酶,是蛋白质和 RNA 的复合物,端粒酶以自身的 RNA 作为模板,反转录成 DNA,补充端粒序列的长度。Elizabeth H. Blackburn,Carol W. Greider 以及 Jack W. Szostak 三位科学家因"发现端粒和端粒酶是如何保护染色体的"而获得 2009 年诺贝尔生理学或医学奖。

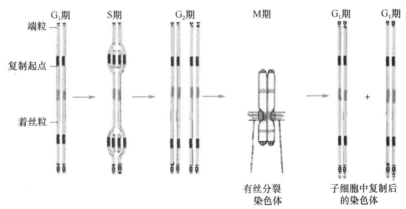

图 8-2 染色体稳定遗传的三种功能序列

细胞核中的蛋白质根据与 DNA 的关系可分为两大类,即组蛋白和非组蛋白。组蛋白在人体各细胞中的含量较稳定,常与核中 DNA 的含量大致相等。组蛋白是一种碱性蛋白质,富含精氨酸、赖氨酸等碱性氨基酸,其带有正电荷,可以与 DNA 分子中带负电荷的磷酸基团结合而构成染色质。组蛋白与DNA 结合还有助于对 DNA 转录活性的调控。非组蛋白在细胞中的含量不太稳定,其富含谷氨酸、天冬氨酸等酸性氨基酸,故呈酸性,带有负电荷。非组蛋白可与构成染色质的组蛋白结合而解除组蛋白对DNA 转录活性的控制,使其转录合成RNA,同时也参与染色质的构建,尤其对染色质高级结构的稳定具有加强作用。核内除了组蛋白和非组蛋白外,还含有一些蛋白酶,如 DNA 聚合酶、RNA 聚合酶等,这些酶对核的功能起着重要作用,此外还含有一些纤维性蛋白,它们是构成细胞核骨架的成分。

细胞核的脂类成分主要构成核膜,其约占核干重的 2%。在核基质中,还含有大量的水,水是细胞核内物质代谢活动的媒介,也是溶剂。此外,细胞核内还含有钙、镁等无机离子,他们也是细胞核功能表现所不可缺少的物质。

第二节　细胞核的基本结构和功能

细胞核的形态结构在细胞周期的不同时相中变化很大。在细胞分裂期看不到完整的核,只有在间期,才能看到细胞核的全貌,此时的细胞核称为间期核,它的组成部分包括:核膜、核仁、染色质和核基质四个部分(图 8-3)。

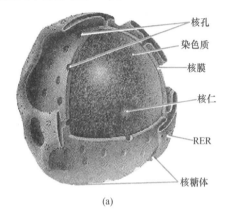
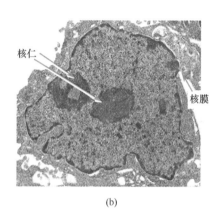

图 8-3　细胞核的结构
(a)结构模式图;(b)电镜照片

一、核膜的结构和功能

核膜(nuclear membrane)又称**核被膜**(nuclear envelope),是细胞核外围由类脂和蛋白质构成的膜性结构,是整个内膜系统的一部分。核膜是不对称的双层膜,将细胞核内含物(核质)与细胞质分开。用普通光镜是无法看到未经染色的核膜的,而由于细胞质和细胞核折光率不同,所以用相差显微镜可以观察到核膜的存在。电子显微镜发明后,核膜的精细结构才被了解。通过电镜可见,核膜由两层单位膜构成,外膜厚 4~10nm,朝向细胞质的一面附着有核糖体,局部向细胞质内延伸与粗面内质网相连。由于其与粗面内质网相似,因而有人认为核膜为内质网的一部分,是内质网包裹核物质而形成的一种特殊结构(图 8-4)。核内膜与外膜平行,上面无核糖体附着,但有许多染色质丝与之相连。在内膜的内缘,有一层致密的纤维状结构,称为**核纤层**(nuclear lamina),另外有些特有的蛋白成分,如核纤层蛋白 B 受体(lamina Brecrptor,LBR)其对增强核膜的强度、维持核的形态具有一定作用。在内外膜之间,有一个宽 20~40nm 的间隙,称为**核间隙**(perinuclear space)或**核周池**(perinuclear cisternae),其中充满液态的定型物质,含有多种蛋白质和酶,如脂蛋白、分泌蛋白、磷酸酶等。

核膜的一个重要特征是膜上有孔,称为核孔或**核膜孔**(nuclear pore),其直径为 70~80nm,不同细胞核的核孔数量不同,一般可占核膜面积的 5%~38%。核孔跨越核膜的内外层,是核内外物质进出的通道。机能旺盛的细胞核孔数量较多,反之较少。如未成熟的卵细胞其核孔数目要比成熟卵子多 40%,精子发生的晚期,仅在基部的小区域存在核孔,而形成精子后则无核孔了。

核孔是由一组蛋白质颗粒和纤维物质以特定方式排列形成的复合结构,称为**核孔复合体**(nuclear pore complex,NPC)。许多研究者利用不同的方法研究核孔复合体,提出了不同的核孔复合体模型。1974 年,Franke 提出一种核孔复合体的模型,该模型认为核孔复合体由孔环颗粒(annular

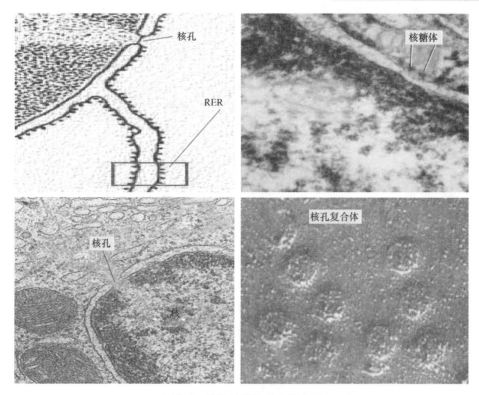

图 8-4 核膜的结构特点示意图

granule)、**周边颗粒**(peripheral granule)、**中央颗粒**(central granule)和细纤丝组成。孔环颗粒有 8 个，位于核孔周围的膜缘，呈辐射状排列。与孔环颗粒相对应连接的还有 8 个周边颗粒，它们位于两层膜的交界处，通过纤丝与孔环颗粒连在一起。在核孔的中央，有一个较大的颗粒，直径为 5~30nm，称中央颗粒，或称孔栓。

最新的核孔复合体模型认为：从横向上看，核孔复合体由周边向中心依次可分为环、辐和栓三种结构亚单位；从纵向看，核孔复合体由核外向核内依次可分为胞质环、辐和核质环三种结构亚单位。综合起来看 NPC 包括以下四种结构成分。

1. 胞质环(cytoplasmic ring)　位于核孔边缘的胞质面，与外核膜相连，又称外环，环上有 8 条短纤维对称分布伸向胞质。

2. 核质环(nucleoplasmic ring)　位于核孔边缘的核质面，与内核膜相连，又称内环，环上也对称分布 8 条细长纤维，伸向核质，在纤维的末端形成一个直径为 60nm 的小环，小环由 8 个颗粒构成，构成捕鱼笼样结构，称为"核篮"(nuclear basket)结构。

3. 辐(spoke)　由核孔边缘伸向核孔中心的结构，呈辐射状八重对称，主要由三部分构成：位于核孔边缘，连结内外环，起支撑核孔作用的"柱状亚单位"(column subunit)；柱状单位外侧，穿过核膜，伸入核周间隙的"腔内亚单位"(lumina subunit)；柱状亚单位内侧，靠近核孔复合体中心的"环带亚单位"(annular subunit)，由 8 个颗粒状结构环绕形成核孔复合体核质交换的通道。

4. 中央栓(central plug)　又称为中央颗粒(central granule)，位于核孔中央，呈棒状和颗粒状（图 8-5）。推测其可能参与细胞核-质物质交换。但并非所有的核孔复合体都能观察到此结构，因此有人推测其不是 NPC 的结构成分，而是正在通过核孔复合体的被转运的物质。由上述结构模型可见，核孔复合体对于垂直于核膜，通过核孔中心的轴呈辐射状八重对称结构，但其核质面与胞质面两侧的结构明显不对称，这与其在功能上的不对称是一致的，目前人们倾向于将所有的核孔复合体蛋白统一称为"**核孔蛋白**(nucleoporin，Nup)"。核孔复合体控制着细胞核内外物质的交换,是核膜上的重要结构。

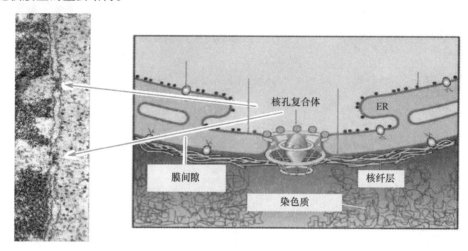

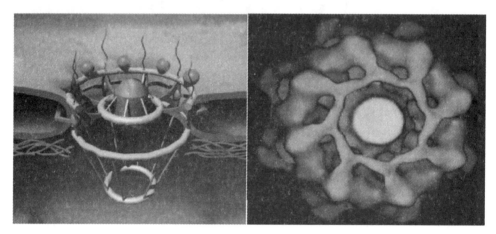

图 8-5　核孔复合体模式图

核膜内层的核纤层为一层电子密度很高的物质,也称核层或**内致密层**(internal dense lamina)。它是由一些称为核纤层蛋白(lamina)的纤维蛋白构成的纤维网状结构,其厚薄随细胞的不同而异,一般厚10~20nm,有些可达30~100nm。其一面与核膜相连接,嵌入膜脂双分子层中或结合在核膜的嵌入蛋白质上,另一面与核内的染色质相联系。在核孔处没有核纤层,核纤层对盐溶液、非离子去垢剂和核酸酶都较稳定,能同细胞质的中间丝、核基质中的纤维成分共同抽提分离。核纤层对核膜起着支架作用并与核膜的形成或消失有关。如在细胞分裂的前期,核膜消失,核纤蛋白解聚成单体而弥散于细胞质中。在细胞分裂末期,核纤层又重新装配出现。核纤层在核膜之下虽只是一个薄层,但对核膜韧性的增强具有重要作用。此外,一般还认为核纤层对染色质的有序排列起一定作用,它是染色质附着的位点。

核膜的基本功能包括:①维持核的形态;②包裹核物质,建立遗传物质稳定的活动环境;③进行核内外的物质运输。与质膜维持细胞的形态一样,核膜维持了核的形态,它在核物质的外面形成一层界膜,使核形成与细胞形态相适应的形状。核膜包裹遗传物质使之被稳定在一定区域是细胞进化的一个标志,它既起屏障的作用也有屏蔽作用,它能使细胞核内的压力、pH、化学成分及电磁效应相对恒定,使细胞内遗传物质 DNA 的复制、转录更加精确、高效。

细胞内外的物质交换需通过核膜,现表明核膜对物质的运输分 5 种形式。

1. 被动运输和主动运输　与质膜相同,一些无机离子如 Na^+、K^+、Ca^{2+}、Mg^{2+}、Cl^- 等及一些小分子物质如单糖分子、氨基酸等可通过主动运输和被动运输的方式进出细胞。

2. 膜泡运输　由于核膜是两层,膜泡运输是由核内膜局部外凸,形成囊泡而移向外膜,然后再经外膜运出。

3. 通过核周腔运输 核内物质透过内膜进入核周腔,然后通过外膜到核外或通过与内质网相通的部位进入细胞质。

4. 通过核孔运输 这是一个很重要的运输通道,核内合成的 mRNA、tRNA 及核糖体亚基通过该核孔进入细胞质,而胞质中的 DNA 聚合酶等大分子物质也通过该核孔进入核内。

5. "出芽"运输 这是由核的双层膜包裹物质进行的运输。在核膜的某些部位,内外膜可同时凸起,包裹被转运物质离开核膜至细胞质(图 8-6)。

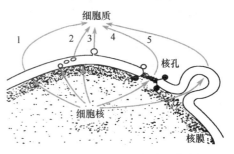

图 8-6 核质之间五条物质运输途径

1. 被动运输和主动运输;2. 膜泡运输;3. 核周腔运输;4. 核孔运输;5. "出芽"运输

二、染色质的结构和功能

(一) 染色质的结构

染色质(chromatin)是指间期细胞核内能被碱性染料染色的物质。它是由核酸和蛋白质组成的核蛋白复合体,主要化学成分包括 DNA、RNA、组蛋白和非组蛋白,随着电子显微镜、X 线衍射、磁共振等技术的出现,染色质的超微结构和分子结构得到证实,它是由称作**核小体**(nucleosome)的基本单位构成。核小体直径 10nm,由 DNA 和组蛋白组成,每一个核小体包含 200 个碱基对(bp) 的 DNA 和 8 个分子的组蛋白。组蛋白有 4 种,分别称为 H2A、H2B、H3、H4,每种 2 个分子,故在核小体中,组蛋白是一个 8 聚体[(H2A+H2B+H3+H4)×2]。组蛋白 8 聚体构成核小体的核心颗粒,DNA 分子围绕组蛋白的核心 1.75 圈将其包裹,这段 DNA 所包含的碱基对为 146 个。在每两个核小体之间,有一段 DNA 的连接线,约含 54 个碱基对。在连接部位,还有一个称为 H_1 的组蛋白分子。H_1 富含赖氨酸,很容易从染色质中除去,它的作用是将相邻的核小体包装在一起,使之成为染色质丝(图 8-7)。核小体是构成染色质的基本结构单位,每一条染色质包含若干个核小体,因而染色质丝实为一种串珠状的结构,故将其称为串珠模型。该模型首先由 Olins 于 1973 年提出,以后经多位学者研究,现已得到广泛承认。

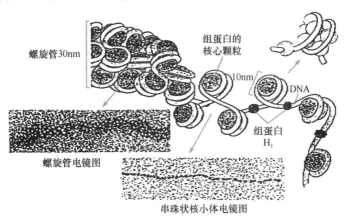

图 8-7 染色质结构的核小体模型

(二) 染色质的类型与功能

染色质根据对碱性染料的着色情况、结构状态及活性分为**常染色质**(euchromatin)和**异染色质**(heterochromatin)。常染色质在细胞核中处于伸展状态,螺旋化程度低,用碱性染料染色时着色浅而均匀,直径约 10nm,伸展充分,分散度大,多位于核的中央,其边缘可延伸至核孔的内面,形成所谓的**常染色质通道**（euchromatin channels）。构成常染色质的 DNA 主要是单一序列 DNA 和中度重复序列 DNA，常染色质具有转录活性，其中的 DNA 可转录合成 RNA，故又称为**活性染色质**（active chromatin）。异染色质是指间期核中螺旋化程度高，处于凝集状态，碱性染料染色时着色较深的一类染色体，一般位于核的边缘或围绕在核仁的周围，是转录不活跃或者无转录活性的染色质，也称为**非活性染色质**（inactive chromatin）（图8-8）。异染色质根据其功能状况不同还可分为**结构异染色质**（constitutive heterochromatin）和**兼性异染色质**（facultative heterochromatin）。结构异染色质是异染色质的主要类型，在所有细胞中呈浓缩状态，没有转录活性。

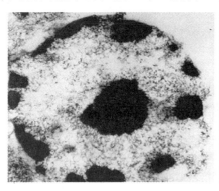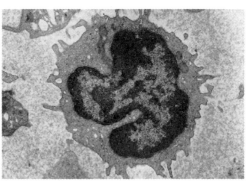

图8-8　细胞核电镜图（常染色质和异染色质）

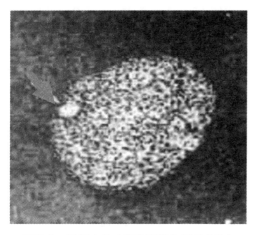

图8-9　巴氏小体（箭头所指为巴氏小体）

结构异染色质含有高度重复的 DNA 序列，称卫**星 DNA**（satellite DNA），常位于分裂期细胞染色体的端粒区、着丝粒区、副缢痕等部位。兼性异染色质也称功能异染色质，是在特定的细胞中或在一定的发育阶段，由常染色质转变而成的异染色质。例如女性体细胞含两条 X 染色体，至胚胎发育的 16～18 天，体细胞将随机保持一条 X 染色体有转录活性，呈常染色质状态，而另一条 X 染色体则失去转录活性，成为异染色质。在间期核中失活的 X 染色体呈异固缩状态，形成直径约 1μm 的浓染小体，紧贴核膜内缘，称为 X 染色质或**巴氏小体**（Barr body），X 染色质检查可用于性别和性染色体异常鉴定（图8-9）。由于这种异染色质可向常染色质转变，恢复转录活性，故称为兼性异染色质。

　　常染色质和异染色质除了上述着色情况、凝集程度、转录活性的差别外，在复制的时间上也有差别。将培养细胞同步化，在 S 期渗入 ^{3}H 胸腺嘧啶的实验证明，结构异染色质多在 S 期的晚期复制，而常染色质多在 S 期的早、中期复制。总之，常染色质和异染色质是同一物质在不同状态下的存在形式，它们的化学组成相同，所不同的是 DNA 中核苷酸的排列顺序和折叠情况不同，另外也有可能与组蛋白的分布差异有关。

三、核仁的结构和功能

　　核仁是真核细胞间期核中出现的结构，在细胞分裂期消失，无膜包裹，为电子密度较高的球形海绵状结构。核仁的大小、形状、数目依生物的种类、细胞的形状和生理状态而异。每个细胞核一般有 1～2 个或多个核仁。蛋白质合成旺盛、生长活跃的细胞，如分泌细胞、卵母细胞及恶性肿瘤细胞的核仁大，其体积可达细胞核的 25%；蛋白质合成不活跃的细胞，如精子和肌细胞，其核仁不明显或不存在。核仁在细胞中的位置通常不固定,一般位于核的中心位置,但在生长旺盛的细胞中,趋向核的边缘,靠近核膜,即发生"核仁趋边"现象,这种分布可能有利于核内外物质的交换。核仁的最主要功能是rRNA合成、加工和核糖体亚基的装配。

核仁含有三种主要成分:蛋白质、RNA和DNA。从离体核仁的分析得知,核仁的蛋白质占核仁干重的80%左右,核仁的蛋白质包括核糖体蛋白、组蛋白、非组蛋白等多种蛋白质,电泳分析表明核仁蛋白质可达100种以上。核仁中存在许多参与核仁生理功能的酶类,如碱性磷酸酶、核苷酸酶、ATP酶、RNA聚合酶、RNA酶、DNA酶和DNA聚合酶等。

核仁中的RNA含量占核仁干重的5%~10%,核仁的RNA与蛋白质常结合成核糖核蛋白。有研究表明,蛋白质与RNA之比约为11.5∶1。核仁含8%左右的DNA,主要存在于核仁染色质中。此外还含有微量脂类。

(一) 核仁的结构

在电镜下,核仁为一种无膜包裹的海绵状结构,由纤维成分、颗粒成分、核仁染色质和核仁基质四部分组成(图8-10)。

1. 纤维成分(fibrillar component) 是紧密排列的原纤维丝,长20~40nm,直径5~8nm,多在核仁的中心部位,原纤维丝的主要成分是RNA和蛋白质,构成核仁的海绵状网架.

2. 颗粒成分(granular component) 是电子密度较大的颗粒,直径15~20nm,密布于纤维网架之间,或围绕在纤维成分的外面。颗粒成分也是由RNA和蛋白质组成,似为核糖体亚基。

3. 核仁染色质 又称**核仁相随染色质**(nucleolar associated chromatin),由直径10nm的纤

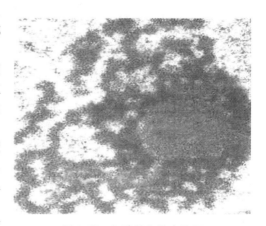

图8-10 细胞核仁的电镜图

维组成,该部分电子密度较低,电镜下颜色显示浅淡,它是核仁形成的中心区域。包括两部分:一部分围绕在核仁周围,叫**核仁周围染色质**(perinucleolar chromatin),主要由异染色质组成;另一部分深入核仁内,称为**核仁内染色质**(intranucleolar chromatin),这一部分主要是常染色质,由于这一部分常染色质含有合成rRNA的基因(rDNA),是形成核仁的关键部分,因此又称为核仁组织中心或**核仁组织区**(nucleolar organizer region,NOR)。核仁组织区的染色质在细胞分裂期成为染色体的副缢痕。人类的染色体有5对染色体(13、14、15、21、22)有明显次缢痕。因此,认为这5对染色体与核仁的形成有关,称为核仁染色体。1、9、16号虽有副缢痕,但不形成核仁。由于分裂期染色质凝集成为染色体,与核仁形成有关的核仁染色质也被凝集,因此在分裂期核仁消失。

4. 核仁基质 上述三种组分存在于核仁基质(nucleolus matrix)中。核仁基质为无定形的蛋白质性液体物质,电子密度低。由于核仁基质与核基质互相沟通,所以有人认为核仁基质与核基质是同一物质。

(二) 核仁的功能

核仁是合成、加工rRNA和装配核糖体亚基的重要的场所。在RNA聚合酶等多种酶的参与下,核仁中的rDNA开始转录rRNA。转录的rRNA的成熟有一个过程,初级产物是纤维状,以后与蛋白质结合成颗粒状,最后完全成熟,形成核糖体大小亚基由核仁转运至细胞质。

1. rRNA的合成和加工 实验表明,定位在核仁组织区的rRNA是呈串联重复排列的。已知在所有的细胞中均含有多拷贝的编码rRNA的基因,如人单倍体基因组的rRNA基因拷贝,成簇分布在5条不同的染色体上。这些多拷贝的基因呈串联重复序列(rDNA),每个基因之间由间隔DNA(spacer DNA)分开。根据对两栖类卵母细胞和其他细胞中具有转录活性的rRNA基因进行电镜观

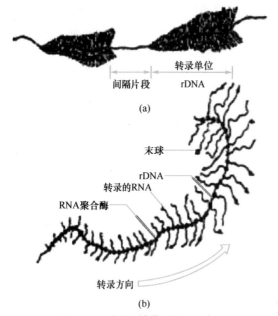

图 8-11　rDNA 转录 rRNA 图解

(a)多拷贝的基因呈串联重复序列;(b)rRNA 基因转录单位

察,发现它们具有共同的形态特征,即核仁的核心部分由长的 DNA 纤维组成,新生的 RNA 链从 DNA 长轴两侧垂直伸展出来,而且是从一端到另一端有规律地增长,构成箭头状,似圣诞树的结构外形(图 8-11)。沿 DNA 长纤维有一系列重复的箭头状结构单位,每个结构单位中的 DNA 纤维是一个 rRNA 的基因(rDNA),每个基因转录成一个长的 RNA 分子,因而每个箭头状结构代表着一个 rRNA 基因转录单位。在箭头状结构之间存在着裸露的不被转录的 DNA 间隔片段,即间隔 DNA。不同动物 DNA 间隔片段长度不同,人的间隔片段长约 30bp。在 DNA 长轴纤维和 RNA 纤维相连接部位有 RNA 聚合酶 I,它们一边读码一边沿 DNA 分子由转录起点向转录终点移动,使转录合成中的 rRNA 逐渐加长,最终转录成 45S rRNA 分子。

从 45S rRNA 剪切为 18S、5.8S 和 28S 三种 rRNA,是一个多步骤地复杂加工过程,通过聚丙烯酰胺凝胶电泳,可以从核仁 RNA 中分离出许多沉淀系数不同的 rRNA,它们是成熟 rRNA 生成过程中的中间产物。用 ^{3}H-尿嘧啶核苷对培养的 Hela 细胞脉冲标记后,观察发现原始转录 45S rRNA(约 13kbp)在核仁中几分钟内被合成,并很快被甲基化,随后,45S rRNA 分裂为 41S、32S、20S 等中间产物。20S rRNA 很快裂解为 18S rRNA,32S rRNA 进一步剪切为 28S 和 5.8S rRNA(图 8-12)。经过加工后,成熟的 rRNA 的核苷酸序列约为 45S rRNA 的一半。

真核细胞核糖体中 5S rRNA(含有 120 个核苷酸)基因不定位在核仁组织区,如人类的 5S rRNA 基因定位在 1 号染色体上,也是串联重复排列的,中间同样有不被转录的间隔区域,5S rRNA 由 RNA 聚合酶 III 所转录,转录后被运至核仁中,参与核糖体大亚基的装配。

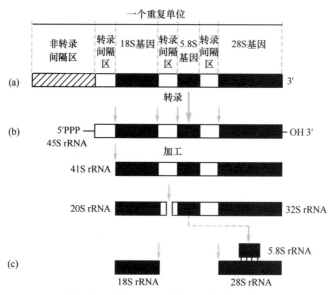

图 8-12　45S rRNA 前体加工过程示意图

(a)一个 rRNA 单位基因图谱示意图;(b)转录的 45s rRNA 前体分子;(c)加工后的三种 rRNA

2. 核糖体亚基的组装 是在核仁内进行的。如图 8-13 所示,45S rRNA 前体转录出来以后,很快与进入核仁的蛋白质结合,组成大的核糖核蛋白颗粒。因此,rRNA 前体加工成熟过程不是以游离的 rRNA,而是以核糖核蛋白方式进行的。根据对带有放射性标记的核仁组分的分析,发现大部分核糖体蛋白质参与了 45S rRNA 的包装。在加工过程中,大核糖核蛋白颗粒逐渐失去一些 RNA 和蛋白质,然后剪切形成两种大小不同的核糖体亚基。由 28S rRNA、5.8S rRNA、5S rRNA 和 49 种蛋白质一起组成核糖体的大亚基,其沉降系数为 60S。18S rRNA 与 33 种蛋白质共同构成核糖体的小亚基,其沉降系数为 40S。大的 45S rRNA 前体包装在大的核糖核蛋白颗粒中(包含许多来自细胞质的核糖体蛋白质),再进一步切割加工形成不成熟的大、小两个亚单位,这两个亚单位只有当它们分别通过核孔进入细胞质中,才能形成功能单位。

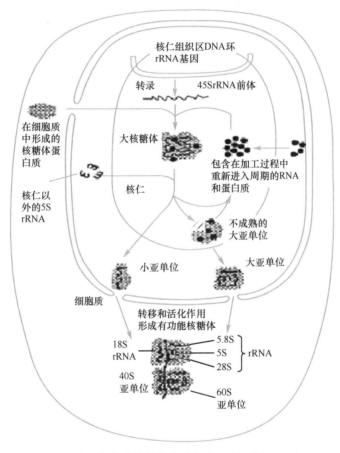

图 8-13 核仁在核糖体合成与组装中的作用图解

通过放射性脉冲标记和示踪实验表明,在 30 分钟内,核糖体小亚基在核仁中首先成熟,并很快通过核孔进入细胞质中,而核糖体大亚基的组装约需 1 小时,所以核仁中核糖体的大亚基比小亚基多。加工下来的蛋白质和小的 RNA 分子存留在核仁中,可能起着催化核糖体构建的作用。

一般认为,核糖体的成熟作用只发生在其亚基被转移到细胞质以后,这样有利于阻止有功能的核糖体与核内加工不完全的 hnRNA 分子接近。

四、核纤层的结构和功能

(一) 形态结构

核纤层(nuclear lamina)是位于内层核膜靠核质一侧的一层由纤维蛋白组成的纤维状网络结

构。这是真核细胞间期核中普遍存在的结构。核纤层的厚度随细胞种类不同而有差异,一般厚度为30~100nm,核纤层纤维的直径为10nm左右,纵横排列整齐,编织成网络,分布于内层核膜与染色质之间。一般认为,核纤层结构整体观呈一球状或笼状网络,切面观呈片层结构、核纤层与中间丝、核骨架相互连接,形成贯穿于细胞核与细胞质的骨架结构体系。

(二)化学组成

构成核纤层的化学成分是**核纤层蛋白**(lamin),为中间丝蛋白家族的成员。在哺乳动物和鸟类细胞中,存在三种核纤层蛋白,即核纤层蛋白A(lamin A)、核纤层蛋白B(lamin B)和核纤层蛋白C(lamin C)。它们的相对分子质量相近,为60 000~80 000。近年来证实核纤层蛋白A与C是同一基因的不同加工产物,因此又将核纤层蛋白分为两类:A型核纤层蛋白,包括核纤层蛋白A和C;B型核纤层蛋白分为B_1和B_2等,来源于不同细胞。B_1和B_2存在于所有体细胞中。核纤层蛋白本身形成纤维状网络结构,纤维直径约10nm,与中间纤维类似,为此,有人也将核纤层蛋白认为是特殊的中间纤维。

(三)功能

核纤层与核膜、核孔复合体、染色质在结构上关系密切(图8-14)。在近核膜的一侧,核纤层蛋白B与内层核膜上的特定受体结合,其受体蛋白为内层核膜中的镶嵌蛋白,分布在核孔复合体的附近,以一定部位与核孔复合体的核质环相连;在近染色质的一侧,核纤层蛋白A和C则可与染色质上的特殊位点相结合,为染色质提供附着位点。因此,一般认为,核纤层有以下功能:①核纤层为核被膜提供支架,在维持核孔位置及核被膜形状上起重要作用。②核纤层为间期核内染色质提供锚定部位,并能将染色质有机组织在一起。③核纤层与细胞分裂时核被膜的解体与重建有关。在细胞分裂前期,核纤层蛋白被磷酸化,核纤层解体,此时核被膜崩解形成小泡。核纤层蛋白A和C分散于细胞质中,而核纤层蛋白B仍特异地与核膜小泡相连接。到分裂末期,核纤层蛋白去磷酸化而重新装配成核纤层时,核膜小泡被引导至染色体表面,围绕染色体重组新的核被膜。

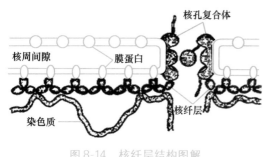

图8-14 核纤层结构图解

第三节 染色体及人类染色体核型

一、染色体的形态及类型

染色体是细胞进入分裂期时由染色质高度凝集而形成的一种棒状结构,染色体在光镜下即可观察,每一种生物细胞中都含有固定数目的染色体,如人体细胞染色体数为46条。染色体是细胞增殖分裂时遗传物质浓缩包装形式,通过染色质到染色体的高度凝集,使遗传物质能非常精确地分配于子细胞中,从而保持遗传的稳定性。如一个人体细胞中的DNA连接起来可长达1.74m,所含的核苷酸可达$3×10^9$个,而通常细胞核的直径仅1.5μm,如果不经凝集浓缩,核中是不可能容纳这么长的DNA分子的,其复制分配也不可能非常精确。

从DNA到染色体,长度压缩了近万倍。这么高的压缩率是通过四级压缩实现的。目前有两种模型被普遍接受:多级螺旋模型(multiple coiling model)和染色体骨架-放射环结构模型(scaffold-radial loop structure model),前者强调螺旋化,后者强调袢环化与折叠。

(一)染色体包装的多级螺旋模型

首先是由DNA与组蛋白包装成核小体,在组蛋白H1的介导下核小体彼此连接形成直径约

10nm 的核小体串珠结构,这是染色体的一级结构。通过这样的结构,DNA 分子被压缩了 7 倍。

在形成染色体的过程中,核小体串珠在有组蛋白 H1 存在的情况下螺旋盘绕,每圈 6 个核小体,形成外径 30nm,内径 10nm,螺距 11nm 的**螺线管**(solenoid),这是染色体的二级结构。在这一级结构,DNA 分子被压缩了 6 倍。螺线管进一步压缩,形成直径为 $0.4\mu m$ 的圆筒状结构,称为**超螺线管**(supersolenoid),这是染色体的三级结构。在这一级 DNA 分子被压缩了 40 倍。超螺线管进一步螺旋,形成长 2 ~10μm 的染色单体,即染色体的四级结构,这时 DNA 分子被压缩了 5 倍。经过四级结构,DNA 分子共压缩了 8400 倍(图 8-15)。

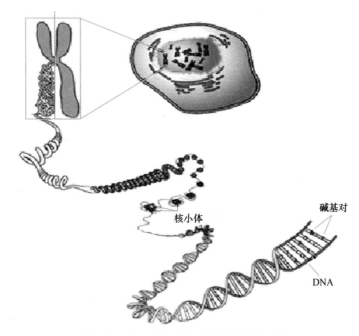

图 8-15　染色体形成的多级螺旋结构模型

（二）染色体骨架-放射环结构模型

关于染色质的包装,虽然在一级和二级结构上观点已基本取得一致,但对 30nm 的螺线管如何组装成染色体尚有不同意见。染色体骨架和染色质袢环的研究证据使染色体骨架-放射环结构模型近年来引起人们的重视。

该模型认为 30nm 的螺线管折叠成一系列的袢环,沿染色体纵轴,由中央向四周伸出,构成放射环。放射环是该模型的三级结构。每个放射环平均包含核小体 315 个,约含有 50 ~ 100kb DNA,每 18 个袢环呈放射状排列在同一平面上,并结合在核骨架上形成**微带**(miniband),微带使染色质高级结构的组成单位,大约 10^6 个微带沿纵轴构成子染色体(图 8-16)。

通常所称的染色体,是以细胞分裂中期的染色体形态为标志(图 8-17),因为细胞有丝分裂中期的染色体具有稳定的形态结构特征,所以染色体的形态结构一般以其作为标准。此时染色体的 DNA 已复制成双份,每条染色体含两条染色单体,称**姐妹染色单体**(sister chromatid)。根据着丝粒在染色体上的位置,染色体分为四种类型,即中着丝粒染色体、亚中着丝粒染色体、亚端着丝粒染色体和端着丝粒染色体(图 8-18)。人类无端着丝粒染色体,而小白鼠则全部为端着丝粒染色体。染色体的主要结构是:

1. 着丝粒(centromere)　连接两个染色单体,并将染色单体分为两臂。由于着丝粒区浅染内缢,所以也叫**主缢痕**(primary constriction)。

2. 动粒(kinetochore)　是由着丝粒结合蛋白在有丝分裂期间特别装配起来的、附着于主缢痕外侧的圆盘状结构,与着丝粒一起被称为着丝粒-动粒复合体。该复合体至少包括三个不同的结构域:

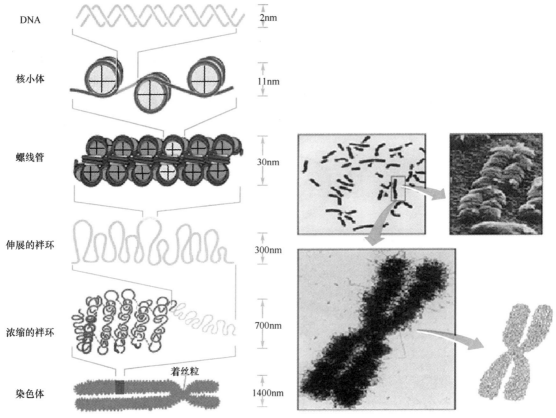

DNA　　　2nm

核小体　　11nm

螺线管　　30nm

伸展的袢环　　300nm

浓缩的袢环　　700nm

着丝粒

染色体　　1400nm

图 8-16　染色体骨架-放射环结构模型

图 8-17　中期染色体电镜图

染色单体
随体
短臂
次缢痕
着丝粒
长臂
中部　亚中部　亚端部　端部

图 8-18　染色体的四种类型

（1）**动粒结构域**（kinetochore domain）：位于着丝粒的外表面，由动粒和动粒外侧的纤维冠组成。哺乳动物的动粒具有三层结构，直径约为 200nm。一是致密的内层（inner layer），又叫内板（inner plate），与着丝粒中心结构域相联系；二是电子密度低的中间间隙（middle space），呈半透明区；三是致密的外层（outer layer），又叫外扳（outer plate），是由一些特异的蛋白质装配而成的，其中含有与微管正端结合的蛋白质。纤维冠主要是马达蛋白，与纺锤丝连结促使染色体分离。

（2）**中心结构域**（central dimain）：位于动粒结构域的内表面，包含着丝粒的大部分区域，含有高度重复序列的 DNA，该结构域对于着丝粒-动粒复合体结构的形成和功能活性的维持有重要意义。

（3）**配对结构域**（pairing domain）：位于中心结构域内表面，为中期染色体上两条姐妹染色单体连结的位点，与姐妹染色单体的配对及分离关系密切。在此区域发现两类蛋白质，一类是内着丝粒蛋白（inner centrimere protein），另一类是姐妹染色单体连结蛋白（chromatid linking protein）（图 8-19）。着丝粒-动粒复合体的三个结构域彼此配合，共同作用，为染色体正确分离提供了结构基础。

副缢痕（secondary constriction）：相对于主缢痕而言，在某些染色体，还有一些特殊的结构，称为副缢痕，人类染色体的第 1、9、16 号染色体常出现这种结构。副缢痕位于染色体的臂上，是臂的一处缢缩变细不易着色的区域。**核仁组织区**（nucleolar organizing region，NOR）位于染色体的副缢痕部位的结构，但并非所有副缢痕都是 NOR。染色体 NOR 是 rRNA 基因所在部位（5S rRNA 基因除外），与间期细胞核仁形成有关。

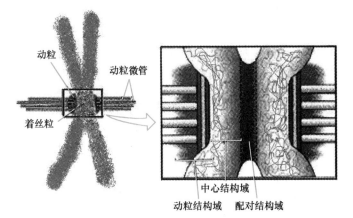

动粒

动粒微管

着丝粒

中心结构域

动粒结构域　配对结构域

图8-19　着丝粒-动粒复合体的三个结构域

随体(satellite):指位于染色体末端的球形染色体节段,通过副缢痕区与染色体主体部分相连。它是识别染色体的重要形态特征之一,带有随体的染色体称为 sat-染色体。

端粒(telomere):如前所述,端粒是染色体端部特化结构,由端粒 DNA(TEL DNA)和端粒蛋白构成,其生物学作用在于维持染色体的稳定,保证染色体 DNA 的完全复制及参与染色体在核内的空间排布。

二、人类染色体核型

人类的染色体有 46 条,包括 44 条**常染色体**(autosome)和 X、Y 两条**性染色体**(sex chromosome)。正常生殖细胞(精子或卵子)中染色体数为 23 条,即体细胞中的 46 条染色体分为两组,一组来自父方,另一组来自母方,两组染色体除了决定性别的 X 染色体和 Y 染色体外,均可配对。成对的染色体大小形态相同,所带的遗传基因类型也相同,因此称同对的染色体为**同源染色体**(homologous chromosome),包括这两组染色体的细胞称为二倍体(2n)细胞。

核型(karyotype)是指一个体细胞中的全部染色体,包括染色体数目、大小和形态特征(图8-20)。人类染色体核型按照人类细胞遗传学命名的国际体制(ISCN)分类,据此人类的 46 条染色体分为 7 组(A~G组),按大小及着丝粒位置分为 1~22 号,另加性染色体 X 和 Y,各组染色体的特征见表8-1。核型的书写方法为染色体数、逗号、性染色体符号,如正常男性核型为 46,XY,正常女性为 46,XX。

表8-1　人类染色体核型分组及特征

组别	包含染色体号数	特征
A	1~3	中或亚中着丝粒
B	4~5	亚中着丝粒
C	6~12(含 X 染色体)	亚中着丝粒
D	13~15	亚端着丝粒,有随体
E	16~18	中或亚端着丝粒
F	19~20	中着丝粒
G	21~22(含 Y 染色体)	亚端着丝粒,有随体

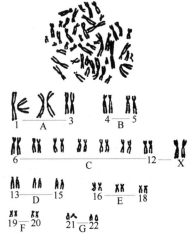

图8-20　人类体细胞染色体核型图

20 世纪 70 年代以后,人们发明了染色体显带技术(chromosome banding technique),本世纪以来,更发明了染色体涂染技术(chromosome painting)、光谱核型分析(spectral karyotyping,SKY)等染色体的分析技术。如 G 显带技术,该技术是将染色体用胰蛋白酶处理,然后通过吉姆萨染色,这样染色体由于结构和化学组成的不同出现不同的带纹(图 8-21),根据这些带纹,可准确地识别每一号染色体。这大大提高了核型分析的精确度。染色体涂染技术是一项在分子细胞遗传学水平上检测染色体畸变的新技术,包括染色体 DNA 探针制备和荧光标记原位杂交两部分,是一种真彩色的染色体核型分析。光谱染色体自动核型分析是一项显微图像处理技术。经由 CCD 相机撷取图像,利用光谱干涉仪及傅立叶转换技术,分辨获得图像每一像素点的光谱,以此标定出不同的颜色。可揭示染色体 G、R、Q 带通常无法检测到的染色体结构上的细微变异,已成为染色体核型分析的一种精确、灵敏和可靠的检测手段。它具有高度的敏感性和特异性,使细胞遗传学向分子领域发展,并在临床、辐射损伤和科研工作中得到广泛应用。

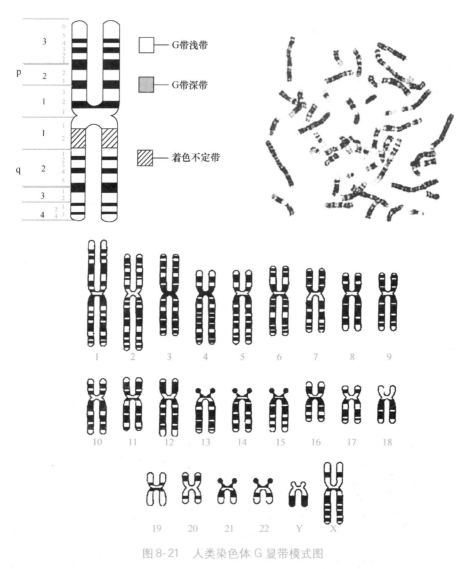

图 8-21　人类染色体 G 显带模式图

第四节　细胞的遗传

细胞核是细胞最重要的结构之一。随着分子生物学和分子遗传学的发展,进一步阐明了细胞核所储藏的遗传信息决定着细胞所有的生命活动,染色体上的 DNA 是遗传的物质基础,遗传基因就是有一定遗传效应的 DNA 片段。各种各样的基因决定了千变万化的生物体的各种性状。因此,细胞的遗传物质是 DNA,遗传的基本单位为基因。

一、基因及基因组

（一）基因的概念及基因表达

人类在对基因的认识上,经历了一个由抽象到具体、由浅表到深入的认识发展过程。1865 年,奥地利遗传学家孟德尔(G. Mendel)完成了豌豆杂交试验,他在《植物的杂交试验》一文中指出,生物体的某一特定性状是受一个**遗传因子**(genetic factor)所控制的,并总结出遗传因子传递的两大规律,即分离规律和自由组合规律。1909 年,丹麦遗传学家约翰逊(W. L. Johannsen)将"遗传因子"更名为**基因**(gene),并一直沿用至今。1910 年,美国遗传学家摩尔根(T. H. Morgan)在做了大量果蝇实验的基础上,证实了孟德尔的遗传因子(基因)在染色体上呈直线排列,提出了基因的连锁互换规律。1926 年,他发表了著名的《基因论》。1927 年米勒(H. S. Muller)等人证明基因可以发生突变。20 世纪 40—50 年代,人们提出"一个基因决定一种酶"学说。"一个基因决定一种蛋白质"学说和"一个基因决定一条多肽链"学说,随后 DNA 双螺旋结构模型的提出以及全部遗传密码子的破译,证实了基因的本质是 DNA。经过 100 多年的研究,基因的概念逐渐清晰。现在认为,基因是具有特定遗传效应的 DNA 片段,决定细胞内 RNA 和蛋白质(包括酶蛋白分子)等的合成,进而决定生物的遗传性状。基因可自我复制,可发生突变和重组。基因通过转录、翻译使储存的遗传信息释放出来,称为**基因表达**(gene expression)(图 8-22)。

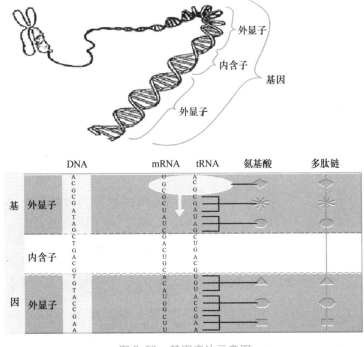

图 8-22　基因表达示意图

生物的种类不同,所含基因的数目不同。病毒的 DNA 只有几万个碱基对,可构成十几个基因;细菌的 DNA 有几百万个碱基对,含几千个基因,人类的 DNA 共含有 28.5 亿个碱基对,含有 2 万 ~ 2.5 万个基因。

　　根据在细胞内分布的不同,人类基因分为核内基因和核外基因。核内基因主要存在于细胞核内染色质的 DNA 纤维中;核外基因存在于细胞质线粒体的环状 DNA 上。根据功能的不同,基因可分为结构基因和调控基因。

　　1. 结构基因(structural gene)　是指能决定蛋白质或酶分子结构的基因。它们可编码多肽链中的氨基酸,从而决定肽链中氨基酸的种类和排列。

　　2. 调控基因(regulator and control gene)　是指可调节控制结构基因表达的基因。基因除了作为一个遗传的功能单位外,也是一个突变单位和重组单位。所谓突变单位,也称**突变子**(muton),是由于 DNA 分子中某个核苷酸的变化而引起表现型改变的单位。基因的重组是基因工程的内容之一,是人为的将某一生物的某一基因即重组单位分离或合成出来,通过载体转移到另一生物的细胞之中,从而使生物的遗传性状得到改变。

（二）基因的结构

　　原核生物结构基因的编码序列通常是连续的,即基因中所有核苷酸的遗传信息最终可全部表达出来。而在真核细胞中 DNA 的碱基序列并不一定都能编码 RNA,都是由编码序列和非编码序列两部分组成,编码序列是不连续的,被非编码序列所分隔,形成镶嵌排列的断裂形式,因此称为**断裂基因**(split gene)或间隔基因(interrupted gene)(图 8-23)。其中能编码的序列称为**外显子**(exon),不能编码的间隔序列称为**内含子**(intron)。不同的基因所含的内含子和外显子数目有所不同。如 rRNA基因只有一个内含子,人的血红蛋白 β 链基因共 1700 个碱基对,构成 3 个外显子和 2 个内含子,假肥大型肌营养不良致病基因的正常等位基因至少含 70 个内含子,全长 2300bp 以上,是迄今发现的最大的和内含子最多的人类基因。

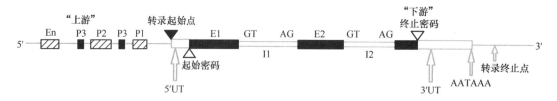

图 8-23　真核生物结构基因的结构示意图

En:增强子;P1、P2、P3:启动子(TATA 框、CAAT 框、GC 框);E1、E2:外显子;I1、I2:内含子;UT 非翻译区;
GT-AG:外显子-内含子接头

　　外显子与内含子相连接的部位通常是高度保守的特定序列,即内含子 5′端都是 GT 开始,3′端以 AG 结束,这种接头方式称为"GT-AG"法则,在 RNA 中对应为 GU-AG,是 RNA 剪接加工的信号。

　　在第一个外显子和最后一个外显子外侧均存在有非编码区,称为**侧翼序列**(flanking sequence),主要包含一些基因调控序列,如启动子、增强子、终止子等结构,它们参与基因表达的调控,对基因的转录有启动、增强和使之终止的作用。**启动子**(promotor)是指与转录启动有关的特异序列,位于转录起始点的上游,参与控制转录的起始过程而自身并不转录,常见的启动子有:①TATA 框(TATAbox):位于转录起始点上游 19～27bp 处,是一段高度保守的序列,由 TATA $\frac{A}{T}$A$\frac{A}{T}$ 7 个碱基构成。②CACA 框(CACA box):位于转录起始点上游 70～80bp 处,由 GG$\frac{T}{C}$CAATCT 9 个碱基组成。③GC 框(GC box):有两份复制,分别位于 CAAT 框的两侧,由 GGCGGG 6 个碱基组成,具有激活转录的功能(图 8-24)。

　　RNA 聚合酶与启动子结合后,就开始转录。**增强子**(enhancer)是一段能增强启动子转录效率的特定序列。通常与特定性细胞因子相互作用而加强转录,决定基因表达的组织特异性。

　　终止子(terminator)是位于基因末端的一段特异序列,由"回文序列"及其下游约 6 个 A-T 对共同组成。其中"回文序列"由一个轴心序列及其两侧的反向重复(互补)序列组成(图 8-25)。终止子具有终止转录的功能。由终止子转录后形成的 RNA 可自身碱基配对,形成发夹结构。发夹结构阻碍了 RNA 聚合酶的继续移动,转录因而终止。

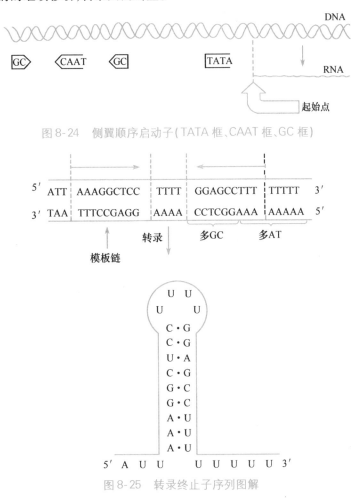

图 8-24 侧翼顺序启动子(TATA 框、CAAT 框、GC 框)

图 8-25 转录终止子序列图解

沉默子(silencer)又称抑制子、减弱子等,其作用机制可能与增强子类似,但是效应相反,能抑制基因转录效率。

现在又把启动子、增强子、沉默子等一类调控基因转录的核苷酸序列称为**顺式作用元件**(cisacting elements),它们与**反式作用因子**(trans-acting factors)(主要为各种调控蛋白)共同影响真核生物的转录过程。

(三) 基因组及人类基因组

基因组(genome)是指一个细胞或生物体的全部遗传基因。因此,每种生物都有自己的基因组。**人类基因组**(human genome)是指人类细胞的 DNA 分子所包含的储藏有人体全部遗传信息的一整套基因。其包括细胞核 DNA 所构成的细胞核基因组和线粒体 DNA 所构成的线粒体基因组两部分。细胞核基因组的基因总数位于 46 条染色体上,线粒体基因组约含 37 个基因。研究人类基因组的计划就称为**人类基因组计划**(human genome project,HGP)和人类基因组多样性计划(human genome diversity project,HGDP)。美国于 1990 年投资 30 亿美元开始研究该项目,随后有欧盟、日本、俄罗斯、加拿大、澳大利亚以及中国加盟,我国于 1993 年经国务院批准开展人类基因组研究,1996 年得到国际 HGP 执委会同意。人类基因组工作草图于 2000 年 6 月 26 日宣告完成,我国科学家完成了其中 1% 的工作。2004 年 10 月 21 日 *Nature* 公布人类基因组的完成序列。证明人类 46 条染色体含 28.5 亿个核苷酸,蛋白编码基因的数量,为 2 万 ~ 2.5 万个,比以前估计的约少 1/2。目前,基因组的研究已经向**功能基因组学**(functional genomics)、**蛋白质组学**(proteomics)和**代谢组学**(metabolomics)发展,并已经取得大量重要成果。

人类基因组研究的意义主要是①使许多与疾病相关的基因被识别。②为人与人之间的区别提供了一个理解遗传基础和人类特征进化的框架。③有了新的工具来研究基因调节区和基因网络。④比较其他基因组可以揭示共同的调控元件。⑤是研究基因组三维压缩到细胞核中的一个起点。⑥可以开发新的技术,如 DNA 芯片、蛋白质芯片。

二、DNA 的复制与基因的转录

(一) DNA 的复制

DNA 复制的过程:所谓 DNA 的复制,是以细胞中原有的 DNA 为模板,在 DNA 聚合酶的作用下合成 DNA 的过程。DNA 的复制开始于染色体上固定的起始点(origin)。起始点是含有 100 ~ 200 个碱基对的一段 DNA。在真核细胞,由于 DNA 分子巨大,因而具有多个复制起始点,一条 DNA 分子中,含一个复制起始点的单位称为一个**复制子**(replicon),每个复制子含 3 万 ~ 30 万个碱基对。每个复制子都含有控制复制起始的起点,可能还含有控制复制终止的终点(terminus)。从复制起始点开始复制,以复制叉方式向两侧推进,与相邻复制子相遇,终止其推进。复制一般都是同时向两侧相反方向进行的**双向复制**(bidirectional replication)。复制开始时,起始点处的 DNA 双螺旋先解开,在电镜下可看到呈眼泡状,称**复制泡**(replication bubble)或复制眼(replication eye),松解开的两股链和未松解开的双螺旋形状像一把叉子,称为**复制叉**(replication fork)。由于在同一个 DNA 分子上有很多个复制起始点,因而形成很多复制叉(图 8-26)。随着子链的延长,复制叉扩展,当相连复制子汇合连接成为两条连续的 DNA 分子链时,复制即告结束。

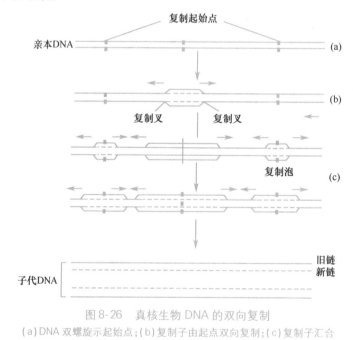

图 8-26 真核生物 DNA 的双向复制

(a)DNA 双螺旋示起始点;(b)复制子由起点双向复制;(c)复制子汇合

(二) DNA 复制的特点

1. 半保留复制　1953 年,Watson 和 Crick 在解释 DNA 双螺旋结构的基础上就提出了 DNA 的半保留复制假说:在 DNA 复制时,两条链分开,然后按照碱基配对方式合成新的子链,每个子链分子的双链 DNA 中一条链来自亲代 DNA,另一条是新合成的,这样组成新的 DNA 分子,这种复制方式叫做**半保留复制**(semiconservative replication)。随后对细菌、动植物及病毒的许多实验研究都证实了 DNA 复制的半保留方式(图 8-27)。

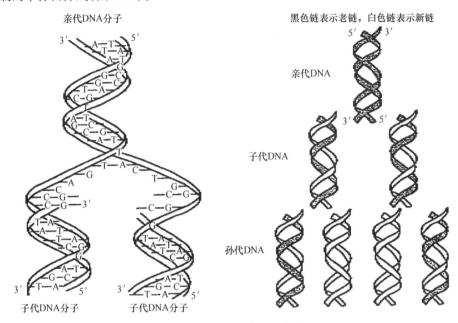

图 8-27　DNA 的半保留复制

　　2. 半不连续复制　在真核细胞,由于 DNA 聚合酶只能将单核苷酸连接到多核苷酸链的游离 3′端脱氧核糖的—OH 基上,即它只能催化 5′→3′的合成。1968 年,冈崎等人用³H 脱氧胸苷掺入噬菌体感染的大肠杆菌,然后分离标记的 DNA 产物,发现短时间内首先合成的是较短的 DNA 片段,接着出现较大的分子,人们把这些较短的 DNA 片段叫做冈崎片段(Okazaki fragment)。它使人们认识到 DNA 的**半不连续复制**(semi-discontinuous replication)过程(图 8-28):新合成的 DNA 只能沿 5′→3′的方向进行。由于 DNA 双螺旋是一个反向平行的两条链,因此在 3′→5′的模板链上,DNA 可沿 5′→3′方向连续复制,其复制的速度快,完成得也比较早,被称为**前导链**(leading strand)。而另一条 5′→3′的模板链的合成是不连续的,即先按 5′→3′方向合成许多短片段(冈崎片段),再通过 DNA 聚合酶(DNA ligase)的作用将这些短片断连成一条完整的链,被称为**后随链**(lagging strand)。

▌（三）基因的转录

　　基因的**转录**(transcription)是指以 DNA 上的基因为模板,在 RNA 聚合酶的作用下,通过碱基互补,合成 RNA 的过程。转录是遗传信息表达的开端,通过转录,遗传信息从 DNA 转移至 RNA,然后再通过 RNA 的翻译,合成蛋白质,使生物性状得以表达。转录发生在细胞核内,而翻译发生在细胞质基质中(图 8-29)。

　　真核细胞中的 RNA 主要有 3 种,即 mRNA、rRNA、tRNA,这三种 RNA 都是由 DNA 转录而来,而且都与蛋白质的合成有关。DNA 指导的 RNA 聚合酶(DNA directed RNA polymerase)催化了基因的转录即 RNA 的合成过程。细胞中的三种 RNA,需要的 RNA 聚合酶也不相同。mRNA 的转录由 RNA 聚合酶Ⅱ催化,rRNA 由 RNA 聚合酶Ⅰ催化,tRNA 由 RNA 聚合酶Ⅲ催化。三种聚合酶结构相似,有些基团是共同的,但有些则是专一的。这些化学基团的专一性决定了他们对不同 DNA 序列作用的特异性(表 8-2)。

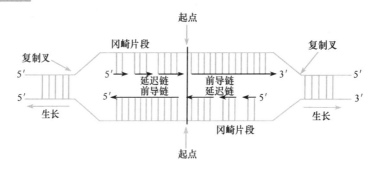

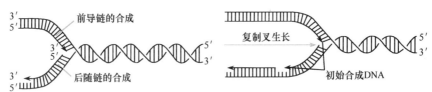

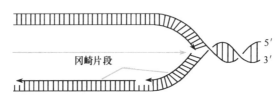

图 8-28 真核生物 DNA 半不连续复制

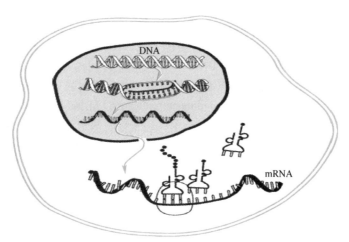

图 8-29 细胞内 DNA 复制与转录发生位置图

表 8-2 真核生物 RNA 聚合酶

RNA 聚合酶	转录产物	在细胞内分布
I	18S,5.8S,rRNA	核仁
II	mRNA 前体,hnRNA	核质
III	tRNA,5SrRNA	核质

1. 转录的过程 真核生物的转录过程是在细胞核中进行的。细胞核中的 DNA 分子的局部双链在酶的作用下暂时解旋,以其中一条 DNA 链作为 RNA 合成的模板链,按碱基配对原则,以四种核苷酸(ATP、GTP、CTP、UTP)为原料,在 RNA 聚合酶催化下合成一条单链 RNA,RNA 合成方向为 5′→3′。

与模板链互补的另一条 DNA 单链称为非模板链,与新合成的 RNA 具有同样的 5′→3′方向和碱基顺序,因此又称为**有意义链**(sense strand)或编码链,相应地,模板链又称为**反意义链**(antisense strand)或反编码链(图 8-30)。

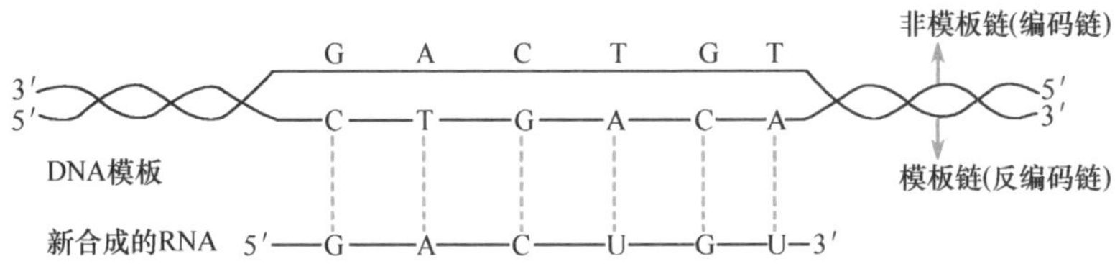

非模板链(编码链)

G　A　C　T　G　T

$3'$
$5'$

DNA模板

$5'$
$3'$

模板链(反编码链)

C　T　G　A　C　A

新合成的RNA　$5'$——G——A——C——U——G——U——$3'$

图8-30　DNA指导的RNA合成(转录)

　　真核生物的转录过程包括:RNA聚合酶与启动子结合;转录的开始;转录的延长;转录的终止等4个步骤。①RNA聚合酶与启动子结合:不少基因的上游、下游或内部都存在着一些特定的RNA区域即启动子(如TATA框),它或直接与RNA聚合酶结合,或在转录因子的作用下与RNA聚合酶结合,结合后的RNA聚合酶识别转录起始点,打开DNA双链间的氢键(约4个bp),为转录做好准备。②转录的开始:RNA聚合酶依照碱基互补的原则,以DNA的反编码链(方向$3'\rightarrow 5'$)为模板,促使NTP(某三磷酸核苷)结合在模板的转录起始点上,并形成第一个$3'\rightarrow 5'$磷酸二酯键。③转录的延长:当RNA链合成开始后,RNA聚合酶就沿着RNA链继续向前滑动,不断地形成新的磷酸二酯键,使RNA链增长。④转录的终止:当转录进行到终点位点时,RNA聚合酶不再起作用而脱落,转录产物也从DNA链上脱落,前体RNA通过加工剪接形成成熟的RNA分子,DNA则恢复到原来的构象。

　　2. 转录产物的加工　转录后的产物称为初级转录物(primary transcript)。初级转录物要经过加工和修饰的过程,才能成为成熟的、有功能的RNA。

　　(1) mRNA的加工:mRNA的成熟包括剪接、戴帽、加尾等过程。①剪接刚转录出来的mRNA称**为mRNA前体**(pre-mRNA)**或核不均一RNA**(heterogeneous nuclear RNA,hnRNA)。它包含了mRNA基因的内含子、外显子、前导区、尾部区相对应的全部序列。在剪接酶的作用下,内含子相对应的序列被剪掉,剪接点即基因中内含子与外显子接头处的剪接信号GT-AG,相应于RNA中的GU-AU。内含子被剪掉后,外显子对应序列连接起来,这个过程就是剪接(splicing)(图8-31)。②戴帽:在前mRNA的$5'$端加上7-甲基鸟嘌呤核苷三磷酸(m^7Gppp),称为帽子(cap),通过特殊的$5',5'$磷酸二酯键与RNA转录物$5'$端的第一个核苷酸相连(图8-32)。帽子结构是核糖体小亚基的识别信号,能促进mRNA与核糖体结合,还能有效地封闭mRNA $5'$端,防止核酸外切酶的降解作用,保证了mRNA的稳定性。③加尾:在绝大多数真核生物的mRNA分子中,$3'$端都有**多聚腺苷酸**(polyadenylate,polyA)结构,称为尾巴(tail),长100~200个腺苷酸。这是在mRNA成熟过程中,由酶切掉mRNA $3'$端加尾信号AAUAAA下游的序列,然后以ATP为原料在多聚腺苷酸聚合酶作用下,逐渐将腺苷酸加到$3'$端(图8-33)。

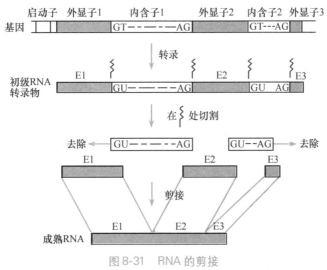

图8-31　RNA的剪接

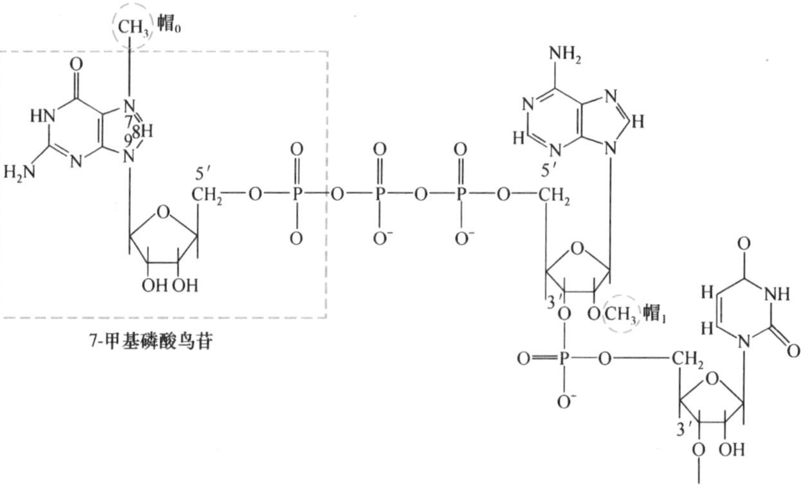

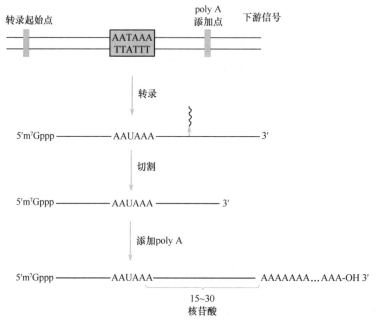

图 8-32 真核生物 mRNA 5′端的戴帽

图 8-33 真核生物 mRNA 的 3′端为多聚腺苷酸化

(2) rRNA 加工:rRNA 前体的加工是在核仁中进行的。rRNA 的前体是一个较大的分子,真核生物 45S rRNA 前体约含 14 000 个核苷酸残基,首先是其中 100 多个核苷酸残基被甲基化,其甲基化部位是核糖的 2′-OH,甲基化的 45S rRNA 前体再进行一系列剪接后产生 18S、28S 和 5.8S rRNA。近年来的研究发现,rRNA 前体分子的剪接不需要核酸酶参与,完全由 rRNA 前体以鸟苷酸作为辅助因子自身催化完成的。rRNA 前体分子的甲基化在其加工过程中也非常重要,如果缺乏蛋氨酸(甲基的供体),rRNA 前体的加工即被阻断。5S rRNA 由 5S rRNA 基因转录而来,其初级转录物一般不需再加工,在有些种系动物细胞中也只经过略微加工,即去除 3′端的 10 ~ 50 个核苷酸,即成为成熟的 5S rRNA 分子。

(3) tRNA 加工:真核细胞中 tRNA 前体的加工过程颇为复杂,包括去除 5′端先导序列(leader sequence)、剪接去除内含子、3′端的 UU 由 CCA 取代、碱基修饰等过程。成熟的 tRNA 比前体 tRNA 少

15 ~ 30 个核苷酸。

复习题

1. 名词解释

核质比	核孔复合体	核小体	核纤层
核骨架	核仁组织区	端粒	副缢痕
半保留复制	复制子	基因组	外显子
同源染色体	随体	结构基因	断裂基因
单体型与单倍体	核型	核仁组织中心	

2. 简述核膜的结构和功能。

3. 构成染色质的 DNA 必须具有的序列有哪些?

4. 染色质和染色体有何关系? 染色质有哪几种型?

5. 常染色质与异染色质在结构和功能上有何异同?

6. 简述核纤层的结构和功能。

7. 试述染色体形成的两种模型。

8. 简述人类染色体的数目及形态特征。

9. 简述中期染色体的形态特征。

10. 试述动粒-着丝粒结构域的结构作用。

11. 正常人类核型分为几组? 试述人类染色体的分组依据。

12. 核仁在形态上有哪些特点? 试述核仁的超微结构及功能。

13. 比较说明 DNA 复制和转录的异同点。

14. 试简述真核生物基因转录的基本过程。

第九章 细胞骨架与细胞运动

细胞骨架(cytoskeleton)是广泛存在于真核细胞中,由蛋白纤维组成的纵横交错的三维网络结构系统。细胞除了具有遗传和代谢两个主要特性之外,还有两个特性,就是它的运动性和一定形态维持。细胞骨架是细胞运动的轨道,也是细胞形态的维持和变化的支架(图9-1)。

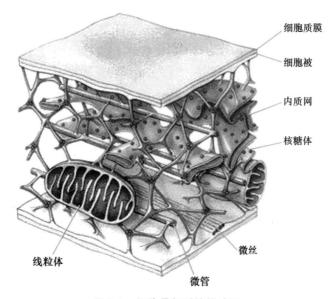

图9-1 细胞骨架系统模式图

广义的细胞骨架还包括**细胞核骨架**(nuclear skeleton)、**细胞膜骨架**(cell membrane skeleton)和**细胞外基质**(extracellular matrix)。但我们通常所说的细胞骨架主要指细胞质骨架,在细胞质内主要由**微管**(microtubule,MT)、**微丝**(microfilament,MF)和**中等纤维**(intermediate filament,IF)三种蛋白质纤维(filamemt)构成。微管主要分布在核周围,并呈放射状向胞质四周扩散;微丝主要分布在细胞质膜的内侧;而中间纤维则在整个细胞中均有分布(图9-2)。

早在1879年,弗莱明(W. Flemming)首先观察和描述了有丝分裂过程,并指出细胞质由纤维网络及网络中的非纤维物质组成。1928年Koltzoff提出了细胞骨架的原始概念。由于电镜制样一般采用低温(0~4℃)固定,而细胞骨架会在低温下解聚;直到1963年采用戊二醛常温固定方法,在水螅刺细胞中发现微管后,才逐渐认识到细胞骨架的客观存在。目前细胞通过特殊处理后,在光学显微镜下也可见到纤维网络状的细胞骨架(图9-3)。

细胞骨架的一个很特别的性质是在非离子去垢剂,如Triton X-100处理时保持非溶解状态。当用这类去垢剂处理细胞时,可溶性的物质、膜成分被抽提出来,留下细胞骨架,并且同活细胞中的结构完全一样。根据这一特性,采用金属复型技术在电子显微镜下观察到细胞骨架的基本排列(图9-4)。

用非离子去垢剂Triton X-100处理成纤维细胞,并进行冰冻干燥和金属复型的细胞骨架。SF表示的是成束的微丝,MT表示微管,R是多聚核糖体。

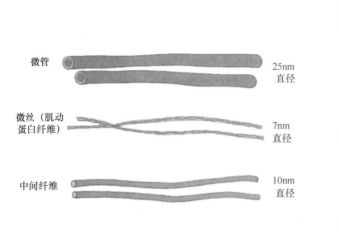

图9-2 细胞骨架的三种主要成分及分布

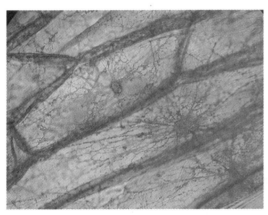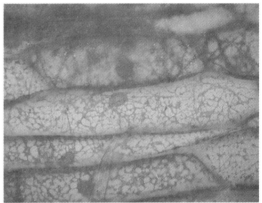

图9-3 光学显微镜下所见到的细胞骨架

细胞骨架在细胞形态维持、承受外力、细胞运动方面起着重要作用,还参与细胞内部结构有序性的保持、细胞分裂、细胞器定位、细胞内物质运输、信息传递等许多重要的生命活动。并为信使 RNA 提供锚定位点,促进 mRNA 翻译成多肽。此外构成细胞骨架的蛋白纤维分子组装的生物学意义也十分引人注目,因此对细胞骨架的研究成为细胞生物学领域最活跃的研究项目之一,目前已从形态观察迅速推进到分子水平。

第一节 细胞质骨架

一、微 管

微管(microtubule,MT)是所有真核细胞细胞质骨架系统中的主要成分,是由微管蛋白组成的管状结构,对低温、高压和秋水仙素敏感。1963

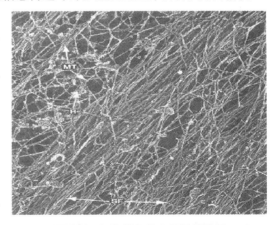

图9-4 细胞骨架的电子显微镜图

年首先由 Slautterback 在水螅细胞中发现,同年,Ledbetter 和 Porter 报道在植物中也存在。微管呈网状或束状分布于细胞质内特定的空间位置上,是一种动态的、保守性的结构,在不同类型的细胞中具有相同的形态(图 9-5)。微管还与其他蛋白质共同装配成细胞特化的纤毛、鞭毛、基体以及中心体、纺锤体等结构,参与细胞形态的维持、细胞运动和细胞分裂等重要生命活动。

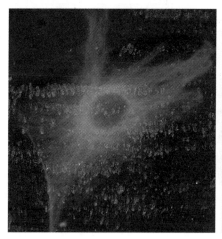
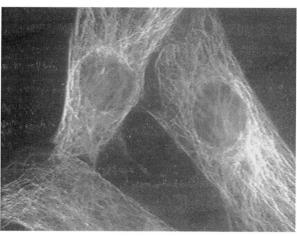

图 9-5　荧光显微镜下的微管

(一) 微管的超微结构及化学组成

1. 微管的形态结构及分布　微管为 13 根原纤维(protofilaments)构成的具有一定刚性的、直而中空的圆管状结构。其外形因具有一弹性,有时略呈弯曲。微管直径(外径)为 22~25nm,内径 12~15nm,壁厚约 5nm,是细胞质骨架中直径最大的纤维(图 9-6)。在各种细胞中微管的形态和结构基本相同,但长度不等;大多数细胞中微管长几微米,在中枢神经系统的运动神经元中可长达几厘米。微管存在于几乎所有的真核细胞质中(人类成熟的红细胞除外),分布在细胞边缘,内部较少。在细胞质中微管一般平行排列成束状,但在中心粒、鞭毛、纤毛中呈放射状排列。细胞核周围的微管分布特别密集,与细胞核存在密切的联系;核孔的功能也与微管有着密切的关系。

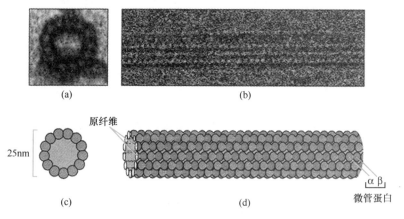

图 9-6　微管的形态结构

2. 微管的存在形式　根据结构,微管可分三种类型,即单管(singlet)、二联管(doublet)和三联管(triplet)(图 9-7)。

单管由 13 根原纤维螺旋包围而成,分散或成束存在于细胞质中,是细胞质中微管主要的存在形式。单管不稳定,在低温、Ca^{2+} 和秋水仙素作用下极易解聚(图 9-8)。

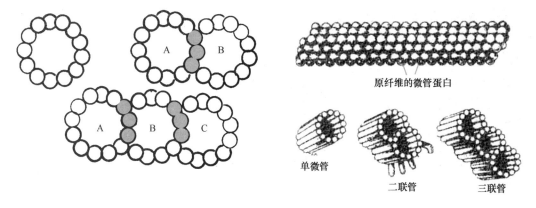

图 9-7　微管的类型
A、B、C 分别表示二联管和三联管的各微管

二联管由两根单管组成,两根管分别称为 A 管和 B 管,A 管为完整的单管,B 管与 A 管共用的三根原纤维。二联管主要分布于细胞表面的鞭毛、纤毛中。

三联管含 A、B、C 三根单管,其中 B 管与 A 管、C 管与 B 管各共用三根原纤维。三联管实际上含原纤维仅 33 根。三联管是构成中心粒以及鞭毛、纤毛基体的微管。二联管与三联管比较稳定,对低温、Ca^{2+} 和秋水仙素不敏感,在这些因素的作用下不易解聚。

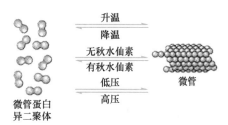

图 9-8　影响微管稳定性的某些条件

二联微管和三联微管均由单管聚合而成,在细胞中处于动态变化之中。由于微管结合蛋白和酶修饰的原因,微管形成的有些结构是比较稳定的。如神经细胞的轴突、细胞表面特化的纤毛和鞭毛等。

3. 微管的化学组成　构成微管的主要化学成分为**微管蛋白**(tubulin),是在进化上极为保守的球形酸性蛋白(pH 5.2 ~ 5.4),占微管总蛋白质含量的 80% ~ 95%。细胞质中一般包括 α 和 β 两种微管蛋白,两者的相对分子质量相同(55 000),氨基酸序列有 42% 相同。这两种微管蛋白具有相似的三维结构,能够紧密地结合成一个**αβ 异二聚体**(heterodimer),αβ 异二聚体是构成微管蛋白纤维的基本单位。不形成二聚体的微管蛋白很快被降解,所以在细胞质中基本上无游离的 α 微管蛋白或 β 微管蛋白。

除微管蛋白外,还有些辅助蛋白质同微管相结合,占微管总蛋白含量的 5% ~ 20%;这些蛋白不是构成微管壁的基本成分,而是在微管蛋白装配成微管之后与其结合,称为微管附属蛋白或**微管关联蛋白**(microtubule-associated proteins,MAPs)。MAPs 参与微管的结构,并与微管的聚合、稳定性或强度有关。近年来的研究显示 MAPs 的功能可能还要广泛。

微管的结构和功能的差异主要取决于微管结合蛋白的不同。微管结合蛋白可分为两大类。I 型对热敏感,主要是存在于神经细胞突起中的 MAP1,又可分为 MAP1a、MAP1b、MAP1c。II 型为热稳定性高的 MAP2、MAP4 和 Tau 蛋白。MAP2 只存在于神经细胞,又分为 MAP2a、MAP2b、MAP2c;实验证明,MAP2 在细胞中过表达会使微管在成束时保持较宽的间隔;MAP2a 的含量减少会影响树突的生长。MAP4 可广泛存在于各种细胞;在细胞分裂时可调节微管的稳定性。Tau 蛋白存在与神经细胞的轴突中,过表达会使微管在成束时紧密。

微管结合蛋白分子包含一个碱性的结合微管的结构域(basic microtubule-binding domain)和一个酸性的向外突出的结构域(acidic projection domain)。在电镜下可见在微管管壁的突出部位以横桥的方式与质膜、中等纤维和其他微管纤维相连接(图 9-9)。这样可使微管能抵御某些化学物质(如秋水仙素)和物理因子(如低温)的影响而不发生解聚。如果去掉微管结合蛋白,微管则很易解聚。

（二）微管的组装

微管蛋白通过聚合或解聚，使微管组装或去组装，来满足细胞的生理需要。

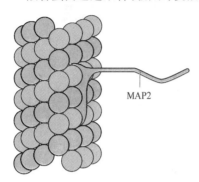

图 9-9　微管结合蛋白 MAP2

1. 微管的体外组装　1972 年 Richard Weisenbery 首次证明从小鼠的脑组织中提纯了微管，并证明在体外 GTP、Mg^{2+}、EDTA 和一种 Good 有机缓冲液（Good 等，1966）等存在的条件下能自发组装。

微管在体外适当的条件下能进行自我装配，但微管蛋白的聚合和解聚受到许多因素的影响。一般情况下微管聚合的微管蛋白临界浓度约为 1mg/ml，最适 pH 为 6.9；温度 37℃ 时微管适宜组装，温度低于 4℃ 时形成的微管解聚，0℃ 时解聚为异二聚体。Mg^{2+} 能促进微管蛋白的聚合，Ca^{2+} 可促使微管解聚。GTP 可为微管的聚合提供能量，每一个微管蛋白二聚体有两个 GTP 结合位点，一个位于 α 亚基，另一个位于 β 亚基上。α 微管蛋白结合的 GTP 从不发生水解或交换，是 α 微管蛋白的固有组成部分。结合在 β 亚基上的 GTP 能够被水解成 GDP，所以这个位点又称为可交换的位点（exchangeable site，E 位点）（图 9-10）。αβ 微管蛋白异二聚体同 GTP 结合后被激活，从而使异二聚体结合成微管。在发生聚合后，GTP 被分解为 GDP 和磷酸。

α微管蛋白　　　　β微管蛋白

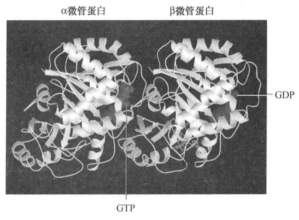

GDP

GTP

图 9-10　微管蛋白分子模型

当微管蛋白组装时，先由 αβ 异二聚体首尾相接形成较短的原纤维，再经过原纤维的两端和侧面增加扩展成为片层，当片层达到 13 根原纤维时即合拢成一段微管，然后新的异二聚体再不断增加到微管的两端使之不断延长，直到微管的聚合与解聚达到平衡。αβ 异二聚体聚合时具有极性，总是从 αβ→αβ，这样微管蛋白原纤维一端为 α，另一端即为 β，其分别称为"头"和"尾"。原纤维中异二聚体亚单位重复排列的极性，使细胞内所有由微管构成的结构也具有极性。微管两个端点的装配速度不同，装配快的一端称为正（+）极（plus end），另一端则为负（-）极（minus end）。在一定条件下微管的正端的组装速度与负端的解聚速度相等，微管长度不变，微管的这种装配方式称为**踏车运动**（tread milling）（图 9-11）。

2. 微管的体内装配　要比体外复杂得多，除了遵循体外装配的规律外，还受到时间和空间的严格控制。相同游离微管蛋白浓度的聚合率在体内比体外高 5 ~ 10 倍，聚合与解聚的变化频率也高。由于微管的负端附着在中心体上受到保护，在细胞内微管的延长或缩短的变化多发生在正端。间期细胞中，微管与微管蛋白亚单位库处于相对平衡状态；在有丝分裂期中，微管装配和去装配动态受细胞周期的调控而发生明显改变，分裂前期胞质微管去装配，游离的微管蛋白亚单位装配成为纺锤体；分裂末期，发生逆向变化，纺锤体解体，微管蛋白重新装配成胞质微管。

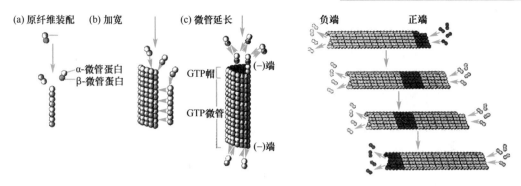

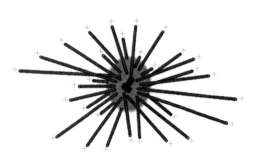

图 9-11 微管的组装与去组装

3. 微管组织中心 在正常生理状态下,微管的装配总是先由**微管组织中心**(microtubule organizing center,MTOC)开始(图 9-12)。微管组织中心包括中心体(动物细胞中主要的微管组织中心)、动粒(染色体与纺锤丝相连的部位)、纺锤体的极体(真菌)、基体(原生动物鞭毛、纤毛)等,是微管装配的发生处。它能调节微管蛋白的聚合与解聚,使微管加长或缩短。例如纺锤丝是由微管组成的,用紫外光束破坏纺锤丝,能使纺锤丝减少,但很快可以恢复,如果用紫外光束破坏着丝粒,纺锤丝就不能形成了。

图 9-12 微管从微管组织中心向外生长

微管组织中心还可决定细胞微管的极性,在有丝分裂间期,大多数细胞的微管负极附着在微管组织中心,正端远离微管组织中心,指向细胞边缘、鞭毛和纤毛的尖端。因此,细胞内微管的组装与去组装多发生在正极。在细胞有丝分裂期,纺锤体极间微管的负极与极体相连,正极位于纺锤体中部,染色体微管的负极也与极体相连,正极附于着丝粒上。另外,研究表明微管组织中心对微管末段具有保护作用。

4. 微管敏感的药物 有些微管特异性药物在微管结构与功能研究中起重要作用,如:紫杉醇(taxol)、氧化氘(DO$_2$)能促进微管的装配,并使已形成的微管稳定,但这种稳定性会破坏微管的正常功能。秋水仙素(colchicine)、甲氨基秋水仙碱(colcemid)、长春碱(vinblastine)、长春新碱(vincristine)能结合和稳定游离的微管蛋白,抑制体内外微管的聚合。

秋水仙素是一种生物碱,能够与微管特异性结合。秋水仙素同二聚体的结合,形成的复合物可以阻止微管的成核反应。秋水仙素和微管蛋白二聚体复合物加到微管的正负两端,可阻止其他微管蛋白二聚体的加入或丢失。

不同浓度的秋水仙碱对微管的影响不同。用高浓度的秋水仙素处理细胞时,细胞内的微管全部解聚,但是用低浓度的秋水仙素处理动物和植物细胞,微管保持稳定,并将细胞阻断在中期。

研究表明,在病变的细胞和衰老的细胞,微管的数量和形态明显变化,如急性肝炎患者,其肝细胞的微管数量增多,尤其是高尔基体区。因为微管与病毒的亲和力很强,可以牢固地结合。在肿瘤细胞,细胞分裂间期微管的数量显著减少,一般仅正常时的二分之一,主要原因是肿瘤细胞中钙调蛋白含量高,过多的 Ca^{2+} 抑制了微管蛋白的聚合。在阿尔茨海默病(Alzheimers disease,AD),即早老性痴呆病患者中,脑神经细胞的微管大量扭曲变形或缠绕。这在衰老的细胞中也同样可见,微管数目减少、变形,使细胞尤其神经细胞中的物质运输、信息传递发生障碍,从而导致机体整体功能的降低。

二、微 丝

微丝(microfilament,MF)又称肌动蛋白纤维,存在于所有真核细胞的细胞质中,是由肌动蛋白组成的、直径为 8nm 的纤维(图 9-13)。微丝呈网状、束状或散在分布于细胞质的特定空间位置上,也是一种动态的的结构,在具有运动功能或非对称性的细胞内较为发达(图 9-14)。微丝和它的结合蛋白(association protion)可利用化学能产生机械运动,构成化学机械系统。微丝参与细胞形态的维持、细胞内外物质的运输和细胞间的连接等重要生命活动。

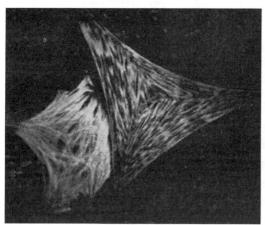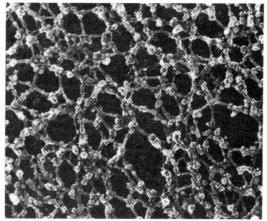

图 9-13　光镜(左)与电镜(右)下的微丝

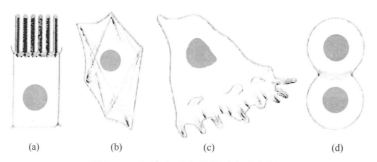

图 9-14　细胞中成束的肌动蛋白纤维

(a)微绒毛;(b)细胞质中的收缩束;(c)运动细胞前缘的鞘和指;(d)细胞分裂时的收缩环

(一) 微丝的形态结构及化学组成

1. 微丝的超微结构及分布　电镜下微丝为长度不一的实心状纤维,其直径约 5~8nm。微丝的直径虽比微管小,但在一个细胞中微丝的总长可达微管的 30 倍。就弹性而言,微丝相对较弯曲。一般细胞中微丝含量较少,但在活动较强的细胞如肌细胞中含量较多,且形成特殊的稳定结构。利用相差显微镜观察培养的上皮细胞和成纤维母细胞时,可见到很多致密的微丝束,沿长轴方向平行排列。在正常休止时期的淋巴细胞中,微丝则多见于质膜的内缘,且围成一个圆圈。微丝在非肌性细胞中的形态和分布等可随细胞活动的需要而变化,呈现出一种动态结构。

2. 微丝的化学组成　微丝主要由肌动蛋白(actin)组成,它是微丝结构和功能的基础,因此微丝又称肌动蛋白纤维(actin filament)。纯化的肌动蛋白是单体的(一个分子单位),它可与相同的单体形成多聚体。肌动蛋白单体的相对分子质量为 43 000,外观呈哑铃状,有极性,称为球状肌动蛋白或 **G-肌动蛋白**(globular actin, G-actin)。每个 G-肌动蛋白由两个结构域(domain)组成,每个结构域又分别由两个亚基组成。G-肌动蛋白单体上有结合阳离子(K^+、Na^+、Mg^{2+}、Ca^{2+}、Sr^{2+} 等)、腺苷酸(ATP 或 ADP)和肌球蛋白的位点。数千个 G-肌动蛋白单体以同样的方式与相邻单体自我组装后呈纤维状,称为纤维状肌动蛋白或 **F-肌动蛋白**(filamentous actin, F-actin)(图 9-15)。通常微丝的肌动蛋白纤维是由两条线性排列的肌动蛋白链形成的双股螺旋状,如双线捻成的绳子,每旋转一圈的长度为 37nm。在一个活细胞中,肌动蛋白纤维与不同的附属蛋白交错和成束排列在一起,使微丝比单根的肌动蛋白纤维更粗壮(图 9-16)。

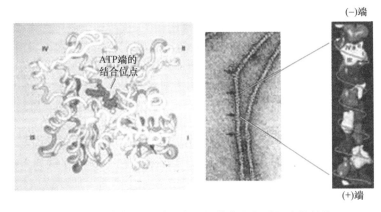

图 9-15　单体 G-肌动蛋白和纤维状 F-肌动蛋白的结构

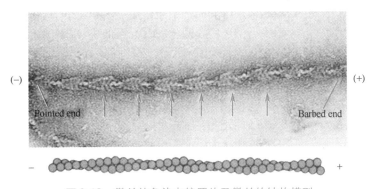

图 9-16　微丝的负染电镜照片及微丝的结构模型

肌动蛋白具有三种异构体,根据等电点的不同可将高等动物细胞内的肌动蛋白分为三类,即 α、β、γ 肌动蛋白。α 肌动蛋白包括 α 骨骼肌型肌动蛋白(主要存在于骨骼肌细胞)、α 心肌型肌动蛋白(主要存在于心肌细胞)和 α 血管型肌动蛋白(主要存在于血管平滑肌细胞)三种亚型;β 肌动蛋白只有 β 细胞质型肌动蛋白一种,主要存在于非肌肉细胞中;γ 肌动蛋白有两种亚型,分别是 γ 细胞质型肌动蛋白(主要存在于非骨骼肌细胞)、γ 肠型肌动蛋白(主要存在于内脏平滑肌细胞)。同一细胞中可以有两种或两种以上的肌动蛋白亚型存在,且不能相互替代。

肌动蛋白在进化上高度保守,酵母和兔子肌肉的肌动蛋白有 88% 的同源性。不同类型肌肉细胞的 α 肌动蛋白分子一级结构(约 400 个氨基酸残基)仅相差 4 ~ 6 个氨基酸残基;β 肌动蛋白或 γ 肌动蛋白与 α 横纹肌肌动蛋白相差约 25 个氨基酸残基。这表明肌动蛋白基因是从同一个祖先基因进化而来的。多数简单的真核微生物,如酵母或黏菌,含单个肌动蛋白基因,仅合成一种肌动蛋白。然而许多多细胞真核生物含有多个肌动蛋白基因,如海胆有 11 个,网柄菌属(*Dictyostelium*)有 17 个,在某些植物中有 60 个。肌动蛋白还要经过翻译后修饰,如 N-端的乙酰化或组氨酸残基的甲基化。这样又产生出肌动蛋白的多样性。

（二）微丝结合蛋白

在不同的细胞中微丝行使不同的功能,这在很大程度上和细胞质中存在的许多种类的微丝结合蛋白(microfilament-associated protein)有关。它们和肌动蛋白相结合,控制着肌动蛋白的构型和行为。目前已经分离出来的微丝结合蛋白有 100 多种。

1. 与肌肉收缩有关的微丝结合蛋白　肌细胞又称肌纤维,其中含有丰富的肌原纤维(myofibril)。在电镜下肌原纤维是由许多肌丝组成,肌丝根据其形态及组成成分的不同分为粗肌丝(thick myofilament)和细肌丝(thin myofilament)。粗肌丝的直径约为 10nm,长约 2μm;细肌丝的直径约5nm,长约1μm。粗肌丝由250~360个肌球蛋白分子集合而成,细肌丝则由肌动蛋白、原肌球蛋白以及肌钙蛋白组成。

(1)肌球蛋白(myosin):肌球蛋白与肌动蛋白紧密相关,这两种蛋白质首先在肌肉细胞中被发现,因都具有收缩能力,又称收缩蛋白(contractile protein)。以后证明在非肌性蛋白中也广泛存在。

目前发现肌球蛋白有十几种类型。在非肌细胞中含量较少,呈无序排列,一般不易观察到它们的形态。在肌细胞中,肌球蛋白Ⅱ(myosin Ⅱ)是构成肌纤维的主要成分之一,占肌肉总蛋白的一半。肌球蛋白与F-肌动蛋白形成有序的收缩单位——肌节,参与肌丝滑动。肌球蛋白Ⅱ相对分子质量为450 000,长约130nm,直径2nm,是由2条重链和4条轻链组成的杆状分子。2条重链的C-端缠绕形成一个双股α螺旋的杆状尾部,每条重链的N-端和2条轻链一起盘曲折叠成球形的头部。肌球蛋白Ⅱ的两个球形头部均有肌动蛋白及ATP酶结合部位,具有ATP酶活性,可利用水解ATP产生的机械能,向肌动蛋白纤维的正极移动(图9-17)。

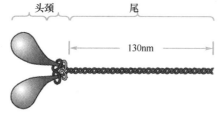

图9-17 肌球蛋白Ⅱ分子结构模式图

轻链在Ca^{2+}依赖的肌球蛋白轻链激酶(myosin light-chain kinase)作用下呈现伸展状态,可以促进多个肌球蛋白分子平行交错排列。首先两个肌球蛋白分子尾对尾的反向排列,即尾部在中央,而头部朝向两端,再平行聚合成束。这样构成一条长约2μm,粗约10nm的粗丝。

常见的还有肌球蛋白Ⅰ、Ⅴ。肌球蛋白Ⅰ由一条重链和两条轻链组成;肌球蛋白Ⅴ结构类似于肌球蛋白Ⅱ,但重链有球形尾部。在非肌细胞中,肌球蛋白Ⅱ参与形成应力纤维和胞质收缩环,肌球蛋白Ⅰ、Ⅴ结合在膜上与膜泡运输有关,神经细胞中富含肌球蛋白Ⅴ。

(2)原肌球蛋白(tropomyosin,Tm):长杆状的原肌球蛋白在肌肉中占总蛋白量的5%~10%,相对分子质量64 000,长约40nm,由两条平行的多肽链缠绕成α螺旋结构。原肌球蛋白与肌动蛋白紧密结合,位于肌动蛋白纤维螺旋的沟内,两者相伴而行。每一个原肌球蛋白分子的长度相当于7个肌动蛋白分子排列的长度。同时每个原肌球蛋白分子附近有一个肌钙蛋白。即每7个球形肌动蛋白分子的长度就平均有1个原肌球蛋白分子和1个肌钙蛋白分子(图9-18)。原肌球蛋白与肌动蛋白纤维结合后,可加强和稳定肌动蛋白丝,调节肌球蛋白头部和肌动蛋白的结合。

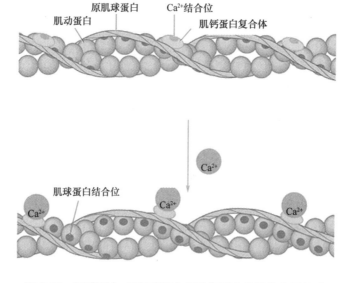

图9-18 肌动蛋白、原肌球蛋白及肌钙蛋白分子的位置关系

（3）肌钙蛋白（troponin，Tn）：肌钙蛋白相对分子质量 80 000，由肌钙蛋白 C（Tn-C）、肌钙蛋白 T（Tn-T）和肌钙蛋白 I（Tn-I）三个亚基组成。肌钙蛋白 C 能同时与 4 个 Ca^{2+} 特异性结合，引起肌钙蛋白构象发生变化。肌钙蛋白 T 对原肌球蛋白具有高度亲和力。肌钙蛋白 I 可抑制肌球蛋白头部的 ATP 酶活性，并抑制肌动蛋白与肌球蛋白头部接触。细肌丝中每隔 40nm 就有一个肌钙蛋白复合体结合到原肌球蛋白上。

除上述主要分子外，肌肉收缩系统中还存在一些其他微丝结合蛋白，如 α-辅肌动蛋白、CapZ 等，在这里不一一赘述。

2. 非肌细胞中的微丝结合蛋白　在非肌细胞中也存在肌球蛋白、原肌球蛋白、α-辅肌动蛋白等，而肌钙蛋白尚未发现。近年来在非肌肉细胞中已发现 40 多种微丝结合蛋白，主要与微丝的装配及功能相关。它们中的大多数以简单的方式与肌动蛋白相结合，形成多种不同的亚细胞结构，并具有多种功能。简单介绍以下几类：

（1）交联蛋白（cross-linking protein）：分为成束蛋白和成胶蛋白两类，成束蛋白如丝束蛋白（fimbrin）、绒毛蛋白（villin）和 α-辅肌动蛋白（α-actinin），可以将肌动蛋白纤维交联成束状结构。成胶蛋白，如细丝蛋白（filamin），横向连接相邻微丝，形成三维网络结构。

（2）成核蛋白（nucleating protein）：成核（nucleation）是肌动蛋白纤维组装的第一步，即几个肌动蛋白单体先组装成多聚体，然后其他单体继续添加形成长纤维分子。常见的成核蛋白为肌动蛋白相关蛋白（actin-related protein，Arp）复合体，它由 Arp2、Arp3 和 5 种其他蛋白构成，在体内和体外都可以促进肌动蛋白的核化。

（3）封端蛋白和加帽蛋白（end-blocking protein/capping protion）：作用是调节肌动蛋白纤维的长度，结合在正或负极形成"帽子"，阻止其他单体添加或减少。

另外，还有单体聚合蛋白（monomer polymerizing protein）、微丝解聚蛋白（actin-filament depolymerizing protein）、纤维切断蛋白（filament severing protein）等多类微丝结合蛋白，在这些微丝结合蛋白的协助下，微丝在真核细胞中形成了广泛存在的骨架结构，参与细胞的许多重要功能活动。

（三）微丝的组装及其调节

1. 微丝的组装　细胞中微丝参与形成的结构除肌原纤维、微绒毛等属于稳定结构外，其他大都处于动态的组装和去组装过程中，并通过这种方式调整其在细胞内的排列和分布，实现其功能。

微丝在体外适当的条件下能进行自我装配，但肌动蛋白的聚合和解聚受到许多因素的影响。在适宜的温度，并有 ATP、Mg^{2+} 和高浓度的 K^+ 或 Na^+ 的溶液诱导下，肌动蛋白单体可自我组装为肌动蛋白纤维。在含有 Ca^{2+} 和很低浓度的 K^+、Na^+ 时，微丝趋向于解聚而形成肌动蛋白单体。肌动蛋白的起始浓度、溶液 pH、微丝结合蛋白在微丝的组装中也非常重要。

在适当的条件下肌动蛋白单体首先形成一些装配核心，通常肌动蛋白三聚体才能稳定存在，接着 G-肌动蛋白迅速在核心两端聚合。肌动蛋白单体具有极性，在装配时首尾相接，故微丝也有极性。肌动蛋白单体加到微丝两端的速度不同，速度快的一端为正极，速度慢的一端为负极。同样在解聚时正端的速度比负端的速度也快得多。通常肌动蛋白单体加到正极的速度要比加到负极的速度快 5～10 倍。

肌动蛋白是催化 ATP 水解的酶，一分子肌动蛋白可结合一分子 ATP，结合 ATP 的肌动蛋白，即 ATP-肌动蛋白（ATP-actin）对微丝纤维末端的亲和力高，这样的微丝有较高的稳定性。当 ATP-肌动蛋白结合到微丝纤维末端后，肌动蛋白构象改变，ATP 水解为 ADP 和 Pi。伴随着 ATP 水解，微丝结合的 ATP 就变成了 ADP，ADP-肌动蛋白（ADP-actin）对纤维末端的亲和力低，容易脱落，使纤维变短。当溶液中 ATP-actin 浓度高时，微丝快速生长，在微丝纤维的两端形成 ATP-actin "帽子"，当 ADP-actin 暴露出来后，微丝就开始去组装而变短。在一定条件下，微丝正极的组装速度与负极的去组装速度相等，微丝长度不变，表现出踏车现象（图 9-19）。

肌动蛋白纤维的成核作用通常发生在质膜下，在此基础上由微丝与微丝结合蛋白组成网络结构称为细胞皮层（cell cortex）或肌动蛋白皮层（actin cortex），可决定细胞表面的形状和运动。如形成微

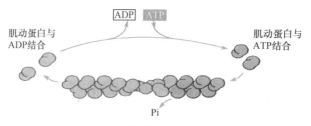

图 9-19 微丝组装的踏车现象

绒毛(microvilli)、线状伪足(filopodia)和片足(lamellipodia)等细胞表面的结构。

如前所述肌动蛋白纤维的成核作用受到成核蛋白的调节,可使细胞快速改变形状和硬度以应答外界环境的变化。肌动蛋白相关蛋白复合体(ARP complex)可以 70°的角度结合到正端快速生长的肌动蛋白纤维上成核,并形成新的肌动蛋白纤维,这样就可使纤维形成树枝状的网络。

2. 微丝敏感的药物 一些特殊的药物可以改变肌动蛋白的聚合状态,影响微丝的生物学特性。**细胞松弛素**(cytochalasin)是真菌所分泌的一种代谢产物,对微丝有特异作用,是专一用于研究微丝的药物。它能破坏微丝的网络结构,使其功能丧失,包括细胞移动、吞噬作用、胞质分裂等。其作用机制是结合于微丝末端,抑制肌动蛋白聚合到微丝纤维上,促使微丝解体,但它不能使聚合的肌动蛋白解聚。

鬼笔环肽(phalloidin)是一种从一种毒性菇类中分离的剧毒生物碱,它同细胞松弛素的作用相反,只与聚合的微丝结合,而不与肌动蛋白单体分子结合。它同聚合的微丝结合后,抑制了微丝的解体,因而破坏了微丝的聚合和解聚的动态平衡。用荧光标记的鬼笔环肽对细胞进行染色可以在荧光显微镜下观察微丝在细胞中的分布。

在病变和衰老的细胞中,微丝也有明显变化。癌细胞和老化的细胞微丝减少,不能成束状,是由于这些细胞中微丝的组装和分布发生了变化。癌变细胞中由于细胞的整体调控机制失调,微丝的组装减少;衰老的细胞除了细胞的整体功能障碍外,一些有害的代谢产物(如自由基)可使微丝与质膜的连接断裂,影响细胞的运动及信息传递而导致代谢失常。

三、中 等 纤 维

中等纤维(intermediate filament, IF)也称中间纤维或中间丝,广泛存在于真核细胞中。直径10nm 左右,介于微管和微丝之间故得名。微管与微丝都是由球形蛋白装配起来的,而中间纤维则是由长的、杆状的蛋白装配的。中间纤维是一种坚韧的、耐久的蛋白质纤维。它相对较为稳定,既不受细胞松弛素影响也不受秋水仙素的影响。具有组织特异性,在种类、成分、结构和功能上均比较复杂。在大多数情况下,中等纤维在细胞中围绕着细胞核分布,与核纤层、核骨架等共同构成贯穿于细胞核内外的网架体系,在细胞构建、分化等多种生命活动过程中起重要作用。

(一) 中等纤维的形态结构和分布

中等纤维有 50 多种成员,来源于同一个基因家族,具有高度的同源性。它们在化学性质上各不相同,但在结构上具有相似的形态,而且受发育阶段的调节。每个中等纤维蛋白单体一般可分为头部区(head domain)、杆状区(rod domain)和尾部区(tail domain)三个部分。按蛋白质的排列,头部为N 端,尾部为 C 端,均为球形结构,具有高度可变性。不同中等纤维的头部和尾部的大小、氨基序列差别较大,可进一步分为:①H 亚区:同源区;②V 亚区:可变区;③E 亚区:末端区。这种差异决定了不同的中等纤维化学性质也各不相同。杆状部的氨基酸数目和顺序比较稳定,不同的中等纤维分子差不多有相同的结构。通常由 310 个(胞质中等纤维蛋白)或 356 个(核纤层蛋白)氨基酸残基形成α 螺旋结构,两个相邻亚基的对应 α 螺旋形成双股超螺旋。杆状区长约 47nm,由螺旋 1 和螺旋 2 构成,它们的长度均为 22nm。每个螺旋区又分为 A、B 两个亚区,由三个短的非螺旋式的片段 L1、L12、L2 将四段螺旋区连结在一起。L12 连接螺旋 1 和螺旋 2,L1 和 L2 分别连接螺旋区的 1A、1B 与螺旋区的 2A、2B。螺旋片段中的氨基酸呈现 7 个一组的氨基酸重复（heptad repeat）序列，使整个杆状区发生略微的扭曲。中等纤维的上述结构特点是其进一步组装成高级结构的基础。

电镜下，中等纤维为中空的管状结构。单根散在形成网格或密集成束存在于细胞质中，细胞内承担机械压力较大的部位分布较密集。如连接细胞的桥粒部位、神经细胞的轴突内。中等纤维结构稳定，不被秋水仙素和细胞松弛素 B 等药物破坏。

（二）中等纤维的种类及化学组成

与微管和微丝相比，中等纤维的成分复杂，有高度的种属和组织特异性，即不同类型的细胞中有不同种类的中等纤维蛋白表达。大多数细胞中含有一种中等纤维，但也有少数细胞含有 2 种以上，如骨骼肌细胞含有波形蛋白纤维和结蛋白纤维。根据蛋白的组织来源和免疫原性以及蛋白质的氨基酸序列，可将中等纤维分为以下几类（图 9-20）。

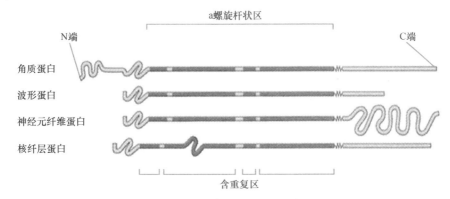

图 9-20 几种中间纤维的模式图

1. 角质蛋白纤维（keratin filament） 是中等纤维家族中变化最多的一类蛋白质，其相对分子质量为 40 000~68 000，存在于上皮细胞中或外胚层起源的细胞中（图 9-21）。从凝胶电泳、免疫化学、体外 mRNA 转译和 RNA 吸印技术的实验结果推断，在人类不同类型的上皮细胞中有 20 多种不同的角蛋白，分为 α 和 β 两类。α 角蛋白为头发、指甲等坚韧结构所具有。β 角蛋白又称胞质角蛋白（cyto-keratin），分布于体表、体腔的上皮细胞中。在不同种类的细胞内，它们的排列不完全一致，其纤维束常终止于细胞膜的桥粒上。许多形态与功能不同的上皮细胞通过它们组成的细胞角蛋白分子结构可以进行鉴别。

根据组成氨基酸的不同，亦可将角蛋白分为：酸性角蛋白（Ⅰ型）和中性/碱性角蛋白（Ⅱ型），角蛋白组装时必须由Ⅰ型和Ⅱ型以 1:1 的比例混合组成异二聚体（heterodimer），才能进一步形成中等纤维。交联的角蛋白通过二硫键形成网络，即使细胞死亡也会保存下来。角蛋白基因的突变会导致一些人类的遗传性疾病，如单纯性大泡性表皮松懈症。

2. 波形蛋白纤维（vimentin filament） 广泛存在于间质细胞、成纤维细胞、软骨细胞和淋巴细胞中。由一种相对分子质量约为 53 000 的多肽组成。波形蛋白纤维很难溶解，在细胞中可能起结构支撑作用。实验证明波形蛋白一端与核膜相连，另一端与细胞表面处的桥粒或半桥粒相连，将细胞核和细胞器维持在特定的空间。

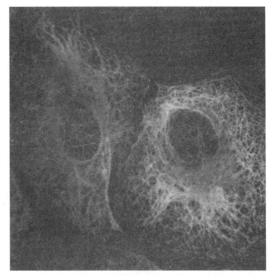

图 9-21 荧光显微镜下的角蛋白

3. 结蛋白纤维（desmin filament）　也称骼蛋白纤维（skeletinfilament），常见于骨骼肌、心肌、平滑肌、神经细胞及成纤维细胞，由相对分子质量为 53 000～55 000 的多肽组成。在肌细胞中，结蛋白纤维往往同肌动蛋白结合在一起。在处于有丝分裂时期的细胞，结蛋白纤维包围在纺锤体的四周，可能参与纺锤丝的活动。

4. 神经胶质蛋白纤维（glial filament）　又称胶质原纤维酸性蛋白（glial fibrillary acidic protein），相对分子质量约 50 000，存在于星形神经胶质细胞和周围神经的 Schwann 细胞，主要起支撑作用。

5. 神经元纤维（neurofilament）　包括神经元纤维蛋白（neurofilament protein，NF）和 α 内连蛋白（α-internexin），存在于中枢神经、外周神经细胞的树突、轴突及核周围。其功能是提供弹性使神经纤维易于伸展和防止断裂。

6. 核纤层蛋白（nuclear lamin）　存在于核膜内侧，包括核纤层蛋白 A（lamin A）、核纤层蛋白 B（lamin B）和核纤层蛋白 C（lamin C）三种。它们的相对分子质量分别为：62 000～72 000，65 000～68 000，62 000～72 000。

还有一些未归类的中等纤维蛋白，如神经上皮细胞（neuroepithelial cell）和辐射状胶质细胞（radial glial cell）中表达的巢蛋白（nestin）、晶状体细胞细胞质中的串珠状中等纤维蛋白 phakinin 和 filensin 等。

中等纤维具有组织特异性，不同类型细胞含有不同中等纤维蛋白质。肿瘤细胞转移后仍保留原细胞的中等纤维，因此，可用中等纤维抗体来鉴定肿瘤的来源。如乳腺癌和胃肠道癌，含有角蛋白，因此可断定它来源于上皮组织。

（三）中等纤维结合蛋白

与微管和微丝一样，中等纤维也含有结合蛋白，现已鉴定出大约 15 种中等纤维的结合蛋白。这些蛋白质本身不是中等纤维的组成蛋白，但在结构和功能上与中等纤维有密切联系，称为中等纤维结合蛋白（intermediate filament associated protein，IFAP）。

1. 丝聚蛋白（filaggrin）　分布于皮肤和相关组织，在不同的细胞中可使角蛋白纤维聚集成束，加速上皮细胞角质化，成为细胞角质化分化的特异性标志。

2. 网蛋白（plectin）　使波形蛋白成束，将波形蛋白纤维与微管交联在一起并帮助肌球蛋白 Ⅱ 与微丝结合。

3. 中等纤维结合蛋白 300（IFAP300）　将中等纤维锚定于桥粒。

4. BPAG1（bullous pemphigoid antigen 1）　参与角蛋白与桥粒的连接。

还有一些蛋白质也具有中等纤维结合蛋白的性质，如微管结合蛋白（MAP2）参与中等纤维与微管间横桥的连接，血影蛋白（spectrin）和锚蛋白（ankyrin）参与中等纤维与质膜的连接，桥板蛋白（desmoplakin）参与桥粒的形成。

中等纤维结合蛋白的共同特点是：①已经分离的 IFAP 具有中等纤维类型特异性；②IFAP 的表达有细胞专一性；③不同的 IFAP 可存在于同一个细胞中，与不同的中等纤维组织状态相联系；④在细胞中某些 IFAP 的表达与细胞的功能和发育状态有关。

（四）中等纤维的组装及其调节

在细胞中由中等纤维蛋白分子自我组装，不需要其他蛋白的参与。根据 X 衍射、电镜观察和体外装配的实验结果推测，中等纤维的装配过程如下：

（1）两个相邻亚基所对应的 α 螺旋的杆状区形成双股超螺旋二聚体（coiled-coil dimer）。二聚体的两个单体是以对齐平行的方式排列的，长度为 44～46nm。

（2）由指向相反方向的超螺旋二聚体以半分子交错排列方式组装形成四聚体亚单位（tetrameric subunit），四聚体是可以在溶液中稳定存在的最小单位。两个四聚体进一步组装成入聚体的原纤维（protofilament）（图 9-22）。

（3）两根原纤维组成一根亚丝。

（4）四根亚丝即形成一根完整的中等纤维。

另有一种观点认为中等纤维内不分亚丝,8 个四聚体可直接形成一根完整的中空管。在横切面可见中等纤维由 32 个蛋白单体组成。组装的中等纤维易弯曲但非常不易被打断。

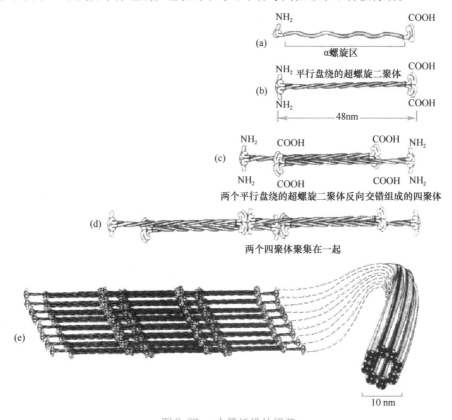

图 9-22　中等纤维的组装

(a)IF 亚基单体;(b)两个单体组成二聚体;(c)两个二聚体组成四聚体;(d)两个四聚体组成八聚体

中等纤维组装和去组装的机制还不清楚,但在正常条件下蛋白质的磷酸化调节中等纤维的去组装。以上描述了细胞骨架内 3 种基本成分的结构和组成,3 种成分的区别与比较见及表 9-1。

表 9-1　细胞骨架 3 种基本成分的结构和组成

	微管	微丝	中等纤维
主要成分	αβ 微管蛋白	肌动蛋白	6 类中等纤维蛋白
相对分子质量	50 000	43 000	40 000 ~ 200 000
结合核苷酸	GTP	ATP	无
纤维直径	~25nm	~7nm	10nm
纤维结构	13 根原纤维组成的空心管状纤维	双股螺旋	多极 α 螺旋
极性	有	有	无
组织特异性	无	无	有
可溶性亚单位蛋白库	有	有	无
踏车现象	有	有	无
动力结合蛋白	动力蛋白、驱动蛋白	肌球蛋白	无
特异性药物	秋水仙素、长春花碱紫杉醇	细胞松弛素、鬼笔环肽	无

第二节　细胞的运动

一、微管与细胞运动

（一）细胞形态支撑与细胞器的位置固定

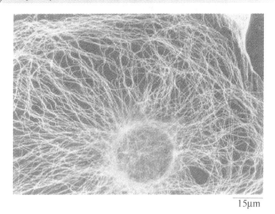

15μm

图 9-23　培养细胞中的微管

微管有一定的刚性，能够抗压、抗弯曲，因此多数细胞中微管在保持细胞几何外形方面起一种机械支架的作用。当微管聚合成束，分布在细胞的周围时，可以决定细胞的形状。细胞的各种形态的维持，是由微管与其他细胞骨架成分协同完成的。在培养的细胞中，微管在核外呈放射状排列，正端指向质膜，细胞成为紧贴于培养皿上的扁平状（图 9-23）。在神经细胞中分布着许多纵向微管，使神经细胞形成许多长长的突起。在哺乳动物血小板的垂直切面上可见一组呈环行排列的微管，当血小板处于低温时，环行微管消失，血小板变成圆球形；温度上升到 37℃时，环行微管重新出现，血小板又恢复为圆盘状结构。巨噬细胞在进行吞噬活动时，细胞内微管的伸展使细胞膜向外突出，形成伪足；如用秋水仙素、长春花碱或高浓度的 Ca^{2+} 等处理细胞，破坏微管使其解聚，伪足就不能形成或已形成的伪足会立即消失。

细胞核、线粒体、高尔基复合体等细胞器在细胞内均有一个相对固定的位置，以满足其功能活动。微管对细胞中细胞器的位置固定起重要的作用，细胞流动镶嵌膜里蛋白质的位置也受其控制。位置固定的细胞器也可随细胞的活动而发生移位，细胞器沿微管滑动来实现位置的移动。研究发现微管结合蛋白也参与细胞器的移位，如 Tau 蛋白可干扰线粒体、内质网的分布。

（二）物质运输与信息传递

真核细胞内许多大分子颗粒物质或细胞器的合成部位与其功能部位往往不同，新合成的物质需要经过运输才能到达其功能部位。在细胞内的物质运输中，微管起到路轨的作用，同时对运输方向起指导作用。例如神经细胞合成的蛋白质等物质时，核糖体只存在于神经细胞的细胞体和树突中，在轴突和轴突末梢没有蛋白质的合成。所以蛋白质和膜必须在细胞体中合成，然后运输到轴突，这就是轴突运输。轴突中填满了各种细胞骨架结构，包括微管束、中间纤维以及以各种方式互连的微管等。研究表明，轴突中以微管为基础的运输有两种方式：顺向运输和逆向运输（图 9-24）。

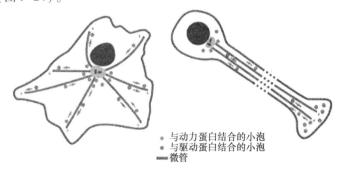

- 与动力蛋白结合的小泡
- 与驱动蛋白结合的小泡
- 微管

图 9-24　轴突中微管发动机运输的两种方式

在胰岛 B 细胞中,分泌颗粒沿微管从高尔基复合体运送到质膜的特定分泌位点。病毒、线粒体也可沿微管迅速运动。

许多两栖类动物,如变色龙等体表细胞内含有特化的色素细胞,在神经肌肉控制下,这些细胞中的色素颗粒可在数秒中内沿微管迅速运输,从而使皮肤颜色变黑,又能很快回到细胞中心,而使皮肤颜色变浅,以适应生存需要(图9-25)。研究发现,色素颗粒的运输是微管依赖性的,色素颗粒实际上是沿微管转运的。

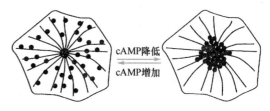

图9-25 鱼的色素细胞中色素分子的分散与聚集

细胞内物质的运输是通过**马达蛋白**(motor protein)的介导来实现的。目前发现的马达蛋白有两种,即胞质动力蛋白(cytoplasmic dynein proteins)和驱动蛋白(kinesin proteins)。两者通过特异性蛋白与特定的被转运物质或细胞器结合,且均需 ATP 提供能量。

胞质动力蛋白又称动力蛋白、臂蛋白,发现于1963 年,因与鞭毛和纤毛的运动有关而得名。胞质动力蛋白是含有 9 ~ 12 条多肽链,相对分子质量为 $(300 ~ 400) \times 10^3$ 的蛋白质复合体。由两条相同的重链(鞭毛二联微管外臂的动力蛋白具有三个重链)和一些种类繁多的轻链以及结合蛋白构成,具有 ATP 酶活性,能够水解 ATP 提供能量。胞质动力蛋白总是沿微管的正端向负端移动,为细胞内物质运输和纤毛、鞭毛的运动提供动力。如先天性精子不动症病人的精子尾部二联微管上因缺少达因蛋白,精子虽有鞭毛但不能运动,因而不能寻找卵子完成受精。同时这种病人的呼吸道上皮细胞纤毛的二联微管也因缺少达因蛋白(参与二联微管的形成和运动)无法摆动,不能清除侵入肺部的尘埃及病菌,易感染,导致慢性支气管炎。另外,在细胞分裂间期胞质动力蛋白参与膜相细胞器的定位和转运,在细胞分裂期可推动染色体的分离。

驱动蛋白是一类微管激活的 ATP 酶,发现于1985 年,是由两条轻链和两条重链构成的四聚体,重链从 N 端到 C 端依次为:两个球形的头(具有 ATP 酶活性)、一个螺旋状的杆和两个扇子状的尾。驱动蛋白通过结合和水解 ATP,使两个头部交替与微管结合,从而沿微管"行走",将"尾部"结合的"货物"(运输泡或细胞器)转运到其他地方(图9-26)。据估计哺乳动物中类似于驱动蛋白的蛋白(kinesin-like protein or KRB, kinesin-related protein,KLP)超过 50 余种,大多数 KLP 可沿微管由负端向正端移动,也有些如 Ncd 蛋白(一种着丝点相关的蛋白)移动方向相反。

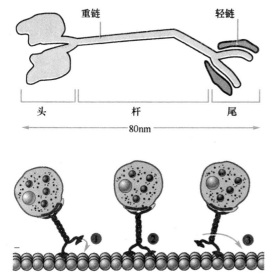

图9-26 驱动蛋白的结构及运动模式图

在细胞中,一些信息的传递也认为与微管有关,如神经细胞中电信号传导可通过微管引起细胞内的化学信号传递。细胞内 DNA、RNA 及蛋白质生物合成的某些指令性信号也通过微管传递,其间微管起着传递信息的"导线"作用。目前已经证明微管参与了一些蛋白激酶信号转导通路。

(三) 细胞分裂期微管与纺锤体的形成及染色体的运动

细胞在分裂增殖时,首先遗传物质凝集成为染色体;到细胞有丝分裂后期,在纺锤丝的牵引下,姐妹染色单体分向细胞的两极移动;最后细胞分裂为两个子细胞。在细胞分裂时,纺锤丝有多种,共同组成纺锤体。纺锤体是一种微管构成的动态结构,是通过微管蛋白的聚合和解聚来改变纺锤丝的长度。组成纺锤丝的微管蛋白是来自同期细胞质微管网架的崩解,当纺锤丝微管解聚后又可重新形成细胞质微管网。纺锤丝的不断加长使染色体向细胞两极移动,到达两极后,纺锤丝微管解聚,纺锤丝缩短并逐渐消失。细胞有丝分裂末期细胞板的形成也与微管有关。

（四）微管与鞭毛、纤毛的形成

许多细胞在液态环境内可以运动，这种运动大多是通过纤毛、鞭毛的摆动使这些细胞在液体中很快地旋转前进。鞭毛(flagella)和纤毛(cilia)是在来源和结构上基本相同，具有运动功能的细胞表面的特化结构。就一个细胞而言，纤毛短而多(长5~10μm)，鞭毛则长而少(长150μm)，两者直径相似，均为0.15~0.3μm(图9-27)。在原生动物中，尤其是纤毛虫纲动物，每个细胞有几百根或几千根纤细的纤毛。纤毛和鞭毛有两个主要的功能：第一是帮助细胞锚定在一个地方，使自己不易移动；第二是使细胞在液体介质中运动。

鞭毛和纤毛均由杆状部和基体部两部分组成(图9-28)。基体(basal body)位于细胞内，由9组三联微管组成，是杆状部的发源地。9组三联微管围绕同一中心轴形成一个圈，中央无微管存在，构成9×3+0的结构。杆状部包括轴丝和包膜，包膜实际上是细胞膜的延续，轴丝是由微管构成的，其根部与基体相连；轴丝和包膜之间充满了细胞质基质。轴丝中心有一对通过"桥"相连的单体微管，这两条微管周围包裹有蛋白质的鞘，称为中央鞘(central sheath)。中央鞘的四周有9个二联微管，其中A管向相邻二联微管的B管伸出两条由动力蛋白构成的臂，一个称内臂(ia)，一个称外臂(oa)。动力蛋白臂(dynein arms)可被Ca^{2+}、Mg^{2+}激活，为纤毛与鞭毛的运动提供动力，使相邻二联微管之间相互滑动而产生运动。二联微管中A管还向中央鞘的伸出一个丝状的突起，称为放射辐条(radial spoke)；辐射条的末端近中央鞘一端膨大，称为辐条头(sh)。9组二联微管之间被微管连接蛋白(nexin)相连，因其具有高度的弹性，将9组二联管紧紧地扎为一体，构成9×2+2的结构(图9-29)。

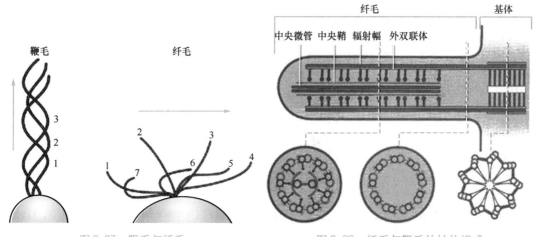

图9-27 鞭毛与纤毛　　　　图9-28 纤毛与鞭毛的结构组成

鞭毛、纤毛主要由微管组成，而基体又是调节微管组织中心的成分之一，因此鞭毛的形成与基体有很密切的关系。实验表明如果截断鞭毛，基体部即可形成新的鞭毛，但如果在截断鞭毛的同时毁坏基体，则鞭毛不能再生。

（五）微管与中心粒的形成

在低等植物细胞、人体及动物细胞中，位于细胞核附近参与细胞分裂的结构称为中心体(centrosome)。在电镜下，中心体实际上是一种复合体，它由位于中心的小粒和周围的一团比较致密的细胞基质构成。中心深染的颗粒称为**中心粒**(centriole)，周围无定形或纤维形的高电子密度的物质称为**中心球**(centrosphere)，也称中心粒周围物质(pericentriolar material)。在各种细胞中中心粒基本相同，直径约为0.1~0.5μm，长0.3~0.7μm，通常成对出现，又称为**双心体**(diplosome)。中心粒在细胞进行有丝分裂时能明显见到，成对存在的两个中心粒的长轴通常互成直角。

中心粒的结构与鞭毛、纤毛基体完全相同，也是9×3+0结构。9组三联微管围成的一个短筒状结构，由内向外分别被编号为A、B、C管，3条微管平行排列成片状三联体结构。9组三联管按一定的角度规则排列成环状,好似风车的旋翼,故又称**中心粒小轮**(centriole pinwheel)(图9-30)。中心粒的轴心向外伸出辐射状的细丝,与每组三联管的 A 管相连。三联管之间也有细丝相连,中心粒的主要成分是微管蛋白。中心粒的形成及复制由微管蛋白的聚合、组装而实现,但对微管蛋白的来源有不同的看法。一般认为,细胞利用细胞质中存在的微管蛋白直接自体组装。此外,中心粒还含有 ATP 酶、RNA、糖蛋白、鸟苷酸。

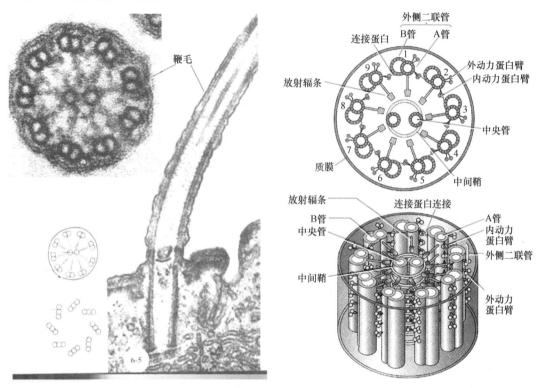

图9-29 鞭毛电镜图及结构模式图(示微管的组成)

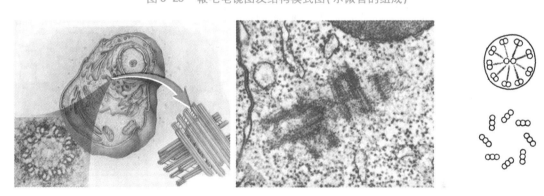

图9-30 中心粒的结构图片及模型

中心体是动物细胞中主要的微管组织中心。新的研究表明真正起微管组织作用的是中心粒周围蛋白或与之相当的物质。在细胞分裂间期,中心体组织胞质微管,构成细胞骨架主要的纤维系统。一般情况下,每个细胞只有一对中心粒。在细胞分裂期,成对的中心粒进行自我复制变成两对,并与纺锤丝相连;然后向细胞两极移动,形成纺锤体的两极;指导有丝分裂的进行,对纺锤丝的排列和染色体移动有密切关系。中心体上存在的 ATP 酶,为细胞运动和染色体移动提供能量。

二、微丝与细胞运动

（一）细胞形态支撑作用

1. 形成应力纤维 微丝与其他细胞骨架成分一样,对细胞的形态起着支撑作用。在许多细胞中,有一种由微丝构成的较为稳定的纤维状结构,叫作**应力纤维**(stress fiber)。它在细胞膜下沿细胞长轴平行分布,一端与质膜的特定部位相连,另一端插入到细胞质中,或与中等纤维结合。应力纤维具有收缩功能,但不能产生运动,对细胞形态起支撑作用,同时赋予细胞一定的韧性和强度。有学者认为应力纤维在细胞形态发生、细胞分化和组织形成等方面也有重要作用。

2. 支持微绒毛 人的小肠上皮细胞游离面具有近千条指状的**微绒毛**(microvilli),它使细胞的吸收面积增加约 25 倍。每条微绒毛内由微丝束构成骨架,这些微丝一端锚定在微绒毛顶部,另一端在细胞内与之垂直的端网结构(terminal web)上(图 9-31)。在微绒毛质膜内侧肌球蛋白-Ⅰ(myosin-Ⅰ)和钙调蛋白(calmodulin)以横桥与微丝束侧面相连,可产生一定的张力,以保持微丝束处于微绒毛的中心位置,使微绒毛直立于细胞上。在微绒毛的发生中起关键作用的还有绒毛蛋白(villin)和毛缘蛋白(fimbrin),它们可以使构成微绒毛的 20～30 条肌动蛋白纤维形成紧密的平行排列的微丝束。微绒毛的端网结构区域还有一种纤维状的血影蛋白(spectrin),这种微丝结合蛋白由两个 α 亚单位和两个 β 亚单位组成,可横向连接相邻微丝,并将微丝固定到更深部的中等纤维丝上。

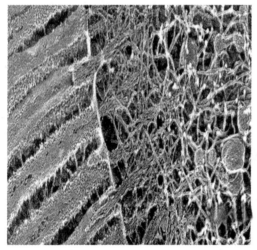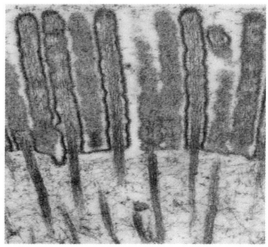

图 9-31　小肠上皮细胞微绒毛电镜照片

左:扫描电镜图;右:透式电镜图

（二）参与细胞运动

1. 肌肉收缩 微丝的肌性收缩作用发生于肌细胞,肌细胞由大量的肌丝组成。肌丝间的相对滑动产生肌肉收缩,在此过程中需要 ATP 提供能量,同时需要 Ca^{2+} 的调节。肌肉细胞的收缩机制可用滑动丝模型(sliding filament model)来解释。在肌肉收缩时肌球蛋白头部与邻近的细肌丝结合,并发生一系列构象变化,将化学能直接转变成为机械能而产生肌肉收缩。此过程为五个步骤:

(1) 结合(attached):没有结合核苷酸的肌球蛋白头部与肌动蛋白丝紧密地结合形成强直构象,在收缩的肌肉中这一过程维持很短,很快因肌球蛋白头部与 1 分子 ATP 结合而终止。

(2) 释放(released):肌球蛋白头部的大裂口处结合 ATP 后,立即发生构象变化,使肌球蛋白头部与肌动蛋白的亲和力降低而离开肌动蛋白丝。

（3）直立（cocked）：肌球蛋白头部的大裂口关闭，触发明显的构象变化，此时头部变成垂直角度，并沿肌动蛋白丝正端移动大约 5nm。包在其中的 ATP 发生水解，产生 ADP 和无机磷酸（Pi）。

（4）力的产生（force-generation）：肌球蛋白头部微弱的结合到肌动蛋白丝的一个新的结合位点上，释放出水解产物，使肌球蛋白的头部与肌动蛋白紧密结合，触发产生机械力。力的产生引发肌球蛋白的构象改变，恢复到原来的构象。

（5）重新结合（re-attached）：在循环的最后，肌球蛋白的头部又精确地与肌动蛋白丝紧密结合，但此时的肌球蛋白头部已经移动到肌动蛋白丝上的新的位点。并沿细肌丝"行走"一段距离，从而导致肌肉收缩。

2. 细胞分裂　在动物及人体细胞的有丝分裂末期，核分裂完成后，在即将分离的两个子细胞之间形成一个**收缩环**（contractile ring）或称缢环。该环由大量平行排列的不同极性的微丝组成。不同极性的微丝之间发生相对滑动，使收缩环收缩，最终母细胞的胞质分离形成两个子细胞。在细胞松弛素存在的情况下，核仍可分裂，但不能形成胞质分裂环，因此形成双核细胞。已经形成收缩环的细胞在细胞松弛素存在时，收缩环可松开或消失。

3. 变形运动　又称阿米巴运动（amoiboid motion），是许多动物细胞在进行位置移动时常采用的方式。如阿米巴原虫、巨噬细胞、白细胞以及器官发生时的胚胎细胞等，这些细胞含有丰富的微丝，依赖肌动蛋白和微丝结合蛋白的相互作用，可进行变形，形成片状伪足而使细胞游走。

另外，在细胞游离表面还有一种类似于微绒毛的短的细胞突起，称为**微棘**（mi-crospike），可以快速形成和缩回，是培养细胞活动的表现。有学者认为培养细胞借助微棘和片足的位置移动为变皱膜运动（ruffled membrane locomotion）。微棘芯部也由微丝束构成，微棘在细胞运动、固着和细胞感觉等方面有一定作用。

4. 顶体反应　在未经触发的精子中，G-肌动蛋白通常和前纤维蛋白（profilin）结合在一起，不发生聚合。当精子与卵子接触引起精子细胞内 pH 升高，使这一结合蛋白脱落，肌动蛋白单体迅速装配成肌动蛋白纤维。以肌动蛋白纤维为主的微丝形成突出于顶体的刺突穿入卵子的膜。精卵融合后细胞表面积增大，由微丝参与形成微绒毛，以利于吸收营养。

5. 胞质环流　胞质环流在植物细胞如丽藻（Nitella）、轮藻（Chara）中最常见，是指细胞内颗粒物质、细胞器以及整个细胞内的胞质成分沿一定方向的流动。在 ATP 提供动力的情况下，颗粒物质、细胞器沿微丝束产生滑动，从而带动整个细胞的胞质发生环流。胞质环流有利于细胞中物质的交换。

6. 细胞内细胞器的运动　在细胞内部细胞器之间有一定的联系，细胞器也常产生一些形态变化，如线粒体可以拉长、缩短、变形。现在认为细胞器的联系、细胞器的运动以及有关大分子的运动与微丝等细胞骨架有关。微丝可密布于各细胞器的周围，调节它们的活动。

（三）参与细胞内信息传递

细胞表面的受体在受到外界信号作用时，可触发细胞膜下肌动蛋白的结构变化，从而启动细胞内激酶变化的信号转导过程。rho 蛋白家族（rho protein family）成员通过 GTP 结合状态和 GDP 结合状态循环的分子转变来控制细胞的信息传递。如活化的 cdc42 触发肌动蛋白聚合作用和成束作用，形成线状伪足或微棘。活化的 rac 启动肌动蛋白在细胞外周的聚合形成片足和褶皱。活化的 rho 既可启动肌动蛋白纤维通过肌球蛋白 Ⅱ 纤维成束形成应力纤维，又可通过蛋白质的结合形成点状接触黏着斑。

三、中等纤维与细胞运动

（一）参与细胞支撑与细胞器的位置固定

中等纤维在细胞质内形成一个完整的、精细的、发达的纤维网络系统，它在外面与细胞膜和细胞外基质相连,中间与微管、微丝和细胞器相连,在内部与细胞核内的核纤层相连。该骨架具有一定的可塑性,对维持细胞的整体结构和功能的完整性有重要作用。如在上皮细胞,角质蛋白纤维支持细胞,使其保持一定形状。在红细胞,中等纤维的头部有多精氨酸序列,它与膜下的一种称之为锚定蛋白的蛋白质相互作用,并同其他细胞骨架结构一起,对红细胞起支撑作用。

体外实验证实,中等纤维比微管和微丝更耐受剪切力,在受到较大的剪切力时中等纤维不易断裂,在维持细胞机械强度方面有重要作用。如遗传性疾病单纯性大泡性表皮松懈症(epidermolysis bullosa simplex)是由于角蛋白基因发生突变造成的。患者表皮基底细胞中的角蛋白丝网受到破环,使皮肤对机械损伤非常敏感,轻微的挤压可使突变的基底细胞破坏,患者皮肤出现水泡,皮肤松懈脱落。

中等纤维对细胞核的定位和固定有关。如前所述波形蛋白纤维的一端与细胞膜或微管、微丝的某点相连,而另一端与核膜相连,这样使细胞核被固定,使核在细胞中占据一定的空间。

（二）参与相邻细胞间的连接与维持组织完整性

角蛋白纤维在一些中等纤维结合蛋白的参与下形成桥粒和半桥粒。角蛋白基因缺失研究表明,角蛋白纤维网络对于维持上皮组织细胞间连接及上皮组织结构完整是极为重要的。

（三）参与细胞内信息传递及物质运输

中等纤维还可能是一种信息分子,中等纤维蛋白在体外与单链 DNA 有高度亲和性,故认为可能与 DNA 的复制、转录有关。中等纤维与微丝、微管协同作用,参与细胞内的物质运输。近年来研究发现胞质中 mRNA 锚定于中等纤维,提示中等纤维可能与 mRNA 的运输有关。

中等纤维各方面的功能是同微管、微丝共同完成的。而且中等纤维发挥功能具有时空特异性。

中等纤维具有多样性和稳定性,在不同的细胞中又具有严格的组织特异性,即一般一种细胞中只含其中一种中等纤维蛋白,仅少数有两种,如肌细胞中有结蛋白纤维和波形蛋白纤维。利用这一特点在临床上作为疾病的诊断尤其是在肿瘤的诊断上具有一定的价值。当正常组织细胞发生恶变时,其中等纤维的形态结构、免疫学特征并不改变,仅化学组成有所变化,因此利用相应抗中等纤维抗体,可检测不同细胞的中等纤维并作鉴别诊断。另外,利用中等纤维的分型鉴别细胞的来源,可对胎儿作某些疾病的产前诊断,如患有中枢神经系统畸型的胎儿,羊水中即含有胶质纤维或神经纤维的细胞。

第三节 核 骨 架

在细胞核内,也存在着纤维性蛋白组成的骨架结构**核骨架**(nuclear skeleton)和胶质物质**核基质**(nuclear matrix),它们对细胞核的形态建成及功能活动同样起着重要作用。但是目前很多学者将核骨架和核基质作为等同概念,认为它们来自同一个词 nuclear matrix。但严格地说,核骨架应与质骨架一样,指细胞核内以纤维蛋白成分构成的网架结构,核基质则为以液相为主,含有蛋白质等多种成分的溶胶物质。

一、核骨架的形态结构

由于细胞核内物质密度较大,且有大量染色质纤维,因此核骨架的研究工作较困难,1974 年,美国人 R. Berezney 和 D. S. Coffey 等首先从大鼠肝细胞核中分离出核骨架,以后 Penman 等建立了细胞分级抽提的方法,显示出细胞核内精细发达的核骨架。核骨架由不同直径的蛋白纤维组成,其直径 3 ~ 30nm,在细胞核中交错形成纤维网格,支持染色质及核仁等,同时构成核纤层及核孔复合体的细纤丝。

核骨架主要是纤维蛋白,但也含少量 RNA,组成核骨架的纤维蛋白很多,现已报道的有数十种,而且不同细胞核,其纤维蛋白种类可不同。总的来讲,核骨架的成分由于过于复杂,很多问题还有待研究。

核纤层是核膜内层的纤维蛋白网格,广义上讲属于核骨架。但也有人将其归于核膜的结构之一,属于中等纤维蛋白超基因家族。核纤层纤维现较明确,其为直径 10nm 左右的核纤层蛋白(lamin)组成,该蛋白质的相对分子质量为 60 000 ~ 80 000,分为 A、B、C 三种类型。

二、核基质的化学组成

核基质中除了水、无机离子、糖类、脂类外,还有大量的蛋白质,主要为一些与 DNA、RNA 代谢密切相关的酶、细胞信号识别和细胞周期的调控因子,如 DNA 聚合酶、引物酶、RNA 聚合酶、蛋白激酶 C 等,此外还含有核糖体前体 RNA(hnRNA)和核糖体大、小亚基颗粒以及一些富含二硫键的蛋白质。

三、核骨架和核基质的功能

(一) 核骨架和核基质参与 DNA 的复制和转录

实验表明在真核细胞中,核骨架与 DNA 紧密结合,而且只有当 DNA 锚定与核骨架时,才能正确无误的复制,如果将 DNA 高度纯化,不仅复制的效率低,而且错误多。另外,核基质中的 DNA 聚合酶在核骨架上需一个特定的结合位点,DNA 聚合酶通过结合于核骨架而被激活。

1981 年,D. A. Jackson 等用 ^{3}H-尿嘧啶核苷脉冲标记 Hela 细胞 2.5 分钟,发现新合成的 RNA 95% 以上结合于核骨架上,说明 RNA 是在核骨架上进行合成的。1983 年,Volgestin 等利用雌激素促进鸡输卵管细胞卵清蛋白基因转录活性增高的实验模型,发现只有活跃转录的卵清蛋白基因才能结合于核骨架上,而不转录的 β 珠蛋白基因不结合。1984 年,Hentzen 等证实红细胞中正在转录的 β 珠蛋白基因结合于核骨架上,以后又有人在其他细胞陆续证实具有转录活性的基因是结合在核骨架上。上述研究表明 RNA 聚合酶在核骨架上具有特定的结合位点,RNA 合成时必须以核骨架作为支撑点,基因只有结合在核骨架上才能进行转录。

(二) 核骨架和核基质参与 hnRNA 的加工

1982 年,Ciejek 等在-20℃低温条件下分离出小鸡输卵管细胞中的核骨架和核基质,发现其中含有全部卵清蛋白和卵黏蛋白 mRNA 的前体,说明其参与 hnRNA 的加工。

(三) 核骨架和核基质参与染色体的构建

1984 年,K J Pienta 和 D S Coffey 等提出了 DNA 袢环与核骨架共同构建染色体的模型。他们认为 DNA 以襻环丝的形式锚定在核骨架和核基质上,18 个襻环呈放射状平面排列,结合在核骨架上构成微带(miniband)。微带是染色体高级结构的单位,大约 106 个微带沿着由核骨架形成的轴心支架构成染色单体(chromatid)。

(四) 核骨架和核基质还可能参与感染病毒在细胞中的复制

病毒是最简单的生命体,其生命活动必须依赖宿主细胞。1987 年,翟中和等进一步证实了腺病毒(adenovirus)核内 DNA 病毒的复制和装配与核骨架关系密切,其 DNA 复制、RNA 转录及加工必须依赖核骨架。

细胞质骨架的中等纤维与核骨架有密切联系,我国学者翟中和等认为核骨架-核纤层-中等纤维是相互联系的,贯穿于核和质的细胞骨架网络之中,与基因表达、染色质构建关系十分密切。

复习题

1. 名词解释

| 细胞骨架 | 微管蛋白异二聚体 | 肌动蛋白 | 中心粒 |
| 核骨架 | 马达蛋白 | | |

2. 如何理解细胞骨架是细胞内的一种动态结构?
3. 微管、微丝、中间纤维在形态结构、化学组成及功能上有何联系与区别?
4. 什么叫做微管组织中心(MTOC)? 它与微管有何关系?
5. 为什么说细胞核中的骨架结构是必需的?

第十章 细胞连接与细胞外基质

第一节 细胞连接与细胞社会

多细胞生物体的细胞之间除了少数诸如血细胞等游离细胞之外,均有比较牢固的连接形式,通过这些连接,细胞便形成组织和器官,同时建立起细胞之间的社会联系。这种社会联系使细胞之间的信息得以交流,并决定细胞的行为和命运,维持机体的稳态平衡。

不同的组织细胞有不同的连接方式,但大多数细胞之间有共同的连接方式,即紧密连接、锚定连接(黏着连接、桥粒连接)和通讯连接(间隙连接)(图10-1)。

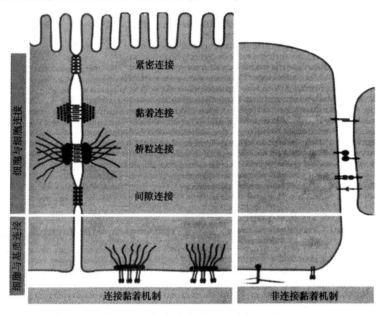

图 10-1 细胞之间的几种连接方式

一、紧 密 连 接

紧密连接(tight junction)是一种封闭性连接(occluding junction)。其广泛存在于上皮细胞的游离缘邻面和血管内皮细胞间如大脑的血管内皮细胞间。是由相邻细胞的细胞膜之间形成点状融合构成一个封闭带。电镜下紧密连接处的两个细胞紧紧相连,无间隙。冰冻断裂复型技术显示:在连接的细胞四周有嵴线网络。嵴线是成串排列的跨膜蛋白(图10-2)。紧密连接不仅连接紧密,而且可阻止可溶性物质的流动和扩散,某些区域甚至可以阻止水分子的通过。如紧密连接的大脑毛细血管内皮细胞形成血脑屏障,从而保证大脑内环境的稳定。此外,还有保持细胞功能方向性的作用,如形成上皮细胞膜蛋白与膜脂分子侧向扩散的屏障,维持上皮细胞的极性。很多肿瘤细胞紧密连接减少,可能与其浸润转移能力增强有关。

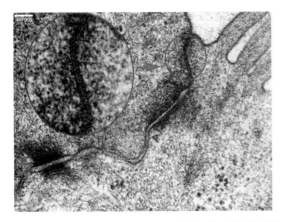
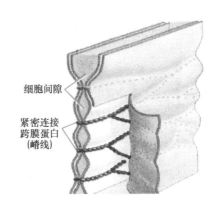

细胞间隙

紧密连接
跨膜蛋白
(嵴线)

图 10-2 紧密连接的结构模型
左:电镜照片;右:模式图。

二、锚 定 连 接

锚定连接(anchoring junction)是一种由细胞骨架纤维蛋白形成的结构,其又分为黏着连接和桥粒连接,黏着连接有**黏着带**(adhesionbelt)和**黏着斑**(focalcontact)之分。黏着带又称为中间连接,或带状连接(beltdesmosome)常位于上皮细胞紧密连接的下方,相邻细胞间形成一个连续的带状结构,各细胞之间有 30nm 的间隙。黏着斑与黏着带的区别在于它不是两个细胞之间的连接,而是一个细胞通过细胞骨架纤维蛋白及膜与细胞外基质的连接,常见于成纤维细胞。

桥粒连接(desmosome junction)广泛存在于皮肤、心肌、消化道上皮、子宫及阴道上皮等处,又分为**点状桥粒和半桥粒**。点状桥粒也称桥粒,是细胞之间通过中间纤维相连形成的一种的"纽扣式"锚定连接方式,相邻细胞内的中间丝蛋白起了重要作用(图 10-3)。电镜下桥粒区的两个细胞之间有 25nm 的距离。在质膜的胞质面有一块厚度为 15~20nm 的盘状致密斑,有中间纤维与之相连,其间充满了起黏合作用的糖蛋白。桥粒为细胞之间的坚韧连接点,既可限制细胞的膨胀,又可将作用于细胞的切力分散于整个表皮和下面的组织中。

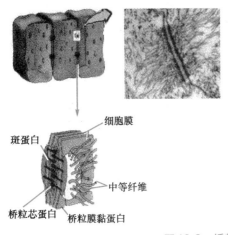
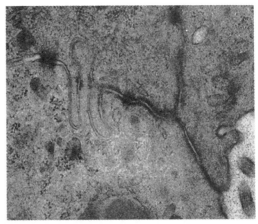

细胞膜

斑蛋白

中等纤维

桥粒芯蛋白 桥粒膜黏蛋白

图 10-3 桥粒结构模式及电镜图

半桥粒在结构上与桥粒类似,参与的细胞骨架成分也是中间纤维。它是上皮细胞与基膜(basal-lamina)之间的连接,形态上仅桥粒的一半(图 10-4),作用与桥粒相同。

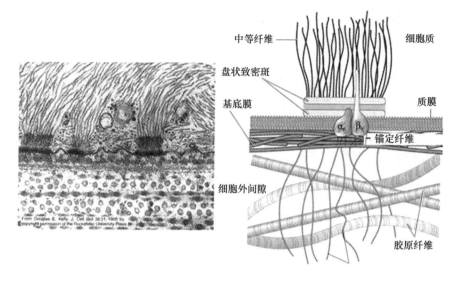

图 10-4 半桥粒的结构

三、通 信 连 接

通信连接（communicating junction）既是一种细胞连接，也兼有信息交流。其广泛存在各种动物组织细胞间，在神经细胞、心肌、平滑肌等可兴奋细胞之间尤其多见，主要的通讯连接为**缝隙连接**（gap junction）或间隙连接。缝隙连接的细胞之间有约 3nm 的间隙，细胞之间通过称为**连接子**（connexon）的结构连在一起。每个连接子由 6 个相同或相似的连接蛋白环列而成，中间形成一个直径约 1.5nm 的通道（图 10-5）。对肝细胞连接子的分析表明，每个连接蛋白由 280 个氨基酸碱基组成，相对分子质量为 30 000。目前已分离出 20 余种构成连接子的蛋白，他们属于同一种蛋白质家族。

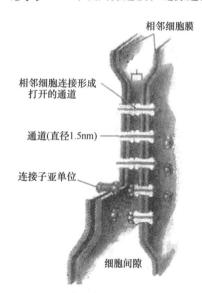

图 10-5 缝隙连接的连接子

缝隙连接的通道允许相对分子质量小于 $1×10^3$ 的小分子代谢物如葡萄糖、氨基酸、cAMP、IP_3、维生素等从一个细胞迅速到达另一个细胞，此称为**代谢偶联**（metaboliccoupling）。此外，该间隙通道也允许带电的离子通过，使该膜区域形成低电阻区。此称为**电偶联**（electric coupling）。通信连接使细胞群体的关系更加密切。其除了机械性的结合外，也使功能得以协调，如信息分子从一个细胞流向另一个细胞，使细胞群代谢活动更加精细。电信号的传送能使心肌细胞群同步收缩和舒张，使小肠平滑肌细胞群收缩蠕动同步化。

神经细胞的化学突触与相连神经细胞和肌肉细胞的连接属于通信连接。突触前神经元的末端膨大呈球形，称胞体突触小体（synaptic knob）。突触小体的膜称突触前膜，与突触前膜相对应的胞体膜或突起称突触后膜，两膜之间的间隙称为突触间隙。间隙宽 20～30nm，内含黏液和糖蛋白等物质。突触小体内有许多突触小泡，含神经介质。当神经冲动传到突触前膜时，突触小泡即释放神经介质，传递细胞信息（图 10-6）。

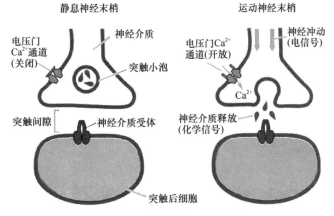

图 10-6　突触小体及信号传递

第二节　细胞外基质

生物的机体并不都是由细胞聚集而成,除了细胞之外,还有一些非细胞性的物质,这些物质是在机体的发育过程中由细胞分泌到细胞外形成的,它们往往在细胞的周围构成高度水合的凝胶或纤维性网络,对细胞之间的连接、细胞的功能发挥起着不可忽视的作用。

一、细胞外基质的主要成分

细胞外基质(extracelluar matrix,ECM)的成分相当复杂,但基本成分主要为胶原蛋白、蛋白多糖、氨基聚糖、层粘连蛋白和纤粘连蛋白、弹性蛋白、细胞黏附分子等,现扼要介绍如下:

(一)胶原蛋白

胶原蛋白简称**胶原**(collagen),是一组高度特化的蛋白质,含量占人体蛋白质总量的30%以上,种类多达19种,主要的仅5种(表10-1),是不溶于水的纤维性蛋白,属于硬蛋白类。胶原由成纤维细胞、成骨细胞、成软骨细胞、神经组织的施万细胞以及各种上皮细胞合成和分泌,分布于机体的各个部位。但在不同器官、组织中胶原的含量、差别很大,胶原的类型、排布方式很不相同。

表 10-1　几种主要胶原的特征和分布

类型	存在形式	超微结构	化学特征	分布	来源
I	300nm 三股螺旋原纤维	67nm 横纹纤维	低羟赖氨酸,低糖类	皮肤、肌腱、骨、韧带、眼角膜	成纤维细胞
II	300nm 三股螺旋原纤维	67nm 横纹纤维	低羟赖氨酸,低糖类	软骨、椎间盘、脊索、眼玻璃体	成骨细胞、成纤维细胞
III	300nm 三股螺旋原纤维	67nm 横纹纤维	高羟脯氨酸,低羟赖氨酸,低糖类	皮肤、血管、内部器官	网状细胞
IV	390nm C 末端球状	网状不形成纤维束	很高的羟赖氨酸,高糖类	基膜	上皮细胞、内皮细胞
V	390nm C 末端球状	细纤维		大多位于组织间隙与 I 型胶原共分布	平滑细胞、肌原细胞

胶原分子的基本组成单位原胶原蛋白分子(topocollacen)长度为280nm,直径15nm,相对分子质量300 000,其氨基酸组成比较特殊,甘氨酸含量占1/3,脯氨酸及羟脯氨酸占1/4。原胶原蛋白由3条多肽链盘绕成三股螺旋结构(图10-7)。在胶原蛋白中,缺少色氨酸、酪氨酸和蛋氨酸,其他必需氨基酸也很低。

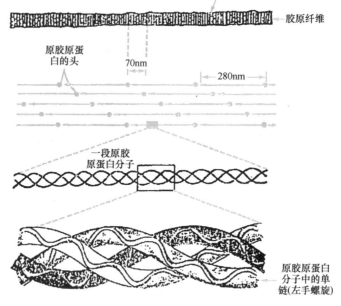

图 10-7 胶原纤维中原胶原蛋白分子的排列

（二）氨基聚糖和蛋白聚糖

氨基聚糖(glycosaminoglycan,GAG)是由重复的二糖单位聚合而成的长链多糖,由于二糖单位的其中一个糖为氨基己糖(氨基葡萄糖或氨基半乳糖),故称氨基聚糖,机体中重要的氨基聚糖有透明质酸、硫酸软骨素、硫酸皮肤素、肝素、硫酸角质素等7类,其中最重要的是透明质酸(hyaluronic acid,HA),也是氨基聚糖中结构最为简单的一种,不含硫酸根,透明质酸由 D-葡萄糖和 N-乙酰氨基葡萄糖的二糖单位聚合而成,二糖单位数可达5000余个。透明质酸广泛存在于各种结缔组织、皮肤、玻璃体、软骨、滑液中,其他种类的氨基聚糖结构较复杂,7类氨基聚糖的分子结构及组织分布见表10-2。

表 10-2 氨基聚糖的分子结构及组织分布

名称	二糖单位		每个二糖单位中的硫酸根	与蛋白质的共价连接	所含其他糖成分	分布
	A	B				
透明质酸	D-葡萄醛酸	N-乙酰基葡萄糖	0	—	—	各种结缔组织、皮肤、玻璃体、软骨、滑液
4-硫酸软骨素	D-葡萄醛酸	N-乙酰基半乳糖	0.2~1.0	+	D-半乳糖 D-木糖	软骨、角膜、皮肤、动脉、骨
6-硫酸软骨素	D-葡萄醛酸	N-乙酰基半乳糖	0.2~2.3	+	D-半乳糖 D-木糖	角膜、皮肤、动脉、骨
硫酸皮肤素	D-葡萄醛酸、 L-艾杜糖醛酸	N-乙酰基半乳糖	1.0~2.0	+	D-半乳糖 D-木糖	皮肤、血管、心、心瓣膜
硫酸乙酰肝素	D-葡萄醛酸、 L-艾杜糖醛酸	D-乙酰基葡萄糖	0.2~3.0	+	D-半乳糖 D-木糖	肺、动脉、细胞表面
肝素	D-葡萄醛酸、 L-艾杜糖醛酸	D-乙酰基葡萄糖	2.0~3.0	+	D-半乳糖 D-木糖 D-氨基半乳糖	肥大细胞
硫酸角质素	D-半乳糖	N-乙酰基葡萄糖	0.9~1.8	+	D-甘露糖 L-岩藻糖唾液酸	软骨、角膜、椎间盘

除透明质酸外,各种氨基聚糖与蛋白质共价连接即成为蛋白聚糖,此时蛋白质构成核心,称**核心蛋白**(core protein)氨基聚糖连接于该蛋白的丝氨基残基位,一个核心蛋白上可连接数百个不同的氨基聚糖,其糖含量可达 90%~95%。由一个核心蛋白和数百个氨基聚糖构成的单位称蛋白聚糖单体,若干个单体可通过连接蛋白以非共价键与透明质酸结合形成多聚体。蛋白聚糖单体的相对分子质量平均为 12×10^6,蛋白聚糖多聚体的相对分子质量约 2×10^8。但也有的相对分子质量较小者,如基膜中的蛋白聚糖,核心蛋白仅 20 000~400 000,氨基聚糖为几个硫酸肝素。蛋白聚糖主要存在于软骨、肌腱、皮肤等结缔组织中。

(三)层粘连蛋白、纤粘连蛋白

层粘连蛋白(laminin,LN)为糖蛋白,相对分子质量 820 000,由一条 400 000 的重链(A 链)和二条 215 000(B$_1$)及一条 205 000(B$_2$)的轻链构成。电镜下为"+"字形结构,层粘连蛋白是动物胚胎及成体组织基膜的主要成分,对基膜基质的组装起关键作用。纤粘连蛋白(fibronection,FN)也是一种高分子糖蛋白,相对分子质量 220 000~250 000,含糖量为 4.5%~9.5%,其种类有血浆纤粘连蛋白、细胞表面纤粘连蛋白、分泌性纤粘连蛋白等 3 种。不同种类的纤粘连蛋白的结构不同,如血浆纤维粘连蛋白为二聚体,其由相似的 A 链和 B 链组成,两条链的 C 末端由二硫键连接,整个分子呈"V"形。而细胞纤粘连蛋白为多聚体,由多个链间二硫键连接,分子呈纤维束,目前已鉴定出 20 余种纤粘连蛋白多肽。层粘连蛋白和纤粘连蛋白的主要功能是介导细胞黏着。

(四)弹性蛋白

弹性蛋白(elastin)是弹性纤维的主要成分,主要存在于脉管壁及肺,少量存在于皮肤、肌腱及疏松结缔组织中,主要功能是保证组织器官的弹性功能。弹性蛋白为高度疏水的非糖基化蛋白,约含 830 个氨基酸残基,含有丰富的甘氨酸和脯氨酸,不含羟赖氨酸,其分子构象为无规则的卷曲象,当分泌至细胞外间隙后,并可通过赖氨酸(Lys)残基相互交连成富有弹性的网状。

(五)细胞黏着分子

同种类型细胞间的彼此黏着是许多组织结构的基本特征。细胞间及细胞与基质的黏着是由众多**细胞黏着分子**(cell-adhesion molecule,CAM)介导的,它是由细胞产生的一类整合糖蛋白(表 10-3)。细胞黏着分子通过 3 种方式介导细胞识别与黏着:相邻细胞表面的同种黏着分子间的识别与黏着(同亲型结合),相邻细胞表面的不同黏着分子间的相互识别与黏着(异亲型结合),相邻细胞表面的同种黏着分子借助其他衔接分子的相互识别与黏着(衔接分子依赖性结合)。根据细胞黏着分子的结构与功能特性,其分为 4 大类:钙黏蛋白、选择素、整联蛋白及免疫球蛋白超家族。细胞黏着分子除介导黏着外,还参与细胞增殖、分化、迁移和信号转导,是免疫应答、炎症反应、创伤愈合及肿瘤转移等一系列重要生命过程的分子基础。细胞黏着分子还参与桥粒、半桥粒、黏着带及黏着斑等细胞连接的形成。细胞黏着分子与相应配体结合的亲和性较低,必须通过多个受体-配体结合及细胞骨架参与才能形成较牢固的黏着,这种黏着是短暂和可逆的。

表 10-3　细胞表面主要的黏着分子家族

细胞黏着分子家族	主要成员	胞内骨架成分	参与细胞连接类型
黏着蛋白	E、N、P-钙黏蛋白	肌动蛋白丝	黏着带
	桥粒-钙黏蛋白	中间丝	桥粒
选择素	P-选择素		
免疫球蛋白类	N-细胞黏着分子		
血细胞整联蛋白	$\alpha_1\beta_2$	肌动蛋白丝	
整联蛋白	约 20 多种类型	肌动蛋白丝	黏着斑
	$\alpha_6\beta$	中间丝	半桥粒

二、细胞外基质的作用

（一）对细胞形态及细胞群的影响

细胞外基质对细胞的形态建成具有重要影响，体外实验表明，所有脱离组织的细胞单个悬浮时均为球形，表面有许多微绒毛和膜皱襞。而在机体中，细胞与细胞接触连接或与基质黏着，则表现出特有形态。如上皮细胞平整的与基膜粘连，细胞内骨架表现为正常状态，如不与基膜粘连，细胞表面则出现小泡，胞内的细胞骨架蛋白也会解聚。

细胞外基质对组织细胞的建成及群体稳定性的维护作用是非常明显的。细胞与细胞之间有相互识别的作用，细胞对细胞基质也有选择性和特异性，如成纤维细胞选择性的与Ⅰ或Ⅲ型胶原结合，软骨细胞只与软骨胶原结合，上皮细胞首选与Ⅳ型胶原结合。在细胞的黏合过程中，黏合分子起着重要作用，如层粘连蛋白可促进各种上皮细胞、内皮细胞、神经鞘细胞以及癌细胞黏着于基膜并发生铺展。同时各种黏合蛋白亦可通过细胞表面受体影响细胞质骨架的组装，从而决定细胞的形状。

细胞外基质在细胞外构成复杂的网架，对细胞群体有界定、支持、保护的作用。如胶原在细胞外基质中含量高，有较好的刚性和抗张力能力。在不同的组织中，胶原组成的纤维还适应特定的功能，如在骨和角膜中，胶原纤维分层排列。同层彼此平行，相邻两层彼此垂直。形成"三夹板"样的结构，使细胞组织牢固，不易变形。胶原纤维构成的肌腱，使肌肉和骨骼连接，同时具有很强的抗张能力。

（二）对细胞迁移的促进作用

在机体的发育过程中，细胞的迁移是必不可少的，在这个过程中，细胞外基质起了很重要的作用，透明质酸可结合于许多迁移细胞的表面，使细胞保持彼此分离，使细胞易于迁移运动，增殖并阻止细胞分化。一旦细胞迁移停止或增殖够数时，细胞表面的透明质酸可被玻璃酸酶破坏，随之细胞迁移受阻。胚胎发生中生骨节细胞的迁移是其典型例子。纤粘连蛋白可促进角膜上皮细胞的迁移，尤其是损伤角膜上皮的愈合。纤粘连蛋白促进细胞迁移的另一个突出例子是胚胎发生早期神经脊细胞的迁移。在神经管形成时，神经脊细胞从神经管的背侧迁移到胚胎各个区域，分化成神经节、色素细胞。一般认为纤粘连蛋白为这些细胞的运动提供了轨道。

脊神经细胞的迁移与E-钙黏蛋白和N-钙黏蛋白的含量有密切关系。在神经脊细胞产生时，分化神经脊细胞的外胚层区停止表达E-钙黏蛋白转而表达N-钙黏蛋白。当神经脊细胞开始迁移时N-钙黏蛋白表达停止，一旦神经脊细胞到达目的地，形成神经节，分化为神经元的同时，E-钙黏蛋白又重新表达，E-钙黏蛋白对神经节中神经细胞的粘连起一定作用。

（三）对细胞增殖分化的调节作用

细胞增殖分化的调节作用是机体中非常重要的生理过程，其机制相当复杂，有基因的调控、激素生长因子的调控、cAMP等信息分子的调控等，但细胞外基质也有相当的作用。实验表明，脱离了基质的正常细胞很快停止在 G_1 期或 G_0 期，而只有黏着于适当的基质才能合成蛋白质及 RNA，在铺展的状态下才能复制 DNA。有人将小鼠胚胎的单个细胞置于面积不等的基质岛上，使其黏着后铺展，结果发现基质岛的表面积与细胞的 DNA 合成量成正比例关系，即基质岛的面积越大，细胞铺展的越好，进行 DNA 合成的细胞比率越高，细胞增殖越快，反之亦然。

不同的细胞对细胞外基质有选择性。如原代培养的肾细胞若置于角膜内皮细胞产生的外基质上，则具有成纤维细胞形态的肾细胞亚群旺盛增殖，若置于畸胎瘤细胞产生的基质上，则具有上皮样形态的细胞迅速增殖。再如脉管内皮细胞在Ⅰ和Ⅲ型胶原上培养是细胞增殖，而在Ⅳ型胶原上培养时细胞停止分裂。

对同一种细胞，不同的细胞外基质的作用是不同的，有些甚至正好相反，如纤粘连蛋白对上皮细胞具有抑制增殖的作用，而层粘连蛋白则可促进上皮细胞增殖。在组织中，层粘连蛋白与纤粘连蛋白的相对比值可能对维持实质细胞与间质细胞在增殖上的平衡有一定作用。此外,体外神经细胞的培养表明,层粘连蛋白有助于培养神经细胞的存活及轴突的生长。纤粘连蛋白可促进鸡胚神经视网膜细胞的突起生长。

细胞外基质对细胞分化的诱导作用已有大量实验证明,例如,在胚胎发育过程中,先是Ⅲ型胶原丰富,但在形成手、眼、皮肤时,Ⅰ型胶原取代Ⅲ型胶原,而分化完成时,Ⅲ型胶原又取代Ⅰ型胶原。再如纤粘连蛋白加到前脂肪细胞培养液中可抑制脂肪细胞的分裂。胚胎发育的不同时期出现不同的细胞外基质表示细胞外基质与器官组织分化、细胞分化的相关性。如层粘连蛋白的出现往往预示从间质形成次发性上皮,层粘连蛋白的消失则表示基膜瓦解。

复习题

1. 名词解释

桥粒　　　　　锚定连接　　　　连接子　　　　　代谢偶联
突触小体　　　胶原　　　　　　核心蛋白　　　　透明质酸

2. 细胞的连接方式有几种? 特点如何?
3. 细胞基质与细胞外基质有何区别?
4. 简述细胞外基质的主要成分和作用。

第十一章　细胞的增殖

细胞增殖(cell proliferation)是细胞的重要特征之一,人体及所有多细胞生物体生长发育时,细胞数目的增加,衰老、死亡细胞的更新,创伤的愈合,病理组织的修复以及生命活动的延续,均需经过细胞的增殖过程来完成。因此,细胞的增殖一直是细胞生物学的重要研究课题。尤其是目前对于肿瘤防治的研究、机体组织损伤修复研究、器官移植以及某些遗传性疾病的研究,都直接涉及细胞的增殖问题。细胞增殖的实质是细胞遗传物质以及有关成分的复制、分配,而这种复制分配在体内是极其精确和有序的。这种精确性和有序性受到细胞内某些机制的调控,如果调控失常,即可导致细胞的非正常增殖。

第一节　细胞周期

一、细胞周期的概念

细胞周期(cell cycle)也称细胞增殖周期(cell generation cycle),具体指连续分裂的细胞从上一次有丝分裂结束开始到下一次有丝分裂结束为止所经历的整个过程,是亲代细胞物质准备到子代细胞物质分配一个周而复始的连续过程,也是一个高度精确,严格受控的生命活动过程。不同生物或不同组织细胞的周期时间可以有很大区别,有的只需几十分钟(如早期胚胎细胞),有的要几十个小时(某些上皮细胞和离体培养细胞),也有的要 $1 \sim 2$ 年(肝、肾实质细胞),但在适宜条件下,同一种细胞的周期时间是相对稳定的。细胞的增殖一般可分为两个阶段,物质充分合成的间期(intermitent phase)和合成物质分配的分裂期(mitotic phase,M)。间期又根据细胞中的遗传物质 DNA 的合成情况,分为 DNA 合成前期(first gap,G_1)、DNA 合成期(synthesis phase,S)和 DNA 合成后期(second gap,G_2)。而细胞分裂期(M 期)在真核细胞的有丝分裂中,根据细胞核的形态变化分为:前期(prophase)、中期(metaphase)、后期(anaphase)和末期(telophase)四个时期(图 11-1,图 11-2)。间期是周期中细胞生长、新陈代谢与物质合成最活跃的时期,主要表现在 DNA 合成,其含量倍增,以及 RNA 和蛋白质的持续合成。间期经过物质合成,细胞体积增长一倍,表面积增长 1.6 倍。分裂期主要是通过细胞分裂调控机制准确均等地将间期合成的遗传物质 DNA 和胞质成分分配到两个子细胞中去,以维持生物遗传的稳定性。

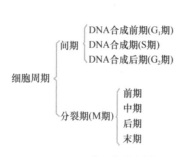

图 11-1　细胞周期的划分

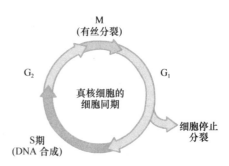

图 11-2　细胞周期示意图

二、细胞周期的时相及其意义

细胞周期也包含一个时间概念，细胞周期中各个阶段所需的时间称为**时相**，用 Tc 表示。细胞周期的四个时期的时相分别表示为 TG_1、Ts、TG_2 和 TM，计算单位为小时（h）。细胞周期的时相一般通过培养的细胞来测定，在一定的营养物质、血清、pH、温度及细胞密度等条件下计数细胞成倍增长所需的时间即可计算。但目前最有效的是采用有脉冲标记的有丝分裂法和流式细胞光度术两种方法。前者是用放射性核素标记的胸腺嘧啶核苷（$^3H\text{-}TdR$）处理培养细胞，然后在不同间隔时间内取样，统计被标记的有丝分裂细胞数，以计算总周期时间及其各期的时间；后者是采用流式细胞光度术对单个细胞逐个进行快速定量分析和分类，测定多种指数，如细胞体积的大小、DNA 和 RNA 的含量、蛋白质的含量等，然后计算细胞周期的时间，以流式细胞光度术测定的指标不仅反映了 DNA 含量的周期性变化，而且反映出 RNA、各种蛋白质和酶的变化。

不同细胞的增殖周期时相不同，如人宫颈癌体外培养细胞（Hela 细胞），T_c 是 20 小时，其中 T_{G_1} 为 8 小时，T_S 为 6 小时，TG 为 4.5 小时，TM 为 1.5 小时（图 11-3）。一般而言，T_S 和 TM 变化较小，T_{G_1} 的变化较大，不同的细胞，TG_1 可从几小时直至几月甚至更长。已分化的细胞如肌肉细胞、神经细胞不再增殖，将永远停留在 TG 期，未分化的细胞如正在分裂的胚胎细胞、造血干细胞和某些肿瘤细胞，TG_1 非常短，甚至测不出。

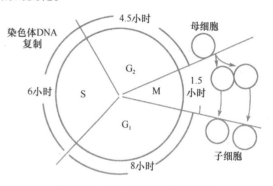

图 11-3　Hela 细胞的周期时相

测定细胞周期的时相不仅可以了解细胞生长发育过程中一些重要理论问题，而且在实际中具有一定的实用价值。如肿瘤的药物治疗，可针对细胞周期不同特点，研究出特异的药物，而且能对肿瘤的生长速度进行估计，对病情发展和治疗预期效果进行监测。

第二节　间期细胞的主要特点

间期细胞的重要特征是进行 DNA 合成，但在 DNA 合成的前后以及合成过程中的细胞生理、生化方面又各具特点。

一、DNA 合成前期

DNA 合成前期（G_1 期）期是指前一次细胞分裂结束到后一次 DNA 合成期开始前止的子细胞生长发育时间。G_1 期主要进行 RNA 及有关蛋白质的大量持续合成。趋向分化的细胞也就是不再分裂的细胞如神经细胞、肌肉细胞在 G_1 期合成与该细胞特殊形态及功能有关的蛋白质。G_1 期还为细胞进入 S 期作各种准备，例如合成 DNA 诱导物、DNA 复制所需要的各种前体物质等。用低剂量的放线菌素 D 可抑制其 RNA 合成，用嘌呤霉素可抑制其蛋白质合成。这些抑制剂都能使细胞停止在 G_1 期，而不进入 S 期。在没有抑制物的正常情况下有些增殖的细胞也可停留在 G_1 期。

不同的细胞停留在 G_1 期的时间不一致，这种差异原因何在？为什么有的细胞可以长期停留在 G_1 期，而有的不滞留马上进入 S 期而完成周期活动呢？有人认为 G_1 期可以分为 G_1 早期及 G_1 晚期，G_1 早期细胞存在一种**启动蛋白质**（trigger protein），这是一种**不稳定蛋白**（unstable protein，U 蛋白），当其浓度达到阈值（threshold）时，细胞则经 G_1 晚期进入 S 期。如果启动蛋白质浓度达不到阈值，则不能使 G_1 期进入 S 期。也有人认为在 G_1 早期细胞内的 cAMP 迅速合成而浓度上升，可激活相关蛋白激酶，从而加速某些特殊蛋白质如抑素的合成，使细胞不能合成 DNA 而滞留于 G_1 期。若细胞能

进入 G_1 晚期则 cAMP 含量下降,此时细胞进入 S 期,细胞内 DNA 合成,最终进入分裂期,完成增殖。因此,一般认为细胞中 cAMP 的含量可以决定细胞滞留在 G_1 早期或进入 G_1 晚期,并作为细胞是分化还是增殖的**控制点**(restriction point,R 点)或**检验点**(check point)。现一般认为影响 G_1 期细胞是否进入周期的因素很多,除上述 U 蛋白、cAMP 外,各种生长因子、营养物质、pH、温度及射线等等都可以在 G_1 期有相应的控制点。控制点也是细胞周期调控基因对各种因素或信号的反应位点。控制点对环境条件比较敏感,可使细胞在不利条件下降低代谢水平,保持在 G_1 期或呈相对静息(quiescence)状态以延续细胞生存。肿瘤细胞 G_1 期 cAMP 含量明显低于正常细胞,可以说它是失去控制点控制而不断增殖的细胞。

通过 G_1 期控制点的调节,G_1 期细胞可有三种去向:第一,不增殖,即细胞始终停止在 G_1 期而失去增殖能力,此时的细胞又称不育细胞或终末细胞。例如神经细胞、肌肉细胞等。第二,持续增殖,细胞能够增殖,不断进入周期,完成分裂,这类细胞一般分化较低。如骨髓造血干细胞、皮肤生发层细胞、小肠腺细胞及精原细胞等。在正常情况下增殖细胞增殖的目的在成体主要是更新补充衰老死

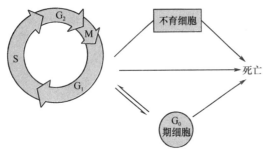

图 11-4 G_1 期细胞演化示意图

亡的细胞以保持机体各组织细胞数量及功能的平衡,而不是无限增加细胞数目。但异常增殖的细胞如肿瘤细胞不受限制地增殖是对机体的一种危害。第三,暂不增殖,这类细胞又称 G_0 期细胞,是已分化了的细胞,其性质与 G_1 期相似,因此,认为是延长了的 G_1 期细胞。例如肝细胞、肾细胞。G_0 期细胞是暂时脱离细胞周期的 G_1 细胞,其可在促有丝分裂因子作用下转入 G_1 期再进入周期(图 11-4)。如动物的肝组织细胞一般很少分裂,但肝经手术部分切除后,肝细胞能恢复增殖能力,修复损伤的组织。暂不增殖细胞处于静息状态时,比较 G_1 期细胞,其对药物敏感性较差。若处于 G_0 期的细胞是肿瘤细胞,则是肿瘤复发的一个根源,它在一定条件下可进入周期进行增殖。

目前认为,控制点不仅存在于 G_1 期,也存在于其他时相,如 S 期控制点,G_2 期控制点,甚至纺锤体组装控制点。控制点是作用细胞周期的调控通路,控制点监控相关基因的表达,保持细胞周期的稳定。

二、DNA 合成期

DNA 合成期(S 期)除了合成 DNA 外,还有其他一些重要成分如组蛋白的合成。通过 DNA 合成期,每个细胞的 DNA 含量从 2 份(2C)增加到 4 份(4C),即 DNA 含量增加一倍。

由于细胞内 DNA 的复制是不同步的,所以 S 期的长短取决于 DNA 分子中复制子启动数量的多少。例如人体细胞的 S 期一般在 6 ~ 8 小时。DNA 的总长度约为 2m,平均每条染色体约含 1200 个复制子,每个复制子平均长度约为 $30\mu m$。若以每个复制子复制速度为 $0.9\mu m/min$ 计算,约需 17 分钟复制完毕。也就是说一个细胞的 DNA 所有复制子都同时复制,那么 17 分钟就可完成 DNA 复制。但为什么一般细胞 S 期需要 6 ~ 8 小时呢?研究知道,DNA 上的复制起始点不是同时启动,即使在同一条染色体 DNA 上的不同区域其复制时间也是不同步的。其常染色质先复制而异染色质后复制,不同步复制在 DNA 碱基组成上差异是 G≡C 含量高的先复制,A═T 含量高的后复制。

在真核细胞中,与 DNA 复制同时进行的有组蛋白的合成。组蛋白在胞质内合成后经核孔转移至核内,与 DNA 共同组成染色质,这也是 S 期物质合成的重要特征。但是,当 DNA 的复制叉向前移动时,原来的核小体与新合成的核小体如何分布呢?实验证明,原有的核小体是进入先行链,新合成的核小体进入后行链,若用组蛋白合成抑制剂环己亚胺处理,在电镜下观察,可见复制中的 DNA 链其中一条有核小体而另一条则无核小体,说明 DNA 合成随组蛋白质的合成是 S 期必需的。

三、DNA 合成后期

当 DNA 复制完毕后,细胞即进入(G$_2$ 期)期。G$_2$ 期 DNA 含量为 4C,较 G$_1$ 期增加一倍(图 11-5)。

G$_2$ 期的主要特征是合成与有丝分裂有关的特殊蛋白质,如微管蛋白,同时染色质开始螺旋化,产生凝集和浓缩。另外,一些使核膜解体的可溶性因子也出现在 G$_2$ 期的晚期。还有一种促使细胞从 G$_2$ 期进入 M 期的可溶性蛋白激酶也在此时合成,这种蛋白激酶可促使核膜破裂,并促进核小体形成。G$_2$ 期结束后,M 期开始,细胞随即开始分裂。

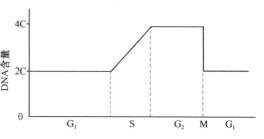

图 11-5　细胞周期中 DNA 的含量变化示意图

第三节　细 胞 分 裂

当间期细胞的 DNA 及蛋白质等物质合成完毕后,就必须经细胞分裂形成两个子细胞,此时细胞周期才告完成。没有细胞分裂,周期无法完成,生物无法完成遗传变异过程,生命也无法延续进化。高等生物的细胞分裂主要是**有丝分裂**(mitosis)或称间接分裂(indirect division)。而原核生物主要是**无丝分裂**(amitosis)或称直接分裂(directdivision)。有丝分裂的显著特征是形成有丝分裂器,它能确保将复制后的染色体精确地分配到两个子细胞中去。无丝分裂不形成有丝分裂器,也不形成染色体,由处于间期的细胞直接一分为二而成,真核细胞中的单细胞生物如变形虫、草履虫是以这种方式进行分裂(图 11-6),现发现人体的肝细胞也存在无丝分裂。

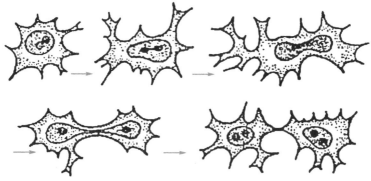

图 11-6　无丝分裂过程示意图

在高等动物及人体,也存在无丝分裂,尤其是衰老细胞和病变细胞可以这种方式进行繁殖。但无丝分裂不是真核细胞分裂的主要形式。此外,在高等动物及人体的生殖细胞,还存在一种特殊的有丝分裂,其细胞中染色体复制一次而细胞却分裂两次,结果染色体数目减半,成为单倍数的精子或卵子,这就是所称的减数分裂。以下就有丝分裂和减数分裂的基本过程作基本介绍。

一、有 丝 分 裂

有丝分裂是一个复杂而连续的动态变化过程,根据细胞核的形态变化可将有丝分裂分为四个时期,即前期、中期、后期、末期。各期的特点如下。

（一）前期

前期细胞的形态变化主要有以下几个方面:①间期细胞中正常存在的核仁、核膜等结构消失。核仁消失是由于核仁相随染色质发生凝集,而核膜消失主要是核纤层蛋白解聚导致核膜破裂。②染色质逐步螺旋化转变成染色体。③纺锤体形成。动物细胞中心体在 G₁ 期开始复制,S 期复制完成,形成两个中心体,逐渐移向细胞两极。动物细胞的中心体称为**微管组织中心**(MTOC),中心体内含有一对桶状的中心粒,彼此垂直分布,外面被无定形的物质包围。在两极,中心体装配微管形成纺锤丝和星体(aster),多条纺锤丝排列成中部宽、两极小的结构称为纺锤体。纺锤体通过纺锤丝与染色体连接使细胞进入中期。

(二)中期

至分裂中期,由前期形成的染色体排列在细胞中央形成赤道板。此时纺锤体完全形成并移向细胞中央。组成纺锤体的纺锤丝是由微管构成,根据排列方式可分为**极微管**(polarmicotuber),系中心粒向细胞赤道面延伸的微管。两极的中心粒各发出的极微管在赤道面相互重叠,并有横桥相连。**着丝点微管**(kinetochoremicotuber)是微管从每条染色单体的着丝点伸向纺锤体两极的微管。由于联系两个染色单体的两组微管牵引力的平衡,促使所有染色体同时以着丝点与纺锤体轴构成直角整齐排列在赤道面上(图11-7)。如第八章所述染色体上的缢痕处是两条染色单体相互联系的特殊部位,含高度重复的 DNA 碱基序列,在细胞分裂时与纺锤丝作用有关,称为**着丝粒**(centromere),着丝粒周围有蛋白质性质的盘状结构可直接连结纺锤丝,称为**着丝点**(kinetochore),

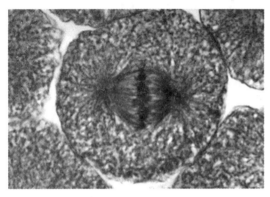

图 11-7 细胞分裂中期示染色体排列于赤道板上

也有人称之为动粒,着丝粒和动粒联系紧密,结构成分相互穿插,功能密切相关,因此常被称为**着丝粒-动粒复合体**(centromere-kinetochore complex)。中心粒、纺锤体以及染色体此时形成一个临时性的细胞器,称为**有丝分裂器**(mitotic aparatus)(图11-8)。

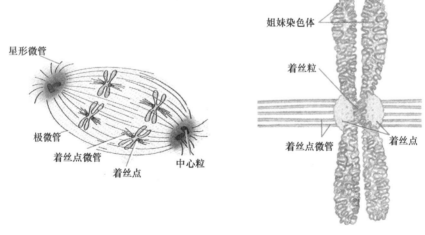

图 11-8 有丝分裂器及纺锤丝的连接结构

(三)后期

后期由于着丝粒纵裂,每条染色体包含的 2 条姐妹染色单体分开,这时每条染色单体因各具有一个独立的着丝粒,所以也称为一条染色体,其含一分子 DNA。着丝粒分裂、染色单体分开后在纺锤丝微管的作用下两组染色体分别向两极移动。染色体向极的方向移动一是由于着丝点处微管解聚,缩短其长度,牵引染色体向极的方向移动。其二是极微管相互之间滑动产生的推力使两组染色体分别向两极移动。用秋水仙素等药物破坏微管,染色体的运动立即停止。在电镜下可见极微管之间有横桥出现,横桥的化学成分是**动力蛋白**(dynein),系 ATP 酶,它可水解 ATP,为微管的滑动提供能量。

(四) 末期

末期两组子染色体已完全移向两极。此时染色体解螺旋重新成为染色质,核仁也重新形成。核纤层蛋白聚积重组核层形成核膜。总之,末期逐渐恢复间期核的结构。

细胞有丝分裂除核物质的分配外,胞质也同样要进行分裂。细胞进入有丝分裂后期,随着两组染色体向两极移动,胞质分裂相继发生。人体及动物细胞胞质分裂时,是在赤道面处由细胞内微丝等结构的作用使细胞向内缢缩产生一个**收缩环**(contractilering),收缩环的逐步内缢最终导致细胞一分为二,胞质均等分裂,胞质物质也随之分配(图 11-9)。用细胞松弛素 B 处理,可使细胞内微丝破坏,收缩环消失,胞质分裂停止。

有丝分裂过程虽然很精确,但有时也会发生异常而导致细胞分裂的变异,其主要有三种情况。

1. 核内复制(endoreduplication) 指细胞核内的 DNA 多次复制,而细胞不分裂,结果造成一个细胞中含多倍数的 DNA 分子,到细胞分裂期就是多倍体的染色体。正常细胞的染色体数是 $2n$,而这种细胞是 $4n$、$8n$ 甚至更多。例如哺乳动物的肝细胞常有核内复制的情况。肿瘤细胞的多倍体比例较正常细胞增高,说明肿瘤细胞存在较正常细胞为多的核内复制。

2. 多线染色体(polytenechromosome) 是由于细胞核 DNA 多次复制(4~15 次),DNA 不分离,有 S 期无 M 期,结果形成既长又有一定宽度的多线染色体。例如双翅目昆虫果蝇的幼虫唾液腺染色体即如此。

3. 多极有丝分裂 指纺锤体的极纵裂并转动方向,导致染色体不是通常的两极而是三极或多极的分裂形式,随着细胞分裂将形成染色体的多极分离,结果是形成染色体数目不等或胞质不分裂,在这种情况下可形成多核细胞。在培养细胞或肿瘤细胞常出现多极有丝分裂。

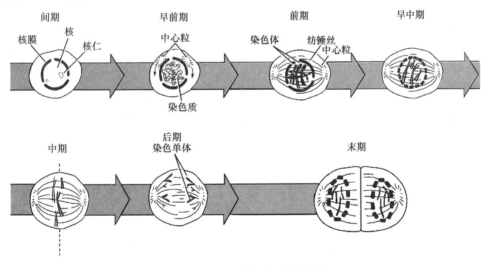

图 11-9 细胞有丝分裂过程图解

二、减 数 分 裂

减数分裂(meiosi)是发生于生殖细胞的一种特殊有丝分裂,其意义主要是产生单倍体(n)的配子即精子或卵子,使受精后受精卵的遗传物质维持在体细胞所具有的 $2n$ 数,以保持遗传的稳定性。在男性,精子发生于睾丸曲细精管的生精上皮细胞,由生精上皮细胞中的初级精母细胞经减数分裂而成。由于初级精母细胞在间期 DNA 只复制了一次,而经过两次连续的分裂,所以染色体数目减半($2n\rightarrow n$),每个精子只含有 23 条染色体,这样一个初级精母细胞也就可以产生 4 个精子。在女性,卵子发生于卵巢的上皮组织,由初级卵母细胞(oogonium)减数分裂形成。与精子的发生不同,一个卵原细胞只产生一个含 23 条染色体的正常卵子,另外三个虽然也含与正常卵子相同的遗传物质,但由于分裂调节机制的作用,其细胞质含量很少,不能正常发育,称为**极体**(polarbody)。除此之外,卵子发生与精子发生还有一个重要区别就是卵子的发生不是连续不断地进行,即初级卵母细胞的减数分裂具有周期性,约 1 个月发生一次,而精子发生是大量的初级精母细胞同时进行减数分裂,而且不停地进行。因此,正常的排卵只有一个卵子排出,而一次排精,精子却可多达 1 亿以上。人体精、卵发生的基本过程如图 11-10 所示。

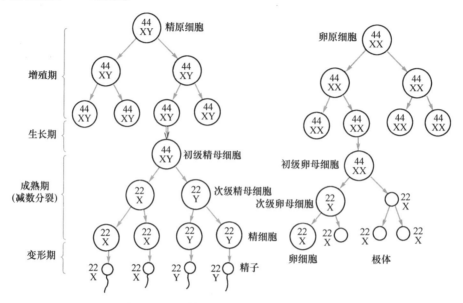

图 11-10　人精子发生和卵子发生过程图解

（一）减数分裂前间期的特点

初级精母细胞和初级卵母细胞分别是精原细胞和卵原细胞经生长期形成,而精原细胞和卵原细胞本身的增殖也是以有丝分裂来进行的,只是在形成精子和卵子时才生长成为初级精母细胞和初级卵母细胞进行减数分裂。是什么因素促使有丝分裂的细胞向减数分裂转变,目前还不清楚。但可以肯定,即待转向减数分裂的细胞周期与有丝分裂的细胞间期不同,其主要特点是 S 期延长,如一种两栖动物蝾螈的 S 期由原来的 12 小时延长至 10 天。其可以表明,细胞在转向减数分裂前经历了较长的准备及细胞内变化。因此,有人将这一间期称为**减数分裂前间期**(premeiosisinterphase)。从生化角度分析,减数分裂前间期的变化特点是在 G_1 期产生了某种 DNA 合成的抑制因子。一般认为在普通的有丝分裂中,S 期仅复制合成 99.7% ~ 99.9% 的 DNA,还有 0.01% ~ 0.03% 是在分裂前期完成。这一现象目前虽原因不明,但有可能是有丝分裂向减数分裂转变的关键。此外,细胞在转向减数分裂时,细胞质内也肯定会产生较大的变化来促使这种转变,其详细情况目前也不是很清楚。

（二）减数分裂期的基本过程及特点

减数分裂远比有丝分裂复杂,细胞经历了两次分裂,分别称为分裂Ⅰ和分裂Ⅱ,每次分裂同样包括前期、中期、后期、末期。两次分裂之间有一个较短的间期,这个间期 DNA 不复制。两次分裂细胞变化最复杂的是分裂Ⅰ的前期(前期Ⅰ),这一时期根据染色体的变化又分为细线期、偶线期、粗线期、双线期及终变期五个时期。

1. 前期Ⅰ　持续时间较长,在高等生物,其时间可持续数周、数月甚至数年。前期Ⅰ的一个重要特征是同源染色体的**联会**(synapsis),其发生在偶线期,消失于双线期。联会是细胞通过形成称为**联会复合体**(synatinemal complex)的结构使同源染色体配对形成**二价体**(bivalent)的过程。二价体因含 4 条染色单体,故也称为**四分体**(terad)。联会复合体在电镜下可见,其结构相当复杂,它的作用是在联会过程中识别同源染色体并使二价体稳定。该期的另一重要特征是非姊妹染色单体互换。联会后四条染色单体在一起,会发生非姊妹染色单体间交换,部分片断断裂后融合,这样使染色体片断发生交换而改变原有的遗传结构。该期所见到的姊妹染色单体交叉即是发生交换的证明(图 11-11)。此外,前期 I 核膜、核仁消失,间期未完成复制的 0.1% ~ 0.3% 的 DNA,也在此时完成复制。

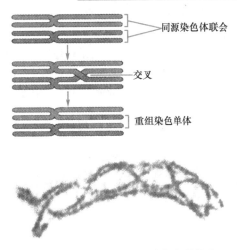

图 11-11 联会复合体及姐妹染色单体交叉

2. 中期 I 核膜破裂标志中期 I 的开始,配对的同源染色体由此时形成的纺锤丝牵引排列于细胞的中央,形成赤道板。

3. 后期 I 由纺锤丝牵引,同源染色体分离向细胞的两极移动,此时没有着丝粒的分裂。由于染色体的计数是以着丝粒为计算标准,因此细胞染色体数目从形态上讲,发生了减数,也就是说 46 条染色体各以 23 条向两极分开,但应指出的是,分离的 23 条染色体各包括 2 个姐妹染色单体,所含的全部遗传物质 DNA 还是双份的。在后期 I 同源染色体中分别来源于父、母的两条染色体并不一定要向一个方向移动,而是随机的,此现象称为自由组合。自由组合与姐妹染色单体互换同样增加了生物体遗传的变异性。

4. 末期 I 同源染色体趋向两极,胞质分裂成为两个细胞。末期 I 的染色体变化在不同的生物有所不同,有的染色体解旋成为间期核的形态,有的则不发生解旋,仍为凝集的染色体。减数分裂间期:此期时间很短,不发生 DNA 的复制。

5. 减数分裂 II 减数分裂 II 的细胞形态变化基本与有丝分裂相同,分为前、中、后、末四个时期。在末期 I 解旋的染色体,前期 II 又重新凝集形成。中期 II 染色体排列于细胞中央形成赤道板,后期 II 着丝粒分裂,姐妹染色单体移向两极,末期 II 染色体解旋,核膜、核仁重新出现。经过减数分裂 II,细胞内的 DNA 减半成为单倍体。在人类,男性由精原细胞产生 4 个精子,女性由卵原细胞产生一个卵子和 3 个极体。精子和卵子都是仅含 23 条染色体的单倍体(图 11-12)。

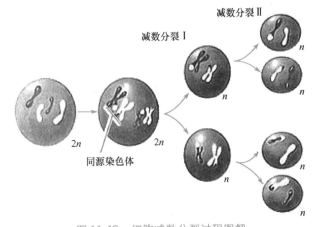

图 11-12 细胞减数分裂过程图解

（三）减数分裂的生物学意义

减数分裂作为生殖细胞产生时的一种特殊细胞分裂方式。具有如下生物学意义:

（1）配子成熟过程中的染色体数目减半($2n \rightarrow n$),通过受精,雌雄配子结合产生的子代,染色体数目恢复为 $2n$,使生物体在传代过程中染色体数目得以保持不变,有性生殖顺利进行,这对生物的个体发育以及物种的绵延都是最基本的保证。

（2）减数分裂过程中同源染色体配对、联会和同源染色体间的部分交换,以及非同源染色体间的随机组合,极大地丰富了配子的多样性。这一行为既是生物变异的遗传学基础,也是生物多样性的基础。

(3)配子成熟过程中的染色体数目减半,这不仅为两个配子的正常顺利结合做好了充分准备,同时也由此提供了两个不同亲本的性状得以结合的途径。此外,减数分裂以及受精过程的基因分离、重组,会增加子代的适应性和表现出强的生活力。

第四节　细胞增殖的调控及细胞增殖理论的应用

一、细胞增殖的调控

细胞的增殖在正常情况下受到严格的调节控制,以保证机体体积和生理机能的平衡。如人体消化道上皮是增殖力很强的组织,但每天只产生新细胞约$3×10^{10}$个,与损耗的上皮细胞数基本相等。这说明上皮细胞的增殖速率受到了限制。机体的不同组织细胞都有不同的增殖周期,有些经分化后不再增殖,如神经细胞、肌肉细胞,有些暂停增殖如肝细胞。这恰好与这些细胞的生理功能相适应。可以想象,如果机体细胞的增殖不受调控,将是一个非常严重的问题。细胞的增殖如何调控呢? 能否用人工的方法调控细胞的增殖? 这些问题由于相当复杂,至今还没有完全清楚,仍然是细胞生物学领域的重大研究课题。近年来,研究者们利用多种手段,在探讨该问题时取得了一些进展,为细胞增殖调控机制的认识提供了重要内容。

(一)细胞周期基因和细胞周期蛋白的调控

细胞增殖周期中一切活动都是非常有序的,很多调控因子对细胞周期的活动有协调一致的作用,这些作用可能与**细胞分裂周期**(cell division cycle , cdc)基因严格按一定顺序表达密切相关,即细胞周期基因表达出现周期依赖性。目前了解较清楚的是一种酵母(*Saccharomyces cerevisiae*)中的cdc基因,这些有关细胞周期的基因可以分离并克隆。它们包括酵母周期启动DNA合成的cdc28基因,推进染色体周期中DNA合成的cdc8基因,控制出芽方式完成细胞质周期的cdc24基因,控制纺锤体周期的cdc31基因等等。这些基因分别调节细胞质和细胞核的分裂,最终导致细胞分裂(图11-13)。现已证明在哺乳动物及人类细胞有类似的调节系统。

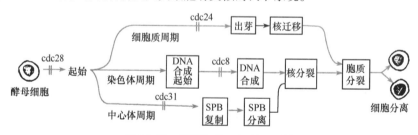

图 11-13　酵母细胞 cdc 基因调控

在某些生物种类,细胞分裂周期的调控是基于两种关键的蛋白质家族。第一是细胞依赖周期蛋白的蛋白激酶(cyclin-dependent protein kinases,cdk),它能诱导特定蛋白质的丝氨酸及酪氨酸残基的磷酸化。第二是特化的激活蛋白,称为**细胞周期蛋白**(cyclins),它能与cdk分子结合,促进cdk对靶蛋白的磷酸化,当无周期蛋白结合时,cdk无活性。这种复合物的组装及去组装是细胞周期中的重要事件。之所以叫周期蛋白是因为其本身在细胞周期中有周期性的合成及降解。周期蛋白可分为两类,一类是**有丝分裂周期蛋白**(mitotic cyclins),它能在G_2期与cdk结合从而促使细胞越过**G_2期控制点**(G_2-check point)进入M期。第二类是G_1周期蛋白,它在G_2期与cdk结合从而使细胞越过G_1期控制点(G_1-check point)进入S期。在酵母中,cdk种类相同。但在哺乳类,cdk则有不同类型。

有丝分裂周期蛋白在G_2期逐渐积累,并与cdk结合形成称之为M期促进因子(M-phase

promoting factor，MPF）的复合物。MPF 开始无活性但通过酶的激活可活化，激活后的 MPF 又使酶活性升高，而该酶又促 MPF 活性增高。激活的 MPF 增加到一定浓度时可促使细胞越过 G_2 期控制点进入 M 期。MPF 在细胞分裂中期及后期之间的临界处时周期蛋白降解，其活性突然受到抑制，从而使细胞结束 M 期。因此每步骤的 cdk 的激活与抑制标志着细胞周期各阶段的转移。对 G_1 期控制点的了解不如对 G_2 期控制点清楚，但原理基本一致。如与 MPF 组装直至触发有丝分裂一样，cdk 蛋白及周期蛋白复杂的组装使细胞越过 G_1 期控制点，导致 DNA 复制进入 S 期。

美国利兰·哈特韦尔、英国蒂莫西·亨特和保罗·纳斯因在细胞周期中找到细胞周期蛋白（cyclin）这一细胞周期关键调节因子而获得 2001 年诺贝尔生理学与医学奖。

（二）有丝分裂因子和有丝分裂抑制因子的调控

研究表明在一些生物的细胞分裂期存在一种**有丝分裂促进因子**（MF），这种因子为蛋白类物质，沉降系数为 4～5S，相对分子质量为 10^4，无种属特异性，不被 RNA 酶水解而对蛋白酶敏感，对高浓度 C^{2+} 及 50℃ 以上温度不稳定。其出现于 G_2 期，M 期达到高峰，至下一细胞周期的 G_1 期消失。MF 的作用是促使细胞从 G_2 期进入 M 期，从而促进细胞的分裂，因而也称 M 期启动因子。

MF 结合在 M 期染色体上，但在间期 MF 的作用是如何被抑制或被降解的呢？经研究提示，有一种与 MF 相作用的物质，称**有丝分裂抑制因子**（inhibitor of mitotic factor，IMF）。艾德拉克汉等（Adlakha，1983）从 Hela 细胞的 G_1 期、S 细胞获得该因子的提取液，按比例加入 MF 液中，发现 G_1 期细胞的提取液有明显抑制 MF 的作用，S 早期的提取液活性大于 S 中期，S 晚期则无作用。有丝分裂抑制因子的相对分子质量为 12 000，是不可透析的非组蛋白，能被蛋白酶水解，在 pH 6.0～10.0 内稳定。MF 达到一定阈值就成为细胞分裂的信号，使细胞分裂，而细胞分裂又激发 IMF 的活性，使染色体解螺旋停止分裂。因此，在细胞分裂中 IMF 与 MF 共同调节着染色质凝集与去凝集作用，从而调节细胞的增殖。

（三）生长因子的调控

在体外进行细胞培养时，培养基除含有各种必需的氨基酸、维生素之外，还要加 5%～20% 的小牛血清，细胞才能正常生长增殖，这是由于血清中有促进有丝分裂的生长因子（growth factor）。它们包括血小板生长因子（platelet derived growth factor，PDGF）、表皮生长因子（epidermal growth factor，EGF）、生长调节素 A 和 C（smatomedine SM-A，SM-C）、转化生长因子（transforming growth factor，TGF-α）、胰岛素样生长因子（insulinlike grouth factor，IGF）等。

生长因子一般是多肽或蛋白质，普遍存在于机体的组织中，通过与特异性的细胞膜受体结合，刺激或抑制细胞的增殖活动。如 PDGF 是一种碱性蛋白质，相对分子质量为 $3×10^4$，每个血小板约含 1000 个这样的因子。PDGF 能启动 G_0 期细胞进入细胞周期，促进 S 期 DNA 的合成，是一种较强的促有丝分裂因子。在大多数细胞的增殖过程中，需要 PDGF 的作用。

正常的细胞在进行增殖时，同时需要多种生长因子的共同作用，不同的生长因子在细胞增殖的不同时期发挥作用，如 PDGF 使细胞从暂不增殖的 G_0 期进入 G_1 期，EGF 和 IGF 促使 G_1 期细胞进入 S 期，因此前者又称为"启动因子"，后者称为"进展因子"。

近年来还发现细胞内的癌基因对细胞的增殖有调控作用，癌基因包括人类细胞中固有的原癌基因（c-onc）和致癌病毒中的癌基因（v-onc）。癌基因在正常情况下并不致癌，相反它的合理表达产物对细胞的生长、分裂、分化有良好作用。但如果它在不当的时间或空间表达，则可造成细胞癌变，癌基因调节细胞增殖的机制主要是能合成类似细胞生长因子的基因产物，如 v-sis 是一种癌基因，它的表达产物类似于 PDGF，能与其相应受体相结合。此外，癌基因还能编码类似于生长因子受体的物质，如癌基因 v-erb-B 能编码类似 EGF 的受体。癌基因由于能产生生长因子的类似物，或形成类似生长因子的膜受体，因而起调节细胞增殖的作用。又因为生长因子与癌基因产物对同种受体有交叉作用，也就可理解癌细胞在不加外源生长因子条件下可自主生长的特点，这是误导细胞的增殖，使细胞的增殖失控的原因之一。

（四）cAMP 和 cGMP 的调控

细胞内 cAMP 的含量增高,可抑制 DNA 的合成,使细胞的增殖率下降,同时分化程度提高。反之细胞内 cAMP 含量下降可促进细胞的增殖,抑制细胞的分化,因此是一种负控制作用。同时在细胞中存在有与 cAMP 作用相反的物质 cGMP,cGMP 在细胞中的含量仅为 cAMP 的 1/50～1/10,它在细胞中对细胞的增殖具有正控制作用,即细胞内 cGMP 含量升高则促进细胞的增殖,下降则抑制细胞的增殖。

（五）其他因素

调控细胞周期的因素除上述外,还有其他一些,如抑素(chalone)。抑素是一种由细胞自身合成的糖蛋白或多肽。具严格的细胞特异性,即对同类细胞增殖有抑制作用。现已从近 20 种组织中分离出抑素,如抑制上皮细胞增殖的上皮抑素,抑制肝细胞增殖的肝细胞抑素等。多数情况下,抑素可以抑制细胞于 G_2 期,阻止进入 S 期,但也有如上皮细胞抑素可以抑制细胞于 G_2 期,阻止进入 M 期。对抑素在细胞周期中的作用机制,根据对表皮抑素的研究,认为表皮抑素是通过激活表皮细胞的腺苷酸环化酶,使 ATP 转变为 cAMP 后以作为它的"第二信使"而发挥作用的。再如离体细胞中的"接触抑制"现象可能是调节细胞周期的一种形式。另有学者认为,动物细胞膜上的胆固醇代谢对细胞周期有一定的调节作用,这是因为胆固醇是动物细胞膜的主要结构成分之一,研究表明 G_1 期胆固醇合成显著增加,抑制胆固醇合成将会抑制细胞进入 S 期。又有学者认为,细胞内的 p53 蛋白对细胞周期具调节作用。

总之,细胞的增殖调控由于机制的复杂性,至今还是一个有待深入研究的重大课题。在机体细胞中,上述的各种调控因素可能同时存在,起一种多途径、多层次的综合调节,也有可能在某些细胞中一种因素起主导作用。

二、细胞增殖理论的实际应用

细胞增殖理论在医学上具有广泛的指导作用,除了机体的生长、发育外,衰老死亡细胞的补充、手术或器官移植造成机体损伤部分的再生、肿瘤治疗的预后和疗效考核,都需要应用细胞增殖的理论。

在机体的生长发育过程中,一些代谢旺盛的细胞如血细胞、消化道黏膜细胞、子宫内膜细胞及各种表皮的上皮细胞等每天都有死亡和新生,从而维持机体的正常生理活动,这种维持机体正常生理功能的补充过程称为生理性再生。据估计,正常人体细胞的平均更新率为 1%～2%,这样每天需有几十万亿个细胞新生。一个体重 70kg 的成年人,每天要有 2×10^{11} 个红细胞才能适应机体的需要,而这些细胞在 120 天内就要全部更新。皮肤的再生能力也很强,皮肤上皮通过基底生发层细胞不断分裂和分化更新。

高度分化的组织细胞如肝、肾、骨细胞,在正常情况下处于 G_0 期,当组织受到损伤时转变成分裂期细胞进行分裂增殖,这种现象称为补偿性再生。实验表明,正常大鼠肝细胞的分裂指数只有0.02%,若切除肝的 70%,存留的肝组织在 26 小时后,分裂指数可达 3.6%,提高约 200 倍。高度分化的神经细胞和肌肉细胞不再增殖,无再生能力,它们的损伤修复依靠未经分化的间质细胞的分化、分裂来补充。近年来还发现在肌肉组织中存在一种成肌细胞(myoblast),能够增殖补充受损的肌细胞,甚至可使 70 岁以上的老年人足跟部骨骼肌得到增殖。

肿瘤细胞是恶性增生的细胞。研究表明在不同的肿瘤及肿瘤发展的不同阶段,有三种不同细胞群体存在,一是处于增殖状态的群体,细胞迅速增殖,肿块迅速扩展。据估计,一个癌细胞经过 30 次分裂就可形成 $1cm^3$ 的肿块。由于细胞处于几何级增生,经 40 次分裂,肿块就可达到 $10cm^3$,如在要害部位,即可危及生命。但处于该期的细胞对射线、药物高度敏感,因而有利于放疗和化疗。二是暂不增殖的细胞即 G_0 期细胞,此时细胞群体处于静止状态,对各种物理治疗和药物治疗无明显效果,手术治疗也易复发。三是不育的细胞群,这种群体丧失了增殖能力,经过一定的分化过程,即衰老死亡。这种细胞在肿瘤中占的比重愈大,恶性程度就愈低。

根据肿瘤细胞的增殖周期特点,在肿瘤的治疗方面也可采取针对性的措施。如处于 G_0 期的肿瘤细胞对物理因素和药物不敏感,但可使用血小板生长因子(PDGF)激活它们,使之进入细胞周期,再行治疗。再如食道癌细胞的细胞周期时间是 250 小时,而正常的食道上皮细胞仅 144 小时,故治疗的时间就以间隔 200 小时为佳,这样既保护了正常细胞,使其充分增殖,也可杀伤癌变细胞,使其不能发展。

使用细胞周期理论解决医学临床中的实际问题现已成为事实,除上述内容外,根据细胞增殖的调控理论而生产的生物制品也已广泛得到应用,如采用大幅度提高抑素含量,改变 cAMP 和 cGMP 比值阻断癌细胞增殖的方法,表皮生长因子刺激手术治疗后的伤口愈合,成纤维生长因子治疗慢性软组织溃疡,转移因子治疗某些肿瘤等等。这些生物制品效果显著且副作用较小或没有,因此在实际应用中而展示出广阔的前景。

复习题

1. 名词解释

间期细胞	G_0 期细胞	着丝粒和着丝点核内复制	纺锤体
有丝分裂器	极体	联会复合体二价体	四分体

2. 何谓细胞增殖周期?其包含哪几个过程?

3. 测定细胞周期的时相有何意义?

4. 简述细胞分裂间期的特点,说明 G_1 期细胞的发展趋向。

5. 比较说明细胞有丝分裂和减数分裂的过程及特征。

6. 细胞的增殖受哪些机制调控?举例说明。

7. 细胞增殖理论在实际中有何应用价值?

第十二章 细胞的分化

人体由多种细胞构成,他们都来源于受精卵。一个受精卵发育成一个由多种不同类型细胞组成的机体,是通过细胞分裂和**细胞分化**(cell differentiation)实现的。细胞分裂增加细胞的数目,使个体得到增长,使衰亡的细胞得到补充,使损伤组织得以修复;细胞分化则增加细胞种类,使细胞的形态产生特化、功能趋向专一,也使机体形成了不同的组织、器官乃至系统。细胞分化依赖于细胞的分裂增殖,细胞通过分裂增殖孕育了细胞的分化。从受精卵形成胚胎,再由胚胎生长发育成个体的过程称为**个体发育**(individual development)。细胞分化是个体发育的核心事件,贯穿着多细胞生命的整个过程,但以胚胎发育期最为旺盛。细胞分化的研究,不仅是发育生物学的一个核心问题,同时也是细胞生物学和医学实践的重要基础理论问题,对于认识个体发育的机制和寻找新的疾病防治措施具有重要意义。

第一节 细胞分化的概念及其特点

一、细胞分化的概念

细胞分化是指同一来源的细胞通过细胞分裂在形态结构、生理功能和生化特性等方面产生稳定性差异的过程。组成人体的各种类型的细胞,均来源于受精卵,受精卵通过卵裂,形成桑椹胚、囊胚、原肠胚。原肠胚期细胞开始出现明显的细胞分化,形成含有外胚层、中胚层、内胚层,继而由各胚层进一步分化形成各种类型的组织细胞。如外胚层发育为神经系统、表皮及其附属物,中胚层将发育为肌肉、骨骼、纤维组织和真皮以及心血管系统和泌尿生殖系统,内胚层则形成消化道及其附属器官、唾液腺、胰腺、肝以及肺泡的上皮成分(图 12-1)。

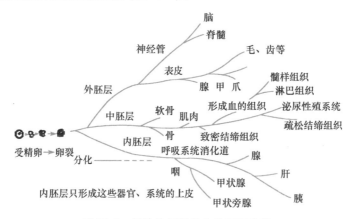

图 12-1 细胞和组织分化的不同途径

细胞分化的本质是由于基因的选择性表达合成了特异性蛋白质,一些基因处于活化状态,另一些基因被抑制而不活化,从而形成了形态结构、功能各异的细胞。一个脊椎动物和人体都至少含有200 多种不同类型的细胞,如果包括细胞亚型,种类可达数万种。如神经细胞是高度分化的细胞,其伸出长的突起,并在末端以突触方式和其他细胞接触,具有传导神经冲动的功能;红细胞也是高度分化的细胞,能合成携带氧气的血红蛋白,在血液中担任运送氧气和二氧化碳的功能。

细胞分化是个体发育的决定因素,也是**发育生物学**(development biology)的一个核心问题。对高等生物来说,个体胚胎发育过程中,随着细胞数目的不断增加,细胞的分化越来越复杂,细胞间的差异也越来越大,表现出时空上的分化。细胞分化在时间和空间上必须是准确无误的,一旦发生错误,任何一个部位的任何一种细胞过多或过少都将引起疾病或死亡。细胞的正常分化是生物体生存的必要条件之一。

二、细胞分化的特点

▐ (一) 稳定性

细胞分化最显著的特点是分化状态的稳定性,这种稳定性是指正常生理条件下,已经分化的某种特异的稳定类型的细胞一般不可能逆转到未分化状态或成为其他类型的细胞。在生物体内,已分化的终末细胞特性始终保持不变。例如,神经细胞可在整个生命过程中保持着特定的分化状态。离体培养的细胞其分化状态能保持若干世代,如黑色素细胞在体外培养 30 多代后仍能合成黑色素颗粒。再如,一个离体培养的上皮细胞,始终保持为上皮细胞而不会转变为其他类型的细胞。细胞分化一旦被某种因素诱导"决定"其分化途径后,即使诱导分化的因素不再存在,分化仍能持续进行。大量的胚胎移植实验可以证明这一点。如果把一组幼稚的、未分化的胚胎细胞移植到另一个胚胎未来的头区,这些细胞将成为头的一部分,如果这些细胞被移植到背部,它们就变成背肌的一部分。但是,如果移植已分化的细胞,这些细胞却不会变成移植区的一个组成部分,而是倾向于保持其本身的特性。

▐ (二) 可逆性

细胞分化是一个相对稳定和持久的过程,一般不会自发地逆转。在一定的条件下,高度分化的细胞也不稳定,可以重新分裂而回到未分化状态,这种现象叫做去分化(dedifferentiation)或称脱分化,也称细胞分化的可逆性。如蝾螈肢体再生时形成的胚芽细胞及人体的各种肿瘤细胞等。对于脊椎动物细胞来说,已分化的细胞不能再生成完整的个体,甚至哺乳动物成体不能再生被切除的肢体。但是,在一定的条件下哺乳动物的细胞也可以转化成另一种分化细胞。从一种细胞分化状态转化为另一种分化状态的现象,称为转分化(transdifferentiation)。如正常分化的细胞在射线、药物、毒物等因素的作用下可转化为癌细胞;用溴脱氧尿苷处理正在分化的细胞可使之停止分化;人的皮肤基底层细胞在离体培养时,在缺乏维生素 A 的条件下转化为角质细胞,在富含维生素 A 的条件下则分化为分泌黏液的黏膜上皮细胞或具有纤毛的上皮细胞。

实验证明,已分化细胞的遗传物质经过诱导可以重新编程,英国发育生物学家约翰·格登、日本京都大学生物学家山中伸弥因在细胞核重新编程研究领域的杰出贡献而获 2012 年诺贝尔生理学或医学奖。所谓细胞核重编程是将成年体细胞重新诱导回复至早期干细胞状态,以用于形成各种类型的细胞,是细胞内的基因表达由一种类型变成另一种类型的手段。通过这一技术,可在同一个体上将较容易获得的细胞(如皮肤细胞)类型转变成另一种较难获得的细胞类型(如心肌细胞和神经细胞)。这一技术的实现将能避免异体移植产生的排异反应。

无论动物还是植物,细胞分化的稳定性是普遍的,去分化和再分化是有条件的。其条件是:①细胞核需处于有利于细胞去分化和再分化的特定环境中。②去分化和再分化只发生于具有增殖能力的组织细胞中,这样的细胞在分裂产生子细胞时,在去分化因素的作用下,抑制了正常分化基因的表达,转向新的分化途径。③分化能力的转变必须具备相应的遗传物质基础。例如,红细胞是无核细胞,由于缺少遗传物质,故不可能再转化成其他细胞。

▐ (三) 时间和空间上的分化(时空性)

在个体发育过程中,多细胞生物的细胞既有时间上的分化又有空间上的分化。一个细胞在不同的发育阶段中,可以有不同的形态和功能,这是时间上的分化。同一种细胞一旦分化,由于所处的空间位置不同,其环境也不一样,出现形态上的差异和功能上的分工,产生不同的细胞类型称为空间上

的分化。单细胞生物只有时间上的分化,原核生物和原生生物的多型性,是发育的需要或适应生活
环境的结果。

(四) 普遍性

细胞分化是一种普遍存在的生命现象,在整个个体发育中均有细胞分化活动。如人类在胎儿期
就有血液、肌肉、肠管等各种分化组织,在成体动物体内仍能产生新的分化细胞。

三、细胞分化的潜能

分化细胞来自共同的母细胞——受精卵。受精卵具有分化为所有细胞的潜能,在一定条件下,
经分裂和分化后仍具有发育成完整的充分分化的个体的能力,这种潜能称为细胞的**全能性**(totipo-
tency)。具有这种潜能的细胞称为全能性细胞。全能性细胞具有完整的基因组,可表达基因组中的
任何遗传信息,能形成个体的任何类型的细胞。哺乳动物和人类受精卵以及桑椹胚期的 8 细胞前的
细胞均是全能性的。在 1952 年,Briggs 和 King 将豹蛙(*Rana pipiens*)囊胚(blastula)细胞的细胞核移
入去核的卵母细胞中,发现这种杂合的细胞能发育成蝌蚪。1975 年,Gurdon 进一步用分化程度更高
的成蛙皮肤细胞的细胞核植入去核的卵母细胞中,杂合的细胞也能发育成蝌蚪(图 12-2)。在发育
过程中,已分化的体细胞核中仍具有与受精卵相同的核等价性或基因组连续性。即已分化了的体细
胞在适当的条件下可以重新编程,发育成新的个体。也就是如前所述,细胞分化的潜能符合细胞分
化的可逆性特点。

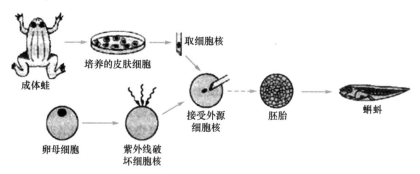

图 12-2　蛙的体细胞发育成成体

当受精卵发育至三胚层的原肠胚后,各胚层的细胞只倾向于发育为本胚层的组织器官,分化的
潜能开始出现一定的局限,细胞逐渐丧失了发育成个体的能力。但此时仍能分化形成多种类型的细
胞,这些细胞称为**多能细胞**(pluripotene cell)。多能细胞再经过器官发生,各种组织细胞的发育命运
最终确定,由此细胞也就从多能转为稳定的**单能细胞**(unipotent cell)。最终单能细胞分化出在形态
上特化、功能上专一化的终末分化细胞。在胚胎发育过程中,细胞逐渐由“全能”局限为“多能”,最
后成为稳定性“单能”的发育趋向,是细胞分化的普遍规律。

第二节　细胞分化的决定及影响因素

一、细胞分化的决定

在个体发育过程中,细胞的分化具有严格的方向性,细胞在未出现分化细胞的特征之前,受细胞
内部的变化及周围环境的影响而只能向特定方向分化,这一现象称为**细胞决定**(cell determination)。
细胞决定先于分化,并制约着分化方向。从胚胎发育的桑椹胚期至三胚层的形成,细胞间未出现可
识别的形态学上的差异,可是产生的子细胞内部已发生变化,并被限定只能按一定的规律发育分化
成特定的组织、器官和系统。如将蛙原肠胚上预定发育成口及周围组织的外胚层切下,移植到蝾螈

原肠胚相应的位置,这个原肠胚发育形成蝾螈的幼体时,该幼体具有蝌蚪的口和吸盘。同样地,将蝾螈原肠胚上预定发育成口及其周围组织的外胚层切下,移植到蛙原肠胚相应的位置,发育形成的蝌蚪具有蝾螈的口和平衡棒(图 12-3)。这个实验说明,细胞一旦决定后,就按照已经决定的命运进行分化。因此,细胞决定可视为细胞分化方向的确定,分化是决定稳定发展的结果。细胞分化的决定性内因是细胞中某些遗传基因的关闭或开放。基因的作用对分化的方向有着决定的意义,但细胞质及细胞外的某些因素也对其有重要的影响。

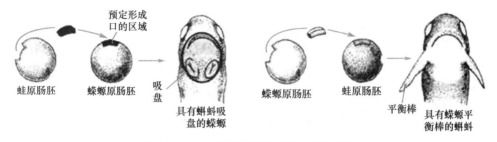

图 12-3 蛙和蝾螈外胚层的移植实验图解

二、细胞分化的影响因素

细胞分化的影响因素包括细胞内因素和细胞外因素。

(一)细胞内因素

1. 卵细胞质对细胞分化的影响 细胞通过有丝分裂产生子细胞,一般来说,每个子细胞都能得到相同的基因组,受精卵的后代细胞具有相同的遗传物质,但为什么会出现细胞分化? 细胞的后代为什么会产生结构和功能的差异? 经过许多学者研究得知,从亲代的卵母细胞开始,细胞质或表面区域就不是均质的,受精卵的不同区域的细胞质组分同样是有差异的。受精卵在数次的卵裂过程中,胞质中的成分经历了数次重新改组,分配到不同的子细胞中,这种细胞质分配的不均质性对胚胎的早期发育有很大影响,在一定程度上决定了细胞的早期分化。例如,有些海鞘卵的不同区域有不同的色素,受精后这些区域分别分配到不同的后代细胞中,它们将发育成为特定的组织。受精卵的黄色细胞质区(富含线粒体)将分化成中胚层,透明区分化成外胚层,灰色区分化成内胚层。在果蝇感觉器官的发育过程中,细胞命运的决定物之一是 *numb* 基因编码的蛋白。该蛋白在感觉性神经母细胞的胞质中呈非对称分布,以致细胞在第一次分裂时只有一个子细胞中含有 numb 蛋白,这个子细胞在第二次分裂时产生了神经元及鞘层细胞,而缺乏 numb 蛋白的细胞则生成支持细胞(图 12-4)。

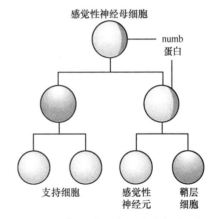

图 12-4 早期胚胎细胞不对称分裂示意图

卵细胞质对细胞分化影响的最好例证就是细胞核移植实验。如我国著名科学家童第周等(1978)曾将黑斑蛙(*kana nigromaculata*)的红细胞的核移入去核的黑斑蛙卵中,结果该卵发育为正常的蝌蚪。1997年 3 月英国爱丁堡罗斯林研究所威尔莫特、肯贝尔等成功地将一绵羊乳腺细胞核移植入去核的绵羊卵细胞中,经体外培育成胚胎后,再植入另一母羊子宫,培育出克隆羊"多莉"(图 12-5)。这个事实进一步说明了细胞质的某些物质能决定细胞的分化方向,同时说明从两栖类到哺乳类动物,无性繁殖均是可能的。

2. 细胞核对细胞分化的影响 在细胞分化过程中,细胞核起着最重要的作用。首先,生物任何性状的出现都是由遗传物质决定的,而遗传物质位于细胞核内;其次,从胚胎全能细胞到多能细胞再到单能细胞以及分化细胞之所以能合成特异蛋白质,都是由于细胞核内的基因有选择性表达的结果;另外细胞质对细胞分化的决定作用是要通过调控细胞核的基因表达来实现的。各组织中的细胞的形态、结构、功能有很大差异,但在细胞核中仍然保留着生物体的全部基因,而且机体的基因型也不会改变。实验证明,在完全没有核的情况下,卵裂不会发生,也看不到细胞分化的现象,并且在早期便死亡。例如,在蝾螈受精卵第一次卵裂前将卵结扎,使结扎一侧胞质有核,而另一侧无核,结果有核一侧进行卵裂,该实验表明了细胞核在细胞生命活动中的主导作用。

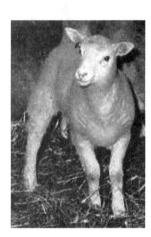 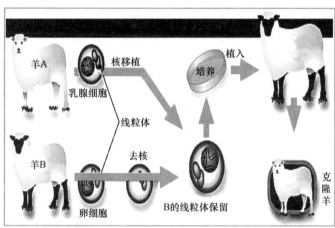

图 12-5   克隆羊"多莉"及克隆过程示意图

3. 核质的相互作用对细胞分化的影响   虽然受精卵细胞质对细胞今后分化的方向具有一定的决定作用,但在细胞分化的过程中,细胞核与细胞质始终是相互依赖,两者缺一不可。细胞质提供了细胞通过氧化磷酸化及无氧酵解所产生的大部分能量,另外核糖体上还几乎完成细胞全部蛋白质的合成,细胞核则提供特异的 mRNA 及其他核酸分子(如 rRNA 和 tRNA)的合成模板。一方面核内的基因控制着细胞质中成分的代谢活动,另一方面细胞质对基因的表达也起着调节作用。

（二）细胞外因素

1. 环境因素对细胞分化的影响   细胞分化的过程是多种因素共同作用的结果。在真核细胞中,细胞的分化也受到环境中各种因子的影响。如细胞微环境、温度、光线、pH、离子强度等因素,微环境是主要的影响因素。鸡胚间质细胞既可分化为肌细胞,又可以分化为软骨细胞。辅酶Ⅰ含量决定其分化方向,若含量高,分化为肌细胞,若含量低则分化为软骨细胞。此外还有如豚鼠的孕期为68 天,如果在妊娠 18～28 天给母鼠增高温度 3～4℃/h,胎鼠的脑重即减轻 10% 。另外,畸胎瘤(teratoma)就是在异常环境下形成的一种畸胎,即动物的卵细胞偶尔可以未经排卵就被激活,在卵巢中进行异位发育,这时细胞的增殖和分化失控,已分化的毛发、牙、骨、腺上皮等和未分化的干细胞杂乱聚集成无组织的肿块,称畸胎瘤。畸胎瘤的产生就表明环境影响早期胚胎细胞的决定和分化。各种途径所产生的畸胎瘤相似,都是异常环境干扰的结果,由此可见,环境在细胞有序分化中的重要性。

2. 细胞间的相互作用对细胞分化的影响   在胚胎的早期发育中,细胞的命运能够由细胞的位置和细胞间的接触来决定。现在发现,细胞间的相互作用对细胞分化有着重要的影响。

（1）胚胎诱导:在胚胎发育过程中,一部分细胞对邻近的另一部分细胞产生影响并决定其分化方向的作用称为**胚胎诱导**(embryonic induction)。对其他细胞起诱导作用的细胞称为**诱导者**(inductor)或组织者,被诱导发生分化的细胞称为反应细胞。诱导分化现象在动物胚胎发育过程中普遍存在。在三胚层中,中胚层首先独立分化,该过程对相邻胚层有很强的分化诱导作用,促进内胚层、外胚层各自向相应的组织器官分化。从诱导的层次上看,可分为初级诱导、次级诱导和三级诱导。脊椎动物器官的形成是一系列多级胚胎诱导的结果。例如,两栖类动物眼的发生实验表明,外胚层形成神经组织时便受到位于其下方的中胚层的诱导,此为初级诱导;当前脑形成后,前脑两侧突出的视杯诱导其上方的外胚层形成晶状体,这是次级诱导;晶状体又诱导覆盖在其上方的外胚层形成角膜,这是三级诱导(图12-6)。Spemann 曾把一种灰色蝾螈早期原肠胚的胚孔背唇(来源于中胚层)移植到另一种黑色蝾螈早期原肠胚的囊胚腔内。结果宿主胚胎形成两套神经系统,甚至能形成两个完整的胚胎(图12-7)。

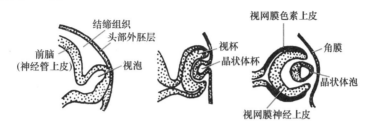

图 12-6　眼球发育过程中的多级诱导作用

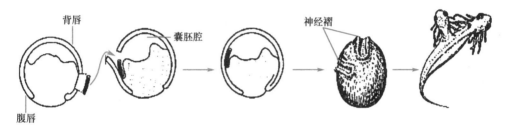

图 12-7　背唇的诱导作用

目前已经知道,人体的许多器官,如肾、皮肤、甲状腺、胸腺等的形成,都需要相应的中胚层间叶细胞的诱导。

细胞间的诱导作用机制至今尚不清楚,但一些实验证明,诱导作用主要通过诱导细胞释放的旁分泌因子或其跨膜蛋白实现的。这些旁分泌因子(如成纤维细胞生长因子)、跨膜蛋白(如 Delta)与反应细胞表面的受体结合,将信号传递至细胞内,通过调节反应细胞的基因表达而诱导其发育和分化。这些诱导因子可能是大分子蛋白质、核酸,也可能是一些小分子物质,如胞嘧啶核苷酸、苯丙氨酸等。

(2)分化抑制:细胞间的相互作用除了有诱导作用外,还有相互抑制分化的作用。在胚胎发育过程中,已分化的细胞抑制邻近细胞进行相同分化而产生的负反馈调节作用,称为**分化抑制**(differential inhition)。例如,将一个正在发育的蛙胚放入一个含有一块成体脑组织的培养液中,则蛙胚不能产生正常的脑,这表明已分化的组织细胞可以产生某些物质,这种物质能抑制邻近细胞的同方向分化,以避免相同的器官重复发生。具有这种作用的物质称为抑素(chalone),抑素具有组织特异性,并不属于同一基因家族,成员之间通常无同源性。由此可见,细胞质间的分化抑制作用对于胚胎发育有重要的影响。

(3)细胞数量效应:如小鼠胚胎胰腺原基在体外进行组织培养时,可发育成具有功能的胰腺组织,但如果把胰原基切成 8 小块分别培养,则都不能形成胰腺组织,如果再把分开的小块合起来,又可形成胰腺组织,可见细胞数量对诱导组织形成是必要的。

3. 细胞外基质对细胞分化的影响　细胞外基质在胚胎发育和细胞分化中具有重要的作用。如干细胞在Ⅳ型胶原和层粘连蛋白上演变为上皮细胞,在Ⅰ型胶原和纤粘连蛋白上形成成纤维细胞,在Ⅱ型胶原及软骨纤粘连蛋白上发育为软骨细胞。可见胶原对干细胞的定向分化有诱导作用。在发育与创伤组织中,透明质酸合成旺盛,能促进细胞的增殖和迁移,阻止细胞的分化,一旦细胞增殖够数则透明质酸被水解,取而代之的是硫酸皮肤素、硫酸软骨素等其他形式的氨基聚糖。

4. 激素对细胞分化的影响　胚胎发育早期,细胞的有序分化是在正常环境中由卵细胞质的分化决定作用和胚胎细胞间的诱导作用下进行。在发育的晚期,激素对细胞分化起一定的调节作用。在个体发育中,随着发育的复杂化和体积的增大,需要对远距离的细胞分化进行调控。激素是远距离细胞间相互作用的分化调节因子,它经血液循环将特定的分化信息传递给靶细胞,调节预先决定的分化程序,使其朝一定的方向分化发展。如卵巢产生的雌激素,能促进女性第二性征的发育,睾丸产生的雄激素可刺激男性第二性征的发育。小分子的非极性激素如雌激素、甲状腺素是通过简单扩散进入靶细胞,在细胞质内激素与相应细胞内受体分子结合形成激素-受体复合物,复合物被激活后进入细胞核内,在一定位点上与染色质结合而激活特定的基因并产生特定的 mRNA,合成特定的蛋白质。两栖类蝌蚪的变态与甲状腺素有关。人类乳腺发育自胚胎期已开始,但直到青春期受雌激素的作用才开始迅速发育。水溶性的蛋白类激素如胰岛素、生长激素等由于相对分子质量大,不溶于脂,不能透过细胞膜,故作为第一信使与靶细胞的相应膜受体结合,通过胞内信号转导,调节细胞内蛋白激酶系统,从而影响核内的 DNA 转录,产生特定的蛋白质。

第三节　细胞分化的分子基础

一、奢侈基因和管家基因

在个体发育过程中,每个体细胞都保持着整套基因组。但是,已分化的细胞却具有各自特异性蛋白质,这是由于基因选择性表达的结果。当然,细胞中的基因并不是都和细胞分化有关,基因按其和细胞分化的关系可分为两类。一类是**奢侈基因**(luxury gene),也称组织特异性基因,是编码决定细胞性状的特异性蛋白的基因,丧失这类基因对细胞的生存并无直接影响,但决定着细胞分化的物质基础。其编码**奢侈蛋白**(luxury protein),如皮肤表皮细胞的角蛋白、眼晶状体的晶体蛋白、肌细胞的肌动蛋白和肌球蛋白、红细胞的血红蛋白等。奢侈基因只在特定的分化细胞中进行选择性表达,与分化细胞的特殊性状有直接关系,常受时间的限制。另一类是**管家基因**(house-keeping gene),是所有细胞中均表达的一类基因,其产物是维持细胞基本生命活动所不可缺少的,对细胞分化一般只起协助作用。如编码与能量代谢有关的糖酵解酶类蛋白、核糖体蛋白、膜蛋白、线粒体蛋白、染色体的组蛋白、细胞骨架蛋白等。管家基因在各类细胞中存在,均可以表达且不受时间的限制。

二、基因的差次表达

一般认为,胚胎发育和细胞分化过程中相继出现各种不同的细胞类型是由于有关奢侈基因按一定顺序相继活化的结果,这种在个体发育过程中基因有选择地相继活化表达的现象称为**基因的差次表达**(differential expression)或基因的顺序表达(sequential expression)。基因的差次表达可以发生在时间上,也可以发生在空间上。因此,细胞分化的实质就是组织特异性基因被选择性表达的结果。例如,人类珠蛋白基因的表达呈现出时空特异性。珠蛋白基因只在类红细胞(erythroid cell)中表达,而且在个体发育过程中,不同阶段表达不同的珠蛋白。人类珠蛋白基因有 6 种,其中 ε、γ^G、γ^A、δ、β 五种基因在第 11 号染色体上,紧密相连形成一基因簇(gene cluster)。这五种基因在不同的发育阶段和不同的器官中表达的情况是不一样的(图12-8)。在胚胎发育的前 3 个月,ε-珠蛋白在胚胎卵黄囊的类红细胞中表达;稍后 γ-珠蛋白在胚胎卵黄囊和胎儿肝的类红细胞中表达;δ 和 β-珠蛋白则在成体骨髓的类红细胞中表达。

各类分化的细胞具有相同的遗传基因,它们之所以表现出不同的性状主要是由于某些奢侈基因选择性表达的结果,这种选择性表达过程存在着精确的调控机制,使得相应的基因在合适的时间和合适的位置表达,控制着相应的细胞分化。分子生物学研究表明,基因表达的调控涉及 DNA 水平、转录及转录后水平和翻译水平几个层次。

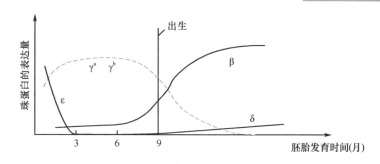

图 12-8　珠蛋白基因的表达

ε、γ^G、γ^A、δ、β-珠蛋白基因在不同的发育阶段的表达。

（一）DNA 水平的调控

细胞分化的基因表达在 DNA 水平上调控主要与 DNA 分子的序列重排现象有关。如人类 B 淋巴细胞的分化中，DNA 通过**细胞重组**（somatic recombination），使 DNA 系列中不同部位的部分基因不断发生重排，组成产生抗体 mRNA 的 DNA 系列。但 DNA 重排在其他细胞分化中并不是普遍现象，因此不能作为基因表达调节的主要方式。

（二）转录水平的调控

大量的实验证明，细胞分化的选择性基因表达主要是在转录水平上进行调节的。在个体发育或细胞分化期间被激活的基因通常有复杂的调控区，而仅存在于一种或很少几种细胞中的细胞特异性转录因子与基因调控区相互作用，引起细胞特异性的基因表达。有力的证据就是双翅目昆虫的唾腺染色体上所看到的疏松区的形成。疏松区是正在转录 mRNA 基因激活区膨胀而形成的，疏松区的位置和数目在相同的发育阶段的同一类型细胞中是一致的，但在不同类型细胞中是有区别的，在不同的发育阶段有变化。这就表明，在细胞分化过程中，染色体上的基因转录是按一定顺序先后进行的。

染色质螺旋化程度与 DNA 转录活性有关。疏松的常染色质可以进行转录；异固缩的异染色质由于存在着 DNA 的超级螺旋化，阻碍着 RNA 聚合酶沿 DNA 前进，从而抑制了转录。不同类型的分化细胞，由于常染色质区段不同，所以转录的 mRNA 不同，合成的结构蛋白、酶的种类也不同。

组蛋白、非组蛋白以及 DNA 的甲基化对 DNA 的转录也有调节作用。组蛋白对基因表达有抑制作用，非组蛋白与组蛋白结合可使 DNA 裸露，能使基因调节蛋白接近并与 DNA 结合，触发基因转录。其原理是非组蛋白呈酸性，常带负电荷，能与呈碱性、带正电荷的组蛋白结合而不与同样带负电荷的 DNA 结合，因而使组蛋白从 DNA 分子中解脱。由于非组蛋白能够识别 DNA 特异位点，不同类型细胞有不同的非组蛋白，所以导致不同的基因转录。例如，成红细胞可以转录产生血红蛋白的 mRNA，脑细胞则不能。有人在体外将脑细胞染色质解旋，再用成红细胞的非组蛋白与之重建，可使脑细胞转录血红蛋白 mRNA。这说明非组蛋白具有组织特异性，是调控基因转录的重要因素之一。

DNA 的甲基化也与基因转录的调节，特别是转录的抑制有密切关系。DNA 甲基化是指在 DNA 复制后，由甲基转移酶将 S-腺苷蛋氨酸的甲基转移到胞嘧啶的 5′上形成 5-甲基胞嘧啶。DNA 序列甲基化可直接改变染色质结构，使其变得致密紧凑而不能转录。在甲基化位置上可阻止转录因子的结合，因此，越是转录活跃的基因，其甲基化程度越低，越不活跃的基因甲基化程度则越高。如在研究鸡不同组织 DNA 中卵清蛋白、伴清蛋白、卵类黏蛋白基因的表达与甲基化之间的关系时，发现正在生蛋母鸡的输卵管内，这三种基因的甲基化程度低，而在其他组织里，没有这三种基因在表达，其甲基化程度高。因此，DNA 甲基化作用可能主要是通过影响染色质的结构来调控基因表达。

（三）转录后水平的调控

在哺乳动物细胞核内合成的 RNA 有 95% 以上在核内被降解，只有约 5% 的核内 RNA 被剪接加工为成熟的 mRNA,然后才被运至细胞质中指导蛋白质合成。转录后的初级转录产物,经过加工的过程变为成熟 mRNA,这种 RNA 的选择性加工也很有可能是基因调控的一种因素。细胞在同样的初次转录产物中可以在多聚 A 位点或剪接位点间随机选择,这样选择的结果构成了对不同的 RNA 加工,就形成了转录后水平上的调控。如从大鼠甲状腺和脑下垂体细胞分离得到的同一初级转录物,通过不同的剪切与加工,则产生两种不同的 mRNA。在甲状腺细胞中编码降钙素(calcitonin, Cal),而在脑下垂体和多种神经细胞中,则编码降钙素基因相关蛋白神经肽(calcitonin gene-related peptide, CGRP)(图 12-9)。

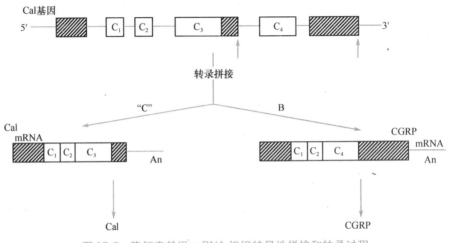

图 12-9 降钙素基因 mRNA 组织特异性拼接和转录过程

(四)翻译水平的调控

翻译水平的调控是指基因转录的 mRNA 有选择地翻译成蛋白质。翻译的速率和细胞生长的速度之间是密切协调的。在不同细胞中含有不同的 mRNA,通过翻译产生不同的蛋白质。如果调控是在翻译水平上完成的,细胞中就应存在一种机制来区别不同的 mRNA,从中选择特定的对象进行翻译。卵细胞中存在大量的 mRNA,只有在受精后,才被激活,翻译因子识别特定的 mRNA 序列,启动翻译过程,表达相应的蛋白质。

总之,在 DNA 水平、转录水平、转录后水平和翻译水平都可能存在着细胞分化的调控机制,但细胞分化的主要调控方式是在转录水平上进行的。

第四节 干细胞及其分化

一、干细胞的概念与增殖特性

干细胞(stem cell)是一种具有复制能力,可以分化形成各种组织的早期未分化细胞,医学称之为"万用细胞",其有自我更新、增殖并进一步分化为成熟细胞的能力。干细胞的体积较小,核质比相对较大,以及细胞质中各种细胞器(如线粒体、内质网及高尔基复合体等)不够发达等。干细胞可用于衍生各种人体细胞、组织甚至器官,在修补体内坏损细胞及器官移植方面,有极为可观的发展前景。

个体发育从受精卵开始,受精卵通过不同的增殖分化途径,形成由不同特征细胞组成的功能各异的组织和器官。即使在动物个体成熟之后仍有干细胞存在,机体的组织保持自体稳定性,即在特定组织中细胞的死亡和增生保持动态平衡。从干细胞到成熟的细胞有许多分化阶段,最原始的干细胞是**全能性**(totipotency)的,具有自我更新和分化为任何类型组织细胞的能力,也就是可以分化成个体各种细胞的细胞,这些分化出的细胞构成个体的各种组织和器官,最终发育成一个完整的个体。

如前所述,通常把分化方向已确定的具有产生多种类型细胞的能力的干细胞称为**多能干细胞**(pluri-potent stem cell)。多能干细胞可以形成个体多种类型的细胞,但它们并不能发育成个体,发育潜能受到一定的限制。如造血干细胞则分化为红细胞、白细胞等各类血细胞。多能干细胞经过进一步分化,成为**专能干细胞**(multipotene stem cell),其只能分化成某一种类型或密切相关的两种类型的细胞。如精原干细胞只能分化为精细胞,神经干细胞分化成各类神经细胞。持续停留在某种组织中的干细胞被称为组织特异性干细胞,造血干细胞、神经干细胞、肌肉干细胞、表皮层干细胞等都属于此类。随着机体的发育,干细胞逐渐分化为特定型并行使特定功能,很多成人组织受到外伤、老化、疾病等的损伤时,这些细胞就增殖分化,产生新的组织来代替它们,以保持机体的稳定平衡。

干细胞存在于有机体的整个生命过程之中,根据其发育阶段,干细胞可分为**胚胎干细胞**(embry-onic stem cell)和**成体干细胞**(somatic stem cell)。胚胎干细胞是存在于早期胚胎组织中,具有多向分化潜能的细胞,其增殖和分化是个体发育的基础。在成体组织或器官中,有些细胞仍具有自我更新及分化产生不同组织细胞的能力,这类细胞即为成体干细胞。如造血干细胞、间质干细胞、神经干细胞、肝干细胞等。成体干细胞的进一步分化则是成年个体机体组织细胞损伤修复和再生的保证。近年来哺乳动物胚胎干细胞的分离成功极大地促进了人们对干细胞的认识,干细胞的研究已成为生物医学研究的热点领域之一。

目前,大多数生物学家和医学家都认为干细胞是一类具有自我更新与增殖分化能力的细胞,能产生表现型与基因型和自己完全相同的子细胞,同时还能分化为祖细胞。

干细胞可以在生物个体生命区间中自我更新并维持其自身数目恒定,即**自稳定性**(self-main-tenance),这是干细胞增殖的基本特征之一。机体对干细胞的分裂调控十分精密,其分裂方式比较特殊,有**对称分裂**(symmetry division)和**不对称分裂**(asymmetry division)两种分裂方式。前者是指当干细胞分裂时,两个子代细胞都是干细胞或都是分化细胞,后者是指分裂产生一个子代干细胞和一个子代分化细胞。对无脊椎动物而言,不对称分裂是干细胞维持自身数目恒定的方式。哺乳动物的单个干细胞通常进行对称分裂,但当组织处于稳定状态时,平均而言,每一个干细胞产生一个干细胞和一个特定的分化细胞。因此,哺乳动物的干细胞是种群(而不是单个干细胞)意义上的不对称分裂(图12-10)。这使得机体对于干细胞的调控更具灵活性,可以更灵活的应对机体生理变化的需要。细胞动力学研究表明,干细胞通常增殖较慢,这也是干细胞增殖的另一个特征。目前认为干细胞的缓慢增殖有利于干细胞对特定的外界信号作出反应,以决定进行增殖还是进入特定的分化程序。缓慢增殖还可以减少基因发生突变的危险,使干细胞有更多的时间发现和校正复制错误。

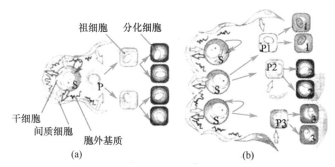

图 12-10　干细胞的不对称分裂
(a) 干细胞的简单不对称分裂;(b) 干细胞的种群不对称分裂。

二、造血干细胞的分化

造血干细胞(hematopoiesis stem cell,HSC)是指存在于造血组织的一类能分化生成各种血细胞的原始细胞,又称**多能造血干细胞**(multipotential hematopoiesis stem cell)。目前认为,造血干细胞在一定微环境和某些因素的调节下,增殖分化为多能淋巴细胞和多能髓性造血干细胞,前者可进一步分化、发育成功能性淋巴细胞,后者则首先发育成粒细胞巨噬细胞系、红细胞系、巨核细胞系等**造血祖细胞**(hematopoietic progenitor),然后再进一步分化为白细胞、红细胞和血小板。

造血干细胞起源于人受精卵发育的第二周末的卵黄囊血岛,当胚胎发育至6~7周时造血干细胞经血流进入胚肝,所以肝是3~7个月胎儿的造血器官。出生以后造血干细胞主要存在于红骨髓,其次是脾和淋巴结。目前对造血干细胞的形态仍无定论,大多数学者认为造血干细胞的形态结构类似于小淋巴细胞,胞质内有许多游离核糖体和少量线粒体,无其他细胞器。

造血干细胞在一般条件下处于休止状态(G_0期),在一定条件下能反复分裂大量增殖。在增殖过程中,造血干细胞始终保持恒定数量;在不同因素的作用下,能分化形成不同类型的定向干细胞。目前认为造血干细胞在红细胞生成素的作用下生成原红细胞定向干细胞;在粒细胞生成素的作用下生成粒系巨噬定向干细胞;在血小板生成素的作用下生成原巨核细胞定向干细胞等。定向干细胞再分别在不同的细胞系促进因子的作用下分别分化为形态可以辨认的各种类型的幼稚血细胞,直至发育成为各种成熟的血细胞。干细胞可根据其分化程度的不同而分成不同的辈分。造血干细胞至少有产生12种类型血细胞的潜能,是辈分较高的干细胞,而其他定向干细胞是辈分较低或最低的干细胞。不同辈分的干细胞处于不同的分化阶段。辈分高的多能干细胞是分化程度较低的细胞,而辈分低的定向干细胞是分化程度较高的干细胞。大量研究证明了多能造血干细胞可以分化为所有血细胞。多能造血干细胞和定向干细胞共同组成造血干细胞系,以维持体内血细胞的数量(图12-11)。

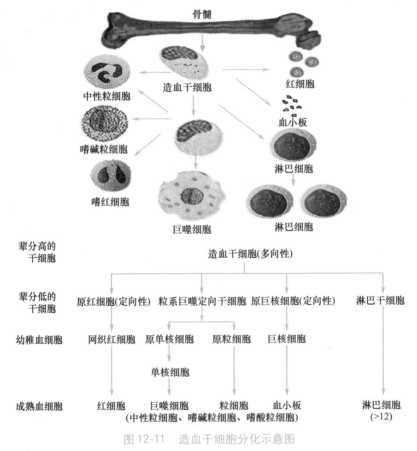

图12-11　造血干细胞分化示意图

实验研究证明,大多数再生障碍性贫血患者,骨髓造血干细胞的含量明显低于正常水平。白血病也是干细胞水平的癌变。此外,真性红细胞增多症、骨髓纤维化症等,都被认为是多能造血干细胞异常所致。

三、免疫细胞的分化

免疫细胞(immunocyte)是指参与机体免疫应答或与免疫应答有关的细胞的统称。包括淋巴细胞、单核细胞、巨噬细胞、粒细胞、肥大细胞、辅佐细胞等。在免疫应答过程中起核心作用的是淋巴细胞。淋巴细胞又包括具有特异识别功能的 T 细胞和 B 细胞及不具有特异识别功能的 K 细胞和 NK 细胞等。

（一）T 细胞和 B 细胞及其分化

人体的 T 细胞和 B 细胞均来源于骨髓的多能干细胞(胚胎期则来源于卵黄囊和肝)。

1. T 细胞及其分化　　在骨髓中,多能造血干细胞的淋巴干细胞分化为前 T 细胞和前 B 细胞。前 T 细胞(又称胸腺淋巴干细胞)随血液循环进入胸腺,在上皮性网状细胞分泌的各种胸腺激素及巨噬细胞分泌的血细胞介素的协同作用下,诱导前 T 细胞分化形成较小而且成熟的具有不同抗原的**胸腺依赖性淋巴细胞**(thymus dependent lymphocyte),简称为 T 细胞。根据人类白细胞分化抗原的**分化簇** (cluster of differentiation,CD)的存在与否可以把 T 细胞分为 CD4 和 CD8 两大亚群。CD4T 细胞可分为:诱导性 T 细胞,可影响辅助性 T 细胞和抑制性 T 细胞的成熟;辅助性 T 细胞,能影响 B 细胞产生抗体。CD8T 细胞可分为毒性 T 细胞(对靶细胞有杀伤作用)和抑制性 T 细胞(能影响 B 细胞产生抗体)。最后成熟的 T 细胞(即 CD4T、CD8T)可随血流进入周围淋巴器官。

2. B 细胞及其分化　　人类的 B 细胞是由骨髓中的前 B 细胞(又称骨髓淋巴干细胞)增殖分化而成的,因此称 B 细胞为**骨髓依赖性淋巴细胞**(bone marrow dependent lymphocyte)。根据 B 细胞产生抗体时是否需要 T 细胞的辅助可把 B 细胞分为不依赖 T 细胞的 B 细胞(B_1 细胞)和依赖 T 细胞的 B 细胞(B_2 细胞)。B 细胞亦可按产生免疫球蛋白的类别分为五类:B_v、B_γ、B_α、B_δ、B_ε。成熟的 B 细胞 (B_1、B_2)随血液循环进入周围淋巴器官或组织。

前 T 细胞和前 B 细胞在分化为 T 细胞和 B 细胞的进程中,在处于不同的分化阶段时,细胞表面曾出现不同的抗原。

周围淋巴器官是接受抗原刺激产生免疫应答的场所,此时,淋巴细胞的增殖和分化是依赖于抗原的刺激作用。T 细胞和 B 细胞在未受抗原刺激之前处于静息态,称为处女型 T 细胞和 B 细胞。当某种抗原侵入机体时,首先被巨噬细胞吞噬处理,随后传递给 T 细胞和 B 细胞。一般是在辅助性 T 细胞的协助下,T 或 B 细胞识别抗原后被激活,开始母细胞化,经过增殖、分化形成大量的效应细胞。效应细胞具有该抗原的受体,并能对相应抗原发生免疫应答。效应细胞也是终末分化细胞。T 细胞增殖分化形成的效应细胞在免疫应答中即可直接杀伤靶细胞,也可分泌肽类的淋巴因子作用于靶细胞,如对靶细胞的杀伤作用、促进巨噬细胞的吞噬作用等。B 细胞增殖分化形成的效应细胞称为浆细胞,浆细胞能产生和分泌免疫球蛋白分子(即抗体),是人体内唯一能产生抗体的细胞。T、B 细胞在受抗原刺激增殖分化的过程中,也分化出一部分记忆性 T、B 细胞。他们不再分化,转入静息态,当同种抗原再次侵入机体时,便迅速分裂、增殖,发生再次免疫应答。在周围淋巴器官中,T、B 细胞在抗原刺激后发生免疫应答,由于抗原的千差万别,导致效应细胞和记忆细胞的千差万别。

（二）其他淋巴细胞及免疫细胞的分化

除 T、B 淋巴细胞以外,还有一小部分淋巴细胞不具备或兼有 T 和 B 两种细胞的表面标志(表面受体和表面抗原)。缺乏这两种细胞表面标志的淋巴细胞称为**裸细胞**(null cell,N 细胞),而兼备这两种标志的淋巴细胞称为**双重标志细胞**(double cell,D 细胞)。这些淋巴细胞,也是由骨髓中的淋巴干细胞增殖分化而来的。

多数学者认为,自然杀伤细胞(NK 细胞)、杀伤细胞(K 细胞)、淋巴因子活化的杀伤细胞(LAK 细胞)都属于 N 细胞。

其他免疫细胞、骨髓多能干细胞增殖分化产生的单核吞噬细胞、粒细胞等均有免疫作用。这些细胞分别执行各自的免疫功能,它们之间既有分工又有合作,共同承担保护机体健康的重任(图12-12)。

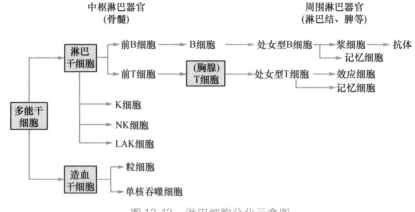

图12-12　淋巴细胞分化示意图

第五节　细胞癌变与分化

从细胞水平讲,癌症为细胞性疾病,是危害人类生命健康的最严重的疾病之一。癌细胞是从正常细胞转变成的具有不受控制的恶性增殖和广泛侵袭转移能力的肿瘤细胞,它们的形态、功能、代谢和增殖都会发生深刻的变化。正常细胞转变为恶性肿瘤的过程称为癌变。多数学者认为癌细胞是异常分化细胞。因此,研究癌细胞不但为了提供合理的治疗途径,而且也推动了对正常细胞分化机制的认识。对癌症的研究已成为生物医学的热点领域之一。

一、癌细胞的基本特征

癌细胞是由正常细胞转化成的不受控制地恶性增殖的细胞,它们的形态和功能都与正常细胞截然不同,而且具有广泛**侵袭性**(invasiveness)和**转移**(metastasis)能力。癌细胞在宿主体内广泛地播散,而宿主却缺乏阻止它生长的有效机制,这使得恶性肿瘤成为高度危险而往往难以治愈的疾病,最终导致患者死亡。

从形态结构上来说,癌细胞与其来源的正常细胞相比,变化很大。癌细胞染色质丰富、染色体数量或形态发生改变,胞核大、核仁数目多、核膜和核仁轮廓清楚,核质比增大。电镜可见,细胞质呈低分化状态,含有大量的游离核糖体和部分多聚核糖体;内膜系统,尤其是高尔基复合体不发达;微丝排列不够规则;细胞表面微绒毛增多变细;细胞间连接减少。从癌瘤整体看癌细胞群分裂相增多。由于胞质中骨架成分多处于解聚或不完全组装状态,使细胞的形态趋于圆形或椭圆形。胞膜表面多有皱褶及微绒毛。

此外,癌细胞表面出现新抗原。癌细胞表面无论在物理性质还是化学组成上都有显著的改变。如质膜的流动性常增大,表面负电荷增加等。癌细胞表面常出现成体细胞表面所不存在的抗原。例如,由病毒诱发的癌瘤细胞,其膜抗原有时出现与该病毒相关的胚胎抗原,有时出现去遮盖表面抗原等。细胞膜上的鞘糖脂可作为某些激素、毒素及病毒等受体的成分,参与细胞识别与黏合以及细胞增殖的调节,并且有抗原性。由于癌细胞表面的鞘糖脂常有改变,不但导致癌瘤相关抗原的出现,而且可能与癌细胞的生长失控有关。由于癌细胞表面上的糖蛋白、糖链的唾液酸化程度常增加,导致细胞表面负电荷增多,细胞之间产生排斥,使癌细胞易从肿瘤上脱落下来。

总的来说,癌细胞有三个基本特征:①恶性增殖,即增殖失控。一般情况下,正常细胞在体外培养瓶中贴壁生长,增殖的细胞达到一定程度,汇合成单层以后即停止分裂,称**密度依赖性抑制**(density dependent inhibition, DDI)。癌细胞则失去了接触抑制,它们的增殖并不因细胞密度增殖到相互接触而停止,以至在培养瓶中形成多层堆积。体外培养的癌细胞,失去了正常细胞原有的最高分裂次数的限制(一般传代次数不能超过40~60次),称为"永生"的细胞系。②侵袭性。癌细胞在体内不但增殖失控形成新的肿块(瘤),而且由于代谢失控,分泌破坏细胞外基质的酶,侵袭破坏周围的正常组织。③转移性。即通过血管和淋巴管扩散、转移到身体的其他部位滋生继发性肿瘤,形成新的肿块。

二、癌细胞的分化与去分化

癌细胞是由正常细胞转化而来。对于癌变后的细胞,通常能在显微镜下鉴别出癌细胞的组织类型,看出分化细胞的部分特征。可见癌细胞保留了来源细胞的部分分化特点及部分功能。例如,用电子显微镜检查恶性的、恶性前的和增生的前列腺组织,可发现Ⅰ级腺癌与正常的或增生的组织不易区分,甚至有些前列腺癌细胞的分化程度与正常细胞的基本一致。再如,骨髓瘤细胞可以分泌球蛋白,球蛋白的种类和肿瘤来源的正常细胞所分泌的种类是一致的,所不同的是,癌细胞膜上出现了癌胚抗原。因此可以看出,癌细胞与正常细胞的细胞分化既有联系,又有区别。

同时,癌细胞的分化与其来源细胞是有联系的,癌细胞保留或继承了其来源细胞分化的某些特点和规律,在形态结构上,具有来源细胞的某些特征。

癌细胞的分化具有自己的特点,与其来源细胞有本质的区别。如正常细胞的分化是按严格的程序,有步骤地进行,一般情况下,是不可逆的。特殊情况下,可出现去分化现象,也是暂时的。如当肝因受损而再生时,出现去分化现象是暂时的,当肝再生结束后,肝细胞又恢复为终末分化状态(成熟状态)。癌细胞在增殖时,也出现去分化现象,但这种去分化现象是永久的,一般不能自发转入分化状态。如癌细胞在增殖时产生一些低分化,甚至未分化的细胞,细胞膜上出现癌胚抗原等。而且肿瘤的恶性程度越大,分化程度越差。

此外,正常细胞的分化,在时间上、空间上、程度上都受到了机体的严格控制。而癌细胞的分化和生长却具有自主性,完全摆脱了机体的调节和控制,自主地恶性生长。好像是寄生在机体内的一种特殊的生物体。如已知抑素对机体细胞的生长有调节作用,但对未分化的胚胎细胞和癌细胞的分裂却没有抑制作用。与正常组织相比,肿瘤细胞群体中处于G_0期的细胞很少,参加增殖周期的细胞多,所以多数细胞能不间断地分裂,表现为恶性生长。

由不同组织转化而产生不同的癌细胞,彼此之间要比其原来的组织更相像。例如,已分化的正常肝、皮肤和淋巴细胞在组织学和生化方面差异很大,但是由这些组织转化而产生的癌细胞却有许多共同的特性。如形态上较相似,都具恶性、侵袭性和转移性生长等。这表明,由正常细胞转化为癌细胞及癌细胞的自主性生长等都有一些共同的机制和规律。

正常细胞为什么会转化为癌细胞? 癌细胞为什么不受机体的约束而恶性增殖? 这都是与一定的内在因素或外在条件相关联的。内在因素现在认为主要与癌基因和抑癌基因活动有关。

细胞的正常增殖受到机体内复杂调控网络的精密调控,当调控系统发生紊乱后,引起细胞异常增殖与持续的分裂,导致肿瘤的发生。癌基因是控制细胞生长、增殖与分化并具有诱导细胞恶性转化潜能的一类基因。正常情况下,癌基因可维持细胞的生理功能;在致癌因素的作用下,癌基因激活并异常表达(持续表达,过度表达),使细胞持续增殖,导致癌变。ras癌基因是人类肿瘤中最常被激活的癌基因,其激活的机制主要是点突变,其中k-ras基因更易成为突变的靶基因,已知90%的胰腺腺癌,50%的结直肠癌,约1/3的肺腺癌都有k-ras基因第12个密码子的突变。N-ras活化主要发生于白血病和淋巴瘤。ras基因突变后使RAS蛋白将GTP水解为GDP的能力以及与GTP酶活化蛋白结合的能力降低,导致RAS蛋白与GTP的持续结合。如果RAS蛋白持续处于活性状态就会出现持续的信号转导过程,刺激细胞的恶性增强,最终发生细胞的恶性转化。此外,正常的ras基因也可因过度表达而诱导恶性转化。

除了癌基因外,细胞中还存在一套抑制细胞生长和肿瘤形成的基因,称为抑癌基因。正常情况下抑癌基因在细胞的生长、增殖与分化及持续基因的稳定性等方面起着负调控的作用,并且有潜在的抑癌作用。当抑癌基因发生突变而失活时,其抑癌能力丧失,细胞生长失控而致癌。p53基因突变是人类癌症中最常见的基因突变,约50%以上的人类肿瘤都有p53基因突变,包括结直肠癌、乳腺癌、肺癌、食道癌、膀胱癌、肝癌、胃癌、胶质细胞癌、软组织肉瘤及淋巴造血系统肿瘤等。由此可见,癌基因和抑癌基因编码的蛋白质对细胞生长、分化非常重要,当这些基因发生突变将导致正常细胞生长、增殖、分化失调而引发癌症(图12-13)。因此,分化是正常细胞和恶变细胞的分水岭。在个体发育过程中,胚胎细胞从早期的全能性和未分化状态向细胞组织类型发展,首先合成特异蛋白随后出现特征性形态结构和功能。而成体细胞在化学致癌剂、病毒、辐射等因素影响下,出现细胞转化,恶性生长。因此,肿瘤实际是一种细胞分化异常的疾病。

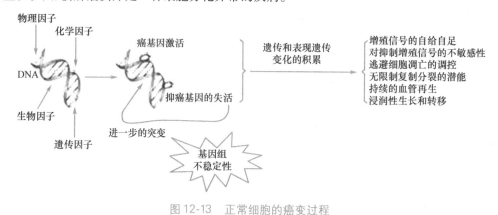

图 12-13　正常细胞的癌变过程

复习题

1. 名词解释

细胞分化　　　　细胞决定　　　　　去分化　　　　　　转分化

全能细胞　　　　多能细胞　　　　　基因差次表达　　　胚胎诱导

奢侈基因　　　　管家基因　　　　　干细胞　　　　　　癌基因

抑癌基因

2. 细胞分化有何特点?

3. 细胞分化的影响因素有哪些?

4. 举例说明卵细胞质在早期胚胎细胞分化中的作用。

5. 从转录水平简述基因差次表达的调控机制。

6. 干细胞增殖有哪些特性,有何意义?

7. 癌细胞有哪些基本特征?

8. 细胞癌变与细胞分化有何联系?

第十三章 细胞的衰老、凋亡及保护

在高等动物,大多数机体细胞都经历了由未分化到分化、分化到衰老、衰老到死亡的过程。细胞的衰老与死亡是生物界的普遍规律,是一种不可抗拒的生理现象。衰老死亡是生物体的必然归宿,也是细胞的必然归宿。机体衰老是指绝大多数生物性成熟以后,机体形态结构和生理功能逐渐退化或老化的过程,是一个受发育程序、环境因子等多种因素控制的、不可逆的生物学现象。对单细胞生物来讲,细胞的衰亡和机体的衰亡是统一的;而对多细胞生物来讲,细胞衰亡不等于机体衰亡,机体衰亡也并不意味着所有细胞衰亡。生物体内总有细胞不断的衰老死亡,同时又有增殖和新生的细胞进行补充,如表皮的更新正是由于一些细胞的衰亡,换来了另一些细胞的新生,在刚刚死亡的机体中,许多细胞依然存活。如血管里的白细胞还在做变形运动,气管、支气管的上皮细胞纤毛还在摆动。个体的衰老是建立在总体细胞衰老基础上的,各种衰老都有其细胞学基础,如老年人运动功能衰退与其体内的运动神经元的衰老和死亡密切相关。

细胞的衰亡,即使机体中重要器官的许多细胞衰亡,如肝细胞、肾细胞衰亡,并不直接引起机体的衰亡,只表现为机体局部生理生化功能改变。除了细胞对机体影响外,同时存在着机体对细胞的影响。细胞的衰老是受遗传控制的,是一个自然过程。衰老细胞最终必然走向死亡,而死亡一般有两种情况,一是受到损伤导致坏死,二是受遗传控制的自然死亡,此称为细胞凋亡。细胞的衰亡除内因外,也同时受到环境因素等外因影响,控制环境因素可延续细胞衰亡,此称为细胞保护,本章将就细胞衰老、细胞凋亡、细胞保护的基本特征和过程作简单扼要的介绍。

第一节 细胞的衰老

在细胞成熟和行使功能的后期,细胞逐步走向衰老。**细胞衰老**(cellular aging)一般是指细胞在正常条件下发生的形态与生化成分上的改变,进而发生生理功能衰退和增殖能力逐渐减弱,最终趋向死亡的现象。这是一个缓慢行进,随细胞年龄增大而加剧的不可逆过程,也是一个十分复杂的生命现象。

一、细胞衰老的特征

衰老细胞经常发生水分减少现象,结果使细胞收缩、体积缩小、失去正常的形态。同时还会出现脂类、蛋白质和DNA等细胞成分的损伤,细胞代谢能力下降细胞衰老的这些形态结构和化学组分变化的特征,主要来自细胞体外培养实验中对衰老细胞的观察以及对衰老机体内细胞的观察。衰老的细胞,一般具有如下特征。

(一)细胞内色素或蜡样物质沉积

衰老细胞中出现一些非生活物质,如脂褐素和蜡样物质。这些物质主要是由溶酶体或线粒体转化而来,它们具有与溶酶体一致的生化反应,或者具有与线粒体相似的双层膜和嵴结构。脂褐素等在各种细胞中均可存在,如肝细胞、心肌细胞、神经细胞等。脂褐素在脂质内沉积随着衰老过程逐渐增加。脂褐素和蜡样物质的沉积严重影响细胞的代谢活动。

(二)细胞膜化学成分及功能的改变

细胞膜结构改变的一个重要表现是磷脂分子的含量随增龄而下降,使质膜中胆固醇与磷脂的比值随年龄增加而上升,但磷脂中不饱和脂肪酸含量及卵磷脂与鞘磷脂的比值却随增龄而下降。这些使得细胞膜的黏滞性增加,流动性降低。细胞膜中膜蛋白的质与量发生变化,使膜受体、膜载体的结构与密度发生改变,红细胞膜上外周蛋白的含量随增龄而下降。观察表明,85 岁以上老人及 Down 综合征病人细胞膜上的免疫球蛋白及凝集素 Con-A 受体的含量明显减少。

细胞膜结构的上述变化使其正常生理功能受损,如质膜上的酶活性,膜对激素、神经递质、抗原、药物及生长因子的反应性都随增龄而降低,膜的物质运输能力也大大减弱,膜的脆性增加。老年人红细胞膜上的 Na^+、K^+-ATP 酶活性、淋巴细胞对有丝分裂的应答能力及中性粒细胞的趋药性都显著降低。

（三）细胞器的改变

在衰老细胞中,多种细胞器的形态功能发生改变,如在衰老的细胞中,细胞核的变化很明显,核膜内陷形成皱褶,且随增龄而加剧,神经细胞尤为明显。核膜内陷的结果可导致核崩解,染色质发生异固缩,甚至碎裂溶解。衰老细胞分裂时,发生染色体畸变的频率随增龄而增多,如出现非整倍体、多倍体,出现无着丝粒、双着丝粒染色体及其他畸变类型染色体等。有人在外周血细胞培养中发现,非整倍体细胞的出现率在老年痴呆病人血样培养物中最高,正常老年人中次之,青年人中最低。染色体端粒的变化在细胞衰老过程中的表现很明显,端粒的衰减直接影响细胞的寿命。

线粒体的数目减少,形态异常,体积肿胀,嵴退化,有的出现许多大、小空泡,线粒体 DNA 及蛋白质的合成量减少,导致能量产生障碍。由于衰老细胞不如年轻细胞那样有较强的调节机制,可淘汰损伤的线粒体,因而在有些衰老细胞的线粒体中含有网状化内含物、糖原储存泡和致密小体等。

高尔基复合体的数目增多,扁平囊肿胀破裂,被许多大、小囊泡包围;溶酶体的数目与体积增加,其消化功能减退;粗面内质网的数目随增龄而减少,且排列散乱,膜腔膨胀扩大甚至崩解,附着于膜上的核糖体脱落;滑面内质网呈空泡状。

衰老细胞中细胞骨架的变化也很明显,如微丝的结构、成分发生变化,与微丝相关的信号传递系统也发生改变。在中性粒细胞中,诱导肌动蛋白的装配水平年老细胞较年轻细胞为低。由此,细胞的活力也就随之降低。翟中和等(1998 年)发现在衰老细胞中有一种含量很大的新核骨架蛋白出现,推测其与细胞核内的代谢调节有关,可使正常细胞核内的一些代谢活动关闭。

（四）生物大分子的改变

1. **DNA** 复制与转录受到抑制,但也有个别基因会异常表达,端粒 DNA 丢失,线粒体 DNA 特异性缺失,DNA 氧化、断裂、缺失和交联,甲基化程度降低。细胞核中 DNA 的含量也随增龄而下降,这可能是 DNA 断裂增加所致。在肝细胞中,由于老年机体肝细胞的多核体增加,而使核中 DNA 含量增加。

2. **RNA** mRNA 和 tRNA 含量降低。

3. **蛋白质** 含量降低,发生糖基化、氨甲酰化、脱氨基等修饰反应,导致蛋白质的稳定性、抗原性和可降解性下降,自由基使蛋白质肽键断裂或交联而变性、功能降低或丧失。出现一些特异蛋白,如纤粘连蛋白在衰老细胞中大量合成,其可能与细胞的纤维形成有关,在调节或协助调节细胞衰老发生的变化中起作用。

4. **酶分子** 活性中心被氧化,金属离子 Ca^{2+}、Zn^{2+}、Mg^{2+}、Fe^{2+} 等丢失,酶分子的二级结构、溶解度和等电点发生改变,总的效应是酶失活。机体衰老时头发变白可能与头发基底部细胞中产生黑色素的酪氨酸酶活性降低有关。衰老细胞中溶酶体酸性水解酶活性下降、胶原酶蛋白过量合成。

5. **脂类** 不饱和脂肪酸被氧化,引起膜脂之间或与脂蛋白之间交联,膜的流动性降低。

上述衰老细胞形态结构和代谢的改变,有些是共同现象,有些是部分衰老细胞所特有的现象。

二、细胞衰老的机制

近几十年来,有关细胞衰老的机制学者们提出了 200 余种假说,但这些假说只是从不同侧面和深度探索细胞衰退的原因,各自虽都有一定的科学根据,但不能圆满解释衰老的全部机制,现将较为流行的几种假说介绍如下。

（一）遗传程序说

此假说认为，机体从生命一开始，其生长、发育、衰老与死亡都按遗传密码中规定的程序进行，在生命过程中随着时间的推延，控制生长发育和衰老的基因在特定时期有序地启动与关闭，细胞"自我摧毁"的计划按期执行。支持这种假说的实验如：有人在细胞体外培养中发现，人成纤维细胞在体外分裂传代的次数与个体的年龄有关。胎儿的成纤维细胞体外分裂的次数是 50 次左右，成人的成纤维细胞体外分裂次数是 20 次左右，老年人的只能分裂几次。有人用不同细胞做核质融合实验发现，年轻培养细胞的细胞质与同种老年培养细胞的细胞核融合，融合后的细胞有丝分裂只维持几次，似老年细胞；而当年轻培养细胞的细胞核与同种老年细胞的细胞质融合时，融合后的细胞具有年轻细胞那样的有丝分裂能力。这些说明决定细胞衰老的是细胞核，而不是细胞质。

在遗传程序说（genetic program theory）中，由于对遗传结构在衰老过程中作用的看法不同，又可分为几种假说：

1. DNA 修复能力下降说 此说认为，细胞的 DNA 在自然界会受到各种致变因素的损伤，同时细胞都有一定的 DNA 损伤修复能力。如果修复能力下降或修复系统异常，基因因受损而表达异常，细胞功能失常，衰老逐渐形成。细胞的这种 DNA 修复能力是生物体长期进化的结果，由遗传因素决定。DNA 修复能力可因机体所属的物种平均寿命、个体的年龄不同而异；不同物种的 DNA 修复能力与物种各自的平均寿命呈正相关，即高寿命的物种比低寿命的物种具有更大的 DNA 修复能力。同一物种内，个体的 DNA 修复能力与其所处的年龄呈负相关，即高龄个体的 DNA 修复能力小于低年龄个体。如体外培养的成人早衰症患者的成纤维细胞与正常人的成纤维细胞相比，患者的 DNA 不能正常修复，细胞只分裂了较少的次数就发生了衰老和死亡。

2. 端粒丢失说 在染色体两末端的端粒对染色体有稳定作用。Harley 等人对染色体端粒进行研究发现，每个端粒都是由 TTAGGG/CCCTAA 重复序列组成的，不管何时进行细胞分裂，总有 5～20 个碱基的片段丧失，还有多少可利用的端粒碱基数似乎就预示细胞会分裂多久，就像细胞的衰老钟一样。生殖细胞和肿瘤细胞中有端粒酶活性，它逆转录合成端粒 DNA，以取代那些丢失的 DNA 片段，维持细胞分裂时端粒程度恒定。Harley 也提示，分裂细胞中端粒的不断丧失可促进动脉粥样硬化、骨关节炎、骨质疏松症和糖尿病的发生。DNA 每复制一次，每个端粒区就丢失一小段 DNA，最终引起染色体稳定性下降，导致染色体畸变和基因的变异或缺失。当端粒长度缩短到一定阈值时，细胞就进入衰老过程。因此，端粒记录着细胞的年龄并预示它的死亡时限。对提前衰老的克隆羊"Dolly"研究，发现其细胞中端粒的长度较同龄羊缩短 20%。说明端粒长度的确与衰老有密切关系。但也有研究得出了相反的结果，如 Carman 等（1998）发现在二倍体的仓鼠胚细胞分裂的各个阶段，细胞始终表达端粒酶，其端粒长度也保持恒定，经过 20～30 代的分裂后，细胞又进入衰老。

3. 衰老基因与抗衰老基因说 Smith 等认为，细胞本身存在"衰老基因"，它所表达的产物是一种可抑制 DNA 和蛋白质正常合成、促进衰老的抑制素。同时，细胞还存在一种阻遏基因，其产物可阻碍衰老基因的表达。阻遏基因有许多拷贝，但拷贝数会随着细胞分裂的次数增多而逐渐丢失。因此，当细胞尚处年轻时，细胞中有足够阻遏基因拷贝，形成足够浓度阻遏物质，衰老基因的产物"抑制素"不能形成。随着细胞增殖次数增加，细胞中阻遏基因拷贝数减少，阻遏物的浓度下降，当阻遏物的浓度下降到不足以阻遏衰老基因的表达时，抑制素形成，细胞的 DNA 和蛋白质合成受阻，细胞衰老出现。通过对线虫的研究表明，*daf* 和 *clk* 基因家族是诱导衰老的基因。在人体，一般认为与老年性疾病有关的基因可看做衰老基因。如载脂蛋白 E_4 基因表达活跃时，易发生冠状动脉硬化和老年性痴呆等。

另外，还发现体内存在抵御衰老基因的基因，称为抗衰老基因，也称为长寿基因。如蛋白质合成的延长因子（EF-1）基因为果蝇体内的抗衰老基因。

（二）自由基说

自由基说（free radical theory）由 Harman 在 1956 年首先提出。**自由基**（free radical）是指在原子

核外层轨道上有不成对(奇数)电子的分子或原子基团的总称。体内常见的自由基如超氧自由基（·O_2）、氢自由基（·H）、羟自由基（·OH）、脂质自由基（L·）、过氧化脂质自由基（LOO·）、H_2O_2等。它们在机体代谢过程中来自分子氧与多种不饱和脂类(如膜磷脂中的不饱和脂肪酸)的直接作用，或来自分子氧与游离电子(包括体内形成与体外电离辐射产生)的相互作用。正常细胞内存在清除自由基的防御系统，这些防御系统包括酶系统(抗氧化酶)和非酶系统(抗氧化剂)。正常机体或细胞内自由基的产生和清除处于动态平衡的状态。自由基产生的原因有多种，可通过生物氧化产生，也受辐射、高温、污染物、化学物质等的影响。自由基性质活泼，易与细胞内的生物大分子发生反应生成新的自由基，而后者又可进一步与基质发生反应，从而引起基质大量消耗及多种产物形成，造成细胞组分的损伤，大分子合成错误，逐渐引起细胞衰老。因此，一般认为，自由基在体内具有解毒等功能，但一旦产生超量的自由基积存于细胞内，则对细胞更多的是有害作用，主要表现为：它使生物膜的不饱和脂肪酸发生过氧化，形成过氧化脂质，从而使生物膜流动性降低、脆性增加、酶活性破坏、膜蛋白变性，以至脂质双层断裂，各种膜性细胞器受损；自由基还会使DNA链断裂、交联、碱基羟基化、碱基切除，使核酸变性，扰乱DNA的正常复制与转录；自由基也使蛋白质发生交联、变性，形成无定性沉淀物，降低各种酶活性，并导致因某些异性蛋白出现而引起的机体自身免疫现象等。以上这些都加速了细胞衰老进程。如老年人皮肤上的老年斑就是自由基对细胞破坏的见证。

（三）代谢废物累积说

代谢废物累积说(waste product accumulation theory)是指由于细胞功能下降，细胞不能将代谢废物及时排出胞外，也不能将其降解和消化，导致代谢废物越积越多，占据细胞更大的空间，影响细胞代谢废物的运输，阻碍了细胞的正常生理功能，最终引起细胞的衰老。如：哺乳动物细胞的次级溶酶体形成的脂褐素，是一些长寿命的蛋白质和DNA、脂类共价缩合形成的巨交联物。由于脂褐素结构紧密，不能被彻底水解，又不能排出细胞，结果在细胞内沉积增多，阻碍细胞的物质交流和信号传递，影响细胞正常功能的发挥，最后导致细胞衰老。老年性痴呆是由β-淀粉样蛋白沉积引起的。

此外，线粒体DNA(mtDNA)损伤假说(Linnane,1989)和脑衰老NO学说(Mc Cann,1997)近年受到人们的关注。前者认为mtDNA随机体年龄增长，其损伤和高突变的累积，严重影响细胞内的能量代谢是细胞衰老的原因，而后者认为NO作为细胞内的信息分子可影响胞内信息转导使生命活动的调控发生障碍。总的来说造成细胞衰老的因素可能是多方面的，在现有的一些衰老机制假说中，有些相互之间虽有分歧，但并非对立，很多还可能互为补充，共同作用。可以预见，随着科学技术的发展，必将会有一个比较全面，更接近于衰老机制和本质的细胞衰老理论出现。

第二节　细 胞 凋 亡

细胞终末分化、衰老或由于外环境作用可致细胞死亡。细胞的死亡一般分为两种情况，即凋亡(apoptosis)和坏死(necrosis)。细胞凋亡于1972年由Kerr等首先提出，现发现其过程是由遗传控制并在细胞内外信号的调控下完成的。凋亡是在信号诱导下基因决定的生理调节性死亡，是细胞为适应生存环境而主动发生的死亡现象。有人将其称为**程序性细胞死亡**(programmed cell death，PCD)，即在一定时间内，细胞按一定的程序发生死亡。但也有人认为细胞凋亡与程序性细胞死亡存在区别。细胞凋亡是有诱因的，是程序性细胞死亡的最终结果，但并非全部是程序化的。程序性细胞死亡是自然发生的细胞死亡，是由基因编程的真正"寿终正寝"。但从形态学上讲两者相似，主要表现为DNA断裂、**凋亡小体**(apoptotic bodies)形成、细胞萎缩但不破裂，不形成炎性反应。细胞凋亡在机体的生长、发育，疾病的发生、发展及药物防治方面均具有重要意义，近年来已成为医学细胞生物学方面的一个非常引人注目的研究热点，并取得一系列成果。坏死为"非正常"、"意外"病理性死亡，由物理、化学和生物因素如X线烧灼、强酸、强碱、细菌、病毒、寄生虫等引起。细胞坏死时，细胞膜和细胞器破坏溶解，细胞内容物释放，引起周围组织的炎症反应，结果造成成群细胞的丢失或破坏。近年来，有学者认为细胞自噬也是死亡的一种方式。**细胞自噬**(autophagy)是通过降解细胞内的长寿命蛋白质和细胞器,产生氨基酸以维持细胞在缺乏营养时的生存方式。细胞自噬过程中形成双层膜的自噬泡,自噬泡可以包裹细胞质、大的细胞器,然后与溶酶体结合,并分解产生生物体可利用的大分子。细胞自噬与生物体的生长发育、细胞分化相关。在某些条件下,细胞自噬也能导致进入周期的细胞死亡,并发现自噬的发生受多种基因的调控,如蛋白激酶基因和磷酸酶基因等。

英国人悉尼·布雷诺尔、约翰·苏尔斯顿,美国人罗伯特·霍维茨因在器官发育的遗传调控和细胞程序性死亡方面的研究荣获 2002 年诺贝尔生理学或医学奖。

一、细胞凋亡的特征

细胞凋亡与病理性、炎症性的细胞坏死不同,是属于生理性、非炎症性的。凋亡的细胞有着相似的形态特点,如细胞表面的微绒毛和胞间连接等逐渐消失、单个细胞脱落、染色质不附着于核基质而逐渐瓦解,DNA 断裂成核小体片段,肌动蛋白的水解使细胞质骨架变得致密和紊乱。凋亡细胞胞质浓缩、体积缩小、细胞器完整,线粒体肿大、嵴增多、空泡化,内质网腔膨大。细胞膜发泡,并包裹细胞质、细胞器和断裂的染色质片段,脱落后形成许多凋亡小体,其随后被机体吞噬细胞吞噬清除(图13-1、图 13-2、图 13-3)。凋亡细胞与坏死细胞的特征比较,详见表 13-1。

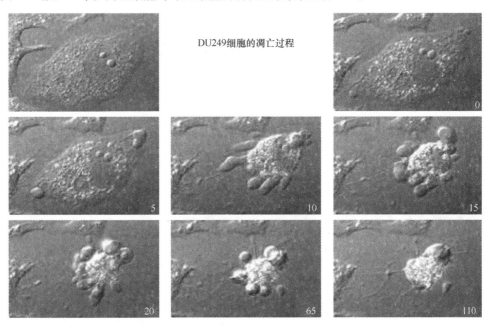

图 13-1　光镜下见到的细胞凋亡过程

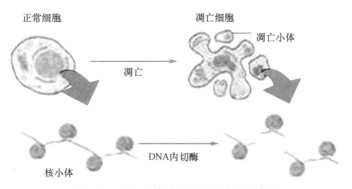

图 13-2　凋亡小体的形成与核小体片段化

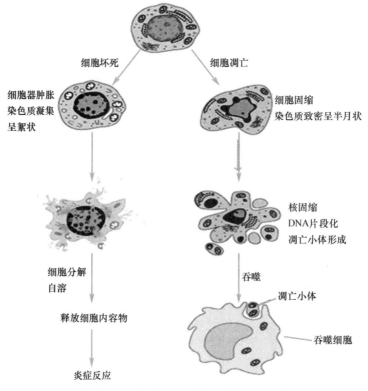

图 13-3 细胞凋亡与细胞坏死的形态比较

表 13-1 凋亡细胞与坏死细胞的特征比较

内容	凋亡细胞	坏死细胞
诱导刺激	生理或病理性	病理性
形态变化	膜反折,突出区含细胞器和断裂的染色质片段,质膜保持完整,细胞核固缩、断裂,染色质在核膜下半月状聚集,细胞缩小,凋亡小体形成,细胞器结构完整,周围组织正常	质膜丧失完整性和电化学梯度,胞质内容物外泄,膜起泡,泡内不含细胞器,膜完整性快速丧失,染色质呈絮状,细胞肿胀、溶解,无凋亡小体形成,周围组织炎症反应
生化特征	能量依赖,含高度受控的激活酶解过程,DNA 断裂发生较早,非随机断裂成核小体整数倍大小的 DNA 片段。核酸内切酶的作用,有蛋白质的合成,有基因调节	非能量依赖,离子分布稳态失衡,DNA 随机断裂且发生较迟(溶解后断裂),溶酶等的作用,无需蛋白质合成,无需基因调节
生理意义	单个细胞死亡、巨噬细胞或邻近细胞吞噬、无炎症反应	细胞群体死亡、巨噬细胞吞噬、明显的炎症反应

有资料表明,在细胞凋亡过程中,负责断裂 DNA 的酶,其活性被 Ca^{2+} 和 Mg^{2+} 激活,而受 Zn^{2+} 抑制。细胞凋亡过程中 DNA 首先被切割为 50kb 和 300kb 的长片段,然后再断裂为 180～200bp 整数倍大小的寡核苷酸片段。有人推测,在第一阶段 DNA 切为 50kb 和 300kb 片段的过程中,拓扑异构酶 II 可能起主要作用。当 DNA 被核酸内切酶降解为 180～200bp 的短片段后,功能完全丧失,抽提后通过琼脂糖凝胶电泳,可显示出特征性的梯状条带(图 13-4)。与此不同,如果是坏死的细胞 DNA 的电泳图则为弥散的模糊带。

二、细胞凋亡的机制

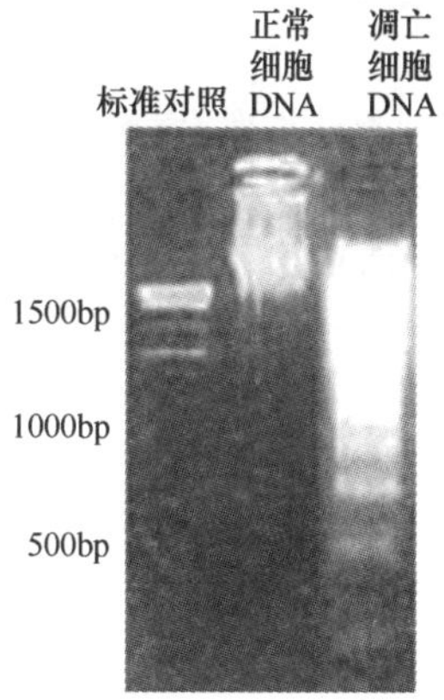

细胞凋亡的机制是一个非常复杂的问题,许多问题还没有完全清楚。但有一点可以肯定,即细胞凋亡是受遗传基因调控的。从细胞凋亡最典型的特征 DNA 有控裂解看,必然与内源性核酸内切酶有关,而这种酶的活性又与一系列凋亡信号的发生及转导有关。DNA 的裂解可使遗传信息遭到不可逆的破坏,同时易被吞噬细胞吞噬和分解。

除了 DNA 的有控裂解外,细胞凋亡过程中某些基因及基因产物的变化也很明显。如用糖皮质激素诱导淋巴细胞凋亡时,早期编码钙调素的 mRNA 增加,胸腺细胞凋亡时 DNA 的断裂有赖于新的 mRNA 指导的蛋白质合成。成纤维细胞凋亡时癌基因 *c-fos*、*c-myc*、*c-jun* 的表达量均增加,这些表达产物的增加有助于细胞凋亡的启动。*c-myc* 可以激活并诱导细胞周期进程和细胞分化,也可阻止细胞分化或引起细胞凋亡。因此,*c-myc* 既是凋亡激活因素又是抑制凋亡的因素。例如,细胞在体外培养状态下,当培养体系有充足的生长因子存在时,*c-myc* 能促进细胞增殖;如培养体系内缺乏生长因子后,*c-myc* 则参与诱导细胞凋亡。*bcl-2* 癌基因产物的过量表达对细胞凋亡有抑制作用,如阻断人血管平滑肌(VSMCs)凋亡。在所有造血细胞和淋巴样细胞以及许多上皮细胞和神经元中都含有 bcl-2 蛋白,其相对分子质量为 25 000 ~ 26 000。这种癌基因产物存在于容易产生氧自由基的位置如线粒体、内质网和核膜上,起到自由基清除剂的作用,它可以使细胞寿命延长,但不促进细胞的分裂。在肿瘤细胞,bcl-2 蛋白的增多对治疗是不利的。因此在临床上通过调节 *bcl-2* 基因的表达或阻断 *bcl-2* 基因产物的作用,可增加肿瘤细胞对细胞凋亡的敏感性,增加癌症的治疗效果。半胱-天冬氨酸特异性蛋白酶(caspase)家族多个不同成员在细胞凋亡中起的作用有差异,如 caspase-1、caspase-11 主要参与白细胞介素前体的活化,并不直接参与凋亡信号的转导;而 caspase-2、caspase-8、caspase-9 和 caspase-10 主要参与凋亡程序的启动过程。凋亡效应者 caspase-3、caspase-6 和 caspase-7 则能够与核纤蛋白、拓扑异构酶等多种底物结合,并将其水解,最终导致染色质凝集、细胞核崩解,引起凋亡。在正常细胞中,每一种 caspase 都是以非活化状态存在,在信号作用下被切割激活,转变为有活性的 caspase。凋亡抑制蛋白 IAP 家族为一类内源性凋亡抑制因子,主要通过抑制凋亡蛋白酶 caspase-3 和 caspase-7 对底物的作用,从而阻断细胞的凋亡。Fas 也称 Apo-1,是多种哺乳动物细胞表面的凋亡信号受体。FasL(Fas 配体)仅表达于活化的 T 细胞,其与 Fas 相互作用,进一步活化 procaspase 并产生级联反应,作用于不同的底物,导致细胞发生凋亡。p53 基因是肿瘤中突变频率最高的抑癌基因,能引起细胞周期阻滞、诱导凋亡和促进细胞终末分化。人类 p53 蛋白存在两种形式——野生型(wt p53)与突变型(mt p53),两者均参与调节细胞凋亡,wt p53 对细胞增殖、转化有抑制作用,可促进细胞凋亡。线粒体在细胞凋亡中处于凋亡调控的重要位置,许多凋亡信号(如 DNA 损伤、氧化剂等)都可以引起线粒体的损伤和膜渗透性改变(图 13-5)。如:*bcl-2* 定位于线粒体膜上,其通过阻止 cyt C 从线粒体释放来抑制凋亡。进入胞质的 cyt C 可以与凋亡蛋白酶激活

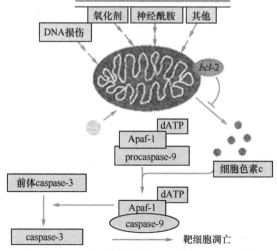
图 13-4 凋亡细胞 DNA 凝胶电泳呈梯状条带

图 13-5 哺乳动物线粒体介导的细胞凋亡途径

因子 Apaf-1 一起与 caspase-9 的前体结合,从而导致 caspase-9 的活化,后者可以激活 caspase-3,引起细胞凋亡。

细胞凋亡现象普遍存在于人类及多种动植物中,是多细胞生物体个体正常发育、维持成体组织结构不可缺少的部分,贯穿于生物全部的生命活动中。例如人体内每天有 $5×10^{11}$ 个血细胞通过细胞凋亡被清除,以平衡骨髓中新生的血细胞。细胞凋亡的诱导因素可以是体外的,如射线、药物,也可以是体内的,如激素、生长因子、营养成分等。蝌蚪尾部的消失是细胞凋亡所致,它的信号来自甲状腺素。每种细胞在机体中都必须有一种"地域"分布,这种分布与它赖以生存的环境和营养及调控信号的来源分不开(图 13-6)。如动物神经细胞的生存要依赖于与它们突触联系的靶细胞所分泌的神经营养因子、前列腺上皮细胞的生存依赖于睾丸分泌的睾酮、肾上腺皮质激素的生存依赖于垂体产生的促肾上腺皮质激素(ALTH),T 淋巴细胞生存需要白介素-2(interleukin-2,IL-2)、内皮细胞需要生长因子等。实验表明除去这些生存信号,细胞即会发生凋亡。个体发育过程中,通过凋亡途径可清除多余的或发育不正常的细胞,也可使机体清除那些功能丧失并逐渐退化及有害细胞等,保证机体新陈代谢的顺利进行。正常细胞凋亡的过程一旦受到破坏,是导致癌症、感染性疾病、自身免疫性疾病等的重要原因。

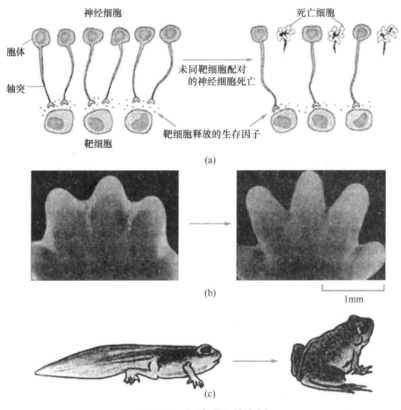

图 13-6　细胞凋亡的实例

(a) 发育中神经细胞的凋亡;(b) 哺乳动物手指和脚趾在发育早期连在一起,指(趾)间的蹼通过细胞凋亡被清除,使单个指(趾)分开;(c) 幼体的蝌蚪向成体发育过程中尾部细胞的凋亡

在细胞生死存亡的过程中,不同细胞存在生存竞争,同种细胞也存在生存竞争,这是不同于各种调节因素的。如皮肤受损时,手术缝合将表皮细胞错位至皮下组织会马上死亡。培养细胞如果因密度太大,可因营养竞争致使大量细胞死亡。在胚胎发生过程中外周和中枢神经有 15%~85% 的细胞要因生存竞争而死亡。如交感神经细胞大量增殖,比正常所需的数目要多得多,通过空间竞争和营养争夺,只有少数能够生成,生存下来的细胞与相应的靶细胞群相匹配,使细胞能够适应环境而生存。

　　总之,细胞的凋亡是一种生理现象,在许多情况下,对机体的发育并无坏处,相反是机体调节细胞群比例,增加效率的表现。在此还需说明一点,即凋亡不一定是由细胞衰老所致,衰老的细胞最终会凋亡,但有实验表明同一种细胞用同一方法诱导时,年轻的细胞比衰老的细胞更容易引起凋亡,这可能与细胞本身的代谢程度和敏感性有关。细胞凋亡受许多基因的调控,其产物组成了一个相互制约、相互影响的凋亡信号通路,完成凋亡过程的正负调节。线粒体在介导凋亡信号转导通路中起着中心作用。细胞凋亡的正确进行,对于机体正常代谢、维持生理平衡是至关重要的。

第三节　细胞保护

　　细胞对于各种有害因素的适应能力或抵御能力,称为**细胞保护**(cytoprotection)。细胞保护一词最初由 Robert 于 1975 年提出,是在研究药物作用时,发现某些物质如前列腺素(prostaglandin,PG)具有防止或明显地减轻有害物质对胃肠细胞损伤和致坏死作用的能力,从而提出细胞保护这一概念。随后在机体中发现了很多细胞保护方面的例子,因而范围也开始延伸,不再局限于胃肠细胞,而扩大至所有类型的细胞。

　　在生活状态,不可避免地有各种有害因素对细胞产生负面影响或损伤,而同时由细胞本身或其他某些因素可抵御有害因素使细胞免受其害。因此提出,凡具有防止或明显减轻有害物质对机体细胞损伤和致坏死能力的物质均称为细胞保护因子,而细胞保护又应当是一种天然维持稳态的机制,可加强细胞的自我抵抗力,而不是改变损伤因子的性质。细胞保护是进化过程中所产生的一种适应能力。目前细胞保护的概念和机制还不是十分清楚,但揭示了一种现象,开辟了一种新的研究领域。

一、细胞的损伤因子

　　细胞的损伤因子可分为 6 类:①遗传因子:指遗传缺陷给细胞带来的损伤,如由于遗传所致酶的缺乏引起的代谢缺陷。②营养因子:细胞外营养供应不足造成的细胞损伤。③物理因子:诸如热、紫外线、X 线辐射等对细胞的直接损伤。④化学物质、药物以及激素:这些因子有外源性也有内源性的。⑤生物因子:如侵入机体的各种细菌、病毒、真菌、寄生虫等。⑥免疫因子:免疫物质的作用是为了保护细胞,但过分的作用又会对细胞产生损伤。细胞损伤因子有些作用于膜,而有些则需进入细胞。而细胞对损伤因子的反应一般有两种方式:一是急性损伤,二是慢性损伤。急性损伤是严重的,可引起细胞发生形态和功能的变化,甚至死亡。但细胞本身可产生一些保护性修复作用,对于具有分裂能力的细胞,可通过细胞分裂进行自身修复,可不遗留明显的损伤痕迹而存活下来,损伤严重的细胞死亡后由新分裂的细胞取代。此外,对于损伤的细胞器,细胞内可通过形成自噬体而将其清除,再通过再生,进行补充。

　　慢性损伤指细胞在较长时间内受到损伤因子的作用,这样损伤因子长时间对细胞的损伤可以导致慢性疾病的发生。如持续性的自身免疫损伤、长期的营养缺乏、相对的缺氧、病毒如乙型肝炎病毒的多次重复感染,都可引起细胞病变,使相应的慢性疾病发生。受慢性损伤的细胞,其细胞器可发生病理改变,结构方面如多核仁、染色体变异、巨大线粒体、内质网缺少或过多、细胞骨架破坏、质膜结构功能改变以及出现较多的自噬体。功能方面如细胞氧化及 ATP 合成障碍,渗透压改变所致离子失衡,细胞肿胀,糖、脂、蛋白质的代谢紊乱等。这种受损细胞往往缺乏正常功能,但作为一种结构还可存在。细胞损伤的结果可以是坏死,也可以是凋亡,坏死可引起炎症,而凋亡不引起炎症。如有人以药物诱导肿瘤细胞凋亡,可达到治疗目的,这时诱导药物为肿瘤细胞的损伤因子。

二、细胞保护的方式

　　细胞的保护主要有两种方式,即直接细胞保护和适应性细胞保护。直接细胞保护指某些细胞合成物质或药物对细胞的直接保护作用。典型的例子如前列腺素对胃肠细胞的保护作用,前列腺素由前列腺合成分泌,胃黏膜上皮细胞也能合成分泌内源性前列腺素,因此在胃肠道存在大量前列腺素。前列腺素为一族含 20 个碳原子组成具有生物活性的不饱和脂肪酸。实验研究表明该物质能阻止动物如大鼠、猫、狗的胃肠溃疡形成,而且可保护酒精、强酸、强碱等对胃的损伤。它的作用是直接保护胃、肠黏膜细胞,而不是改变损伤因子的性质。另一个例子,如脑-肠肽(brain-gut peptide),脑-肠肽既存在于神经系统,也在胃肠道内被发现,目前已确认的脑-肠肽在 20 种以上,如促胃液素、胰岛素、P 物质、脑啡肽、胰多肽、内啡肽、甘丙肽、胃动素等,脑-肠肽相对分子质量相对较低,氨基酸数一般少于 30 个。脑-肠肽是一类具有广泛生物学活性的调节肽,在机体内的作用广泛,如调节胃、胰液分泌,调节胃肠流量,调节激素分泌等,在细胞保护方面的作用则与前列腺素有类似之处,典型的作用是对消化道细胞的保护。如神经降压肽是一种广泛存在于中枢神经系统和胃肠道的一种脑-肠肽,由 13 个氨基酸残基组成。有人观察到对大鼠延髓池内注射神经降压肽,可使寒冷加束缚应激的大鼠胃溃疡发病率降低,$30\mu g$ 的神经降压肽使应激性溃疡的发病率从对照组的 91% 降低为 6% 。实验结果表明其作用机制主要不是抑制胃酸分泌,而是通过提高前列腺素的合成量而直接对胃壁细胞产生保护作用。

很早以前,就有人提出这样的问题,即胃能消化吃进去的肉类,为什么胃本身不被消化液消化?胃液中含有腐蚀力很强的盐酸,而且含有能强烈分解蛋白质的胃蛋白酶,能消化各种食物,如果将胃液注入其他体腔如胸腔、腹腔,也会产生组织坏死等严重的后果。胃为什么不被胃液消化呢?现在的解释,除了上述前列腺素,脑-肠肽能直接保护作用外,另一种保护形式为**适应性细胞保护**(adaptive cytoprotection)。Robert 等曾观察,15 分钟前用 20% 的乙醇灌服空腹大鼠,然后用无水乙醇灌服,可明显阻止高浓度无水乙醇对其胃黏膜的损伤作用。同样,事先给予弱酸、弱碱的作用,可防止强酸、强碱的损伤作用。与此相关的许多实验均证实适应性细胞保护是一种生理现象,对于胃黏膜细胞而言,可能是一种自然的防御机制。各种弱刺激不断作用胃黏膜细胞,可增强其抵抗力,从而防止强刺激的攻击。

三、细胞保护机制

细胞的种类不同,其保护的方式就有差别,因而细胞保护的机制也就不同。由于情况的复杂性,细胞保护的详细原理至今还不是十分清楚。目前来讲,研究较多的是胃肠黏膜细胞的保护。如胃黏膜细胞,首先它能分泌蛋白黏液和碳酸氢盐,这些物质能减少有害物质的侵害。其次胃黏膜细胞之间的紧密连接。细胞间的紧密连接构成了胃黏膜屏障,可防止有害物质的深入。第三是上皮细胞的快速增殖对损伤的修复,胃肠黏膜细胞是自身代谢率最快的组织之一,胃黏膜细胞以每分钟 50 万个的速度脱落,而很快由分裂的新细胞补充,平均每 2~3 天就更换一次。此外,胃黏膜的血流量、细胞外间隙物质等均有相应的协助作用。胃黏膜血流量增加及细胞外间隙中物质的组成和含量对细胞的代谢、增殖及细胞保护的实施提供了物质基础。

细胞代谢过程中产生的自由基是造成细胞损伤的因素之一,如超氧自由基($\cdot O_2$)、羟自由基($\cdot OH$)能对细胞膜及线粒体的脂质过氧化作用而产生严重的损伤。但体内有完整的自由基清除系统,如超氧化物歧化酶、谷胱甘肽过氧化物酶及一些非特异性的抗氧化物质。此外,还有一些含巯基(—SH)的物质,包括蛋白巯基和非蛋白巯基,可结合 $\cdot O_2$,阻止其对生物膜的脂质过氧化,从而降低其毒性作用,是主要的局部细胞保护因子。

如前所述,前列腺素是细胞保护作用的重要物质之一,脑-肠肽也与其有关,前列腺素对多种细胞有保护作用,如胃黏膜细胞、胰腺细胞、肝细胞等,其共同作用机制可能在于刺激细胞的信息传递系统,改变细胞内的生物效应,如它作用于细胞膜上的腺苷酸环化酶,增加 cAMP 的含量,调节 Ca^{2+},从而促进 DNA 和蛋白质的合成,增加细胞的再生和修复能力。在小肠黏膜上皮细胞,前列腺素除促进上皮细胞增生外,还减少绒毛细胞脱落。

总之,细胞在生活过程中的损伤、保护、修复都是客观存在的,但由于人体细胞种类及调节机制的复杂性,大量的问题目前还没有搞清楚,有待于深入研究。疾病的发生是基于细胞的损伤和病变细胞的保护,从某种程度上讲就是疾病预防。因此,对细胞保护的研究和深入认识,于人类疾病的防治具有重要意义。

复习题

1. 名词解释

细胞衰老　　　　细胞凋亡　　　　细胞保护　　　　自由基

凋亡小体

2. 衰老的细胞有何特点? 为什么细胞会出现衰老现象?

3. 细胞凋亡和细胞坏死有何区别?

4. 多细胞生物体细胞凋亡的生理意义有哪些?

5. 生活的细胞是如何适应环境,进行自我保护的?

第十四章 细胞的病变与疾病的发生

早在 19 世纪中叶,细胞学说刚刚建立的时候,德国病理学家魏尔啸(Virchow,1858)就提出"一切病理现象都是基于细胞的损伤"。一百多年过去了,他的观点得到了全面证实。现在发现,人类疾病的发生都有一定的细胞和分子生物学基础,都是内外因素所致细胞结构或功能的异常而发生的。众所周知,肿瘤的发生首先是细胞增殖的失控,细胞分化的失常,细胞的形态结构和功能发生了严重的变化;细胞染色体的变异和遗传基因的突变是数千种遗传性疾病发生的基础。即使细菌、病毒、寄生虫等病原生物性疾病,也是这些病原体侵袭人体,首先破坏细胞的结构功能,继而造成组织、器官的病变引起的。

医学细胞生物学的主要内容是研究人体细胞的结构、功能和与疾病发生的关系,因此,了解细胞的病变与疾病的发生对于我们认识作为现代生命科学基础学科的细胞生物学与医学的关系,对疾病发生的深入认识和理解都具有重要的意义。结合前面所学的知识,本章简要介绍主要的细胞器在一些疾病发生中的病变情况。

第一节 细胞膜与疾病

细胞膜位于细胞的最表面,与细胞外环境直接接触,因此许多因子常首先损伤细胞膜,然后再累及细胞质内的各种细胞器及细胞核。细胞膜的结构和功能特性如膜的流动性、膜上糖蛋白外被、膜抗原、膜受体以及信号转导、物质运输等方面的异常均可导致细胞病变及疾病的产生。

一、细胞膜及其细胞特化结构的病变

(一) 细胞膜、细胞被的损伤

细胞膜最常见的形态病变是膜破损。细胞内、外膜破裂时,在膜上出现多少不一、大小不等的破孔或缺损。在电镜下,可见线样膜性结构出现中断,失去连续性,或在膜破损处伴有大小不等的膜性囊泡出现(图 14-1);或在膜破损附近,出现膜转曲成多层的髓鞘样结构(myelin figure),这是由于膜破坏后膜中磷脂溢出,与胆固醇在水溶液环境中又组成膜脂双分子层膜,形成同心圆多层膜样结构。此外,胞质水分增多时,细胞膜可向表面形成疱突(bleb)。急性缺氧时,质膜可嵌入形成囊泡(hypoxia vacuoles)。

缺血、缺氧、紫外线或机械性损害等均能造成膜损伤尤其是 Na^+,K^+-ATP 酶的损伤。这种损伤的结果,可致细胞发生肿胀。胞膜轻微损伤可以修复,严重者不易恢复,且伴发核的改变而使细胞死亡。

细胞被的损伤,使细胞膜失去保护而易受损,因此细胞外被损伤常与细胞膜损伤同时出现。细胞外被损伤,受体外感受部分减少或消失,影响细胞环境中的配体的作用,从而影响细

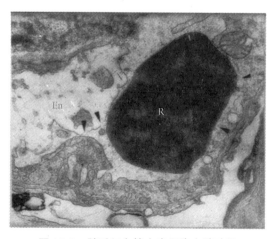

图 14-1 肺毛细血管内皮细胞水肿破损
En. 内皮细胞水肿;▲. 质膜节段性中断;R. 红细胞。

胞的代谢,或某些代谢物质在细胞内、外积存,其化学组成性质的变化则为细胞癌变的基础。

（二）细胞特化结构的损伤

1. 纤毛损伤 纤毛对于物理性、化学性及炎性损害极为敏感,并能迅速以其形态结构的改变做出反应。在病理状态下,纤毛可出现复合纤毛、肿胀纤毛、纤毛微管复合体异常、纤毛增生,纤毛发育不全等,这些都可使纤毛无正常运动功能。如纤毛不动综合征系由纤毛不能正常运动,与呼吸道疾病有密切关系。

2. 微绒毛损伤 细胞病变时,微绒毛可出现减少,增加,气球样变或融合等改变。胃切除患者、有脂性腹泻的糖尿病病人及胰腺功能不全者,肠黏膜吸收细胞表面微绒毛减少。未分化肝癌细胞表面缺少微绒毛,但腺癌细胞表面含许多微绒毛。霍乱患者肠黏膜,大量液体由血管外渗,上皮细胞内形成大量液泡,微绒毛可肿大呈气球样甚至破裂。肠炎腹泻时肠黏膜上皮微绒毛增大、粘连及融合。

（三）细胞连接损伤

1. 桥粒的改变 桥粒增多可见于皮肤角化棘皮瘤及增生性滑膜炎等。桥粒发育障碍是恶性上皮肿瘤分化差和浸润性生长的表征。分化低的恶性上皮肿瘤,细胞连接少,因而易浸润转移。高度恶性上皮肿瘤,有时瘤细胞呈游离状,造成癌和肉瘤的诊断困难。巨桥粒(桥粒≥1μm)可见于间皮瘤、鳞癌、胸腺瘤等。其形成可以是单个桥粒发育而成或几个相邻桥粒融合而成,也可以从一开始就是巨桥粒。

2. 紧密连接的改变 紧密连接松弛常见于高压性血管病时导致紧密连接的密封功能不全。炎症渗出过程中,毛细血管壁通透性增加也是由于其内皮细胞的紧密连接松弛所致。另外,由于细胞膜上的糖萼改变而形成拉链样的连接分隔,也是单核细胞性白血病细胞的特征之一。紧密连接减少见于多种上皮性肿瘤。

3. 缝隙连接的改变 当缺氧及其他细胞损伤时,缝隙连接膜孔开口区的带负电荷的微孔蛋白被二价正离子首先是 Ca^{2+} 与 $2H^+$ 中和,并使其做晶性堆积,以致微孔边缘靠拢,甚至呈可复性闭合,导致细胞间联系暂时中断,进一步发展使受损细胞脱离细胞群体,而环绕于其周围的上皮细胞则通过关闭其缝隙连接上的微孔而与坏死区隔离。这一过程的障碍是异常再生,细胞的恶性转化、转移,以及心律异常和平滑肌性有腔器官蠕动障碍的基础。

缝隙连接萎缩见于多种上皮性肿瘤。细胞膜上缝隙连接减少将导致细胞间联系阻滞,其结果是细胞增生失控,这是肿瘤发生过程即肿瘤启动机制的第一步。

4. 缝隙连接易位 缝隙连接可易位于细胞质内,如左心负荷过重时的心肌细胞即可见这种现象,这将引起细胞与细胞间联系障碍。

5. 缝隙连接异型 高压性血管病时,由于血管内压升高,管壁受机械张力的影响,血管内皮细胞之间的缝隙连接轮廓可变得不规则。

二、细胞膜病变与疾病发生

（一）细胞膜流动性病变与疾病发生

影响膜流动性的因素很多。人类细胞膜中卵磷脂所含脂肪酸不饱和程度高,鞘磷脂所含脂肪酸饱和程度高。膜脂肪酸不饱和程度高,可增加膜的流动性。因此,卵磷脂/鞘磷脂的比值大小是影响膜流动性的一个主要因素。另外,增加膜胆固醇含量就会降低膜流动性。早产儿呼吸窘迫综合征(respiratory distress syndrome)是由于胎儿发育至 30 周,表面活性物质才分泌至肺泡表面,早产儿肺泡表面活性物质量少且由于肺泡内侧面表面活性物质的卵磷脂/鞘磷脂比值过低,影响肺泡内侧面膜的流动性,从而使氧与二氧化碳的交换不能正常的进行所致。

（二）膜受体异常与疾病发生

受体病(receptor disease)是由于受体基因缺陷或突变,导致受体数量减少或功能异常引起,如家族性高胆固醇血症、血小板表面黏附聚集受体缺陷症等。自身免疫性受体病(受体抗体病)由于血中出现抗受体抗体而引起,如重症肌无力、甲状腺机能亢进等。继发性受体病是由于机体自身代谢紊乱而引起,例如由于肥胖致胰岛素受体活性下降引起的糖尿病。

（三）细胞表面病变与肿瘤

癌变细胞最显著的特征之一是细胞表面组分和结构发生改变,细胞连接和通信中断,识别和黏着能力下降,失去接触抑制,细胞增殖失控,浸润转移等。

1. 肿瘤细胞表面糖脂的改变 糖链短缺不全,出现一些简单的前体糖鞘脂,而高级复杂的神经节苷脂丧失,细胞表面糖基转移酶活性降低或糖基水解酶活性增高,致使糖链末端的合成反应降低,而改变了糖脂的性质,这将影响到膜糖脂应起到的细胞黏着、细胞识别、细胞生长与细胞分化等功能活动。

2. 表面糖蛋白改变 糖蛋白密度降低,某些相对分子质量较高的糖蛋白缺失,产生一些相对分子质量较低的肿瘤特异性抗原。如肝细胞癌的甲胎蛋白(AFP),消化道肿瘤细胞表面的癌胚抗原(CEA)等。糖链中富含唾液酸,互相排斥,遮避 H-2 抗原,使肿瘤细胞逃避宿主的监视而成为可移植性。

3. 瘤细胞表面纤连蛋白减少、消失 正常细胞合成纤连蛋白并分泌到细胞表面。当细胞繁殖到相互接触的密度时,细胞便停止增殖(称接触抑制),此时纤连蛋白增加,并在细胞间起连结作用,表明纤连蛋白与终止细胞增殖作用有关。而各种瘤细胞表面纤连蛋白含量减少或消失,致使癌细胞间的连结力减弱,这有利于癌细胞从原位脱落转移,并连续增殖,无接触抑制现象出现。

4. 通透性改变 肿瘤细胞有氧酵解,糖吸收量明显增加,对糖和蛋白质的转运能力加强,受体介导的胞吞作用加快,为细胞增殖提供物质基础。

第二节 线粒体与疾病

线粒体是半自主的细胞器,除了氧化供能外,还含有 mtDNA,能合成自身所需的部分蛋白质。由于线粒体所包含的功能蛋白质很多,其功能异常可引起众多的疾病,统称为线粒体病(mitochondrial disease)。目前人类已知的线粒体病有 100 多种,常见的有脑坏死、心肌病、某些肿瘤、帕金森综合征等。

研究表明,线粒体是细胞内最敏感多变的细胞器之一,与细胞内氧自由基生成、细胞死亡及一些人类疾病的发生有密切关系。在许多病理损伤性因子作用下,线粒体往往首先发生各种形态变化。

一、线粒体肿胀及水变性

线粒体肿胀及水变性为最常见的病理改变,也常见于线粒体自然衰老时。在线粒体内有过多的水潴聚,使线粒体体积增大,基质变均匀、变浅淡。嵴在内室边缘变短变少,方向不规则。重度肿胀的线粒体体积明显增大,可达正常 10 倍以上,基质内出现多个亮区或全部变空,基质颗粒消失,嵴少甚至很难见到,外膜有时破裂(图 14-2)。如水主要潴聚于外室嵴间腔隙,致嵴呈气球样膨大,称嵴内肿胀。线粒体肿胀多发生在缺血、缺氧及中毒的组织。线粒体肿胀导致产生 ATP 的功能受到抑制,依赖 ATP 的钠泵受损,大量水钠进入细胞,引起细胞肿胀及水性变。当病因消除,这种改变可恢复。

在光镜下由于细胞内线粒体肿胀,呈现混浊不清的颗粒,加以内质网扩张、囊泡化,使细胞肿大,称颗粒变性或混浊肿胀。

线粒体病理肿胀与线粒体衰变时肿胀,就单个线粒体而言,形态上无区别。两者的鉴别主要在于,细胞水样变性时的线粒体肿胀几遍及细胞的所有线粒体并常伴内质网扩张,而一般自然衰变时的线粒体肿胀,则仅见于细胞内的个别线粒体,其他绝大多数线粒体仍呈正常形态。此外,线粒体病理肿胀时除伴有内质网扩张外还常有其他细胞器病变。

二、巨 线 粒 体

巨线粒体是指那些体积比正常线粒体大数倍或十数倍的巨大线粒体,外形不规则,内部结构也有改变,如嵴增多,方向乱,致密颗粒增多,有时出现髓鞘样结构以及晶状包含物和脂滴等,这种巨线粒体系由数个线粒体融合而成,或由单一线粒体增长而成(图14-3)。通常这种线粒体仅个别出现,在一个细胞内仅见 1~2 个。巨线粒体的出现可能与内分泌失调以及维生素、蛋白质等缺乏有关。特别是缺乏维生素 E 和 B_2 时,尤为常见。主要见于有病变的心肌细胞(如洋地黄治疗后原发性心肌病、主动脉瓣狭窄时心肌)、肝细胞(如病毒性肝炎、坏死后肝硬化)、肿瘤细胞。

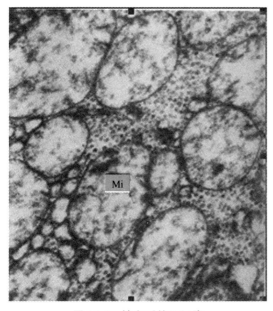

图14-2　缺血后的肝细胞
线粒体(Mi)肿胀,嵴减少或消失,基质变空

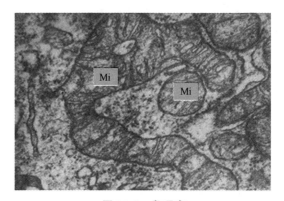

图14-3　鼻咽癌
癌细胞巨大畸形线粒体(Mi)

三、线粒体形态变异

线粒体嵴不呈板层状、小管状,出现种种变异,如同心圆嵴、之字嵴、棱形嵴、纵向嵴(图14-4)。同心圆嵴和之字嵴多出现于线粒体功能增加的情况下(如二尖瓣狭窄的心肌细胞),后两种则常出现于线粒体功能降低时(如肺癌细胞)。线粒体外形也可发生改变,如呈 C、U、O 形,现认为这是杯状线粒体的不同切面(横切呈 O 形,纵切呈 C 形),这种改变可能与细胞中毒变性有关。此外,在一些病理情况下还可见呈球形或手指样突起,并疝入邻近另一个线粒体中。如两个线粒体间存在着粗面内质网,后者也可被拉入疝内,最终在疝入处之膜可发生退变而形成膜性旋涡或髓鞘样结构。

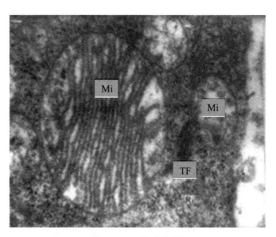

图14-4　肺癌细胞
线粒体嵴与纵轴平行
Mi:线粒体;TF:张力原纤维

第三节 内质网与疾病

一、内质网扩张和囊泡变

扩张是指其口径的增大,但一般仍保持原有结构基本特点。囊泡变是指内质网断成大量大小不等的囊泡,与扩张有联系,有时不易区分。这种改变多由水分或盐类过多进入细胞引起。也可由于分泌物合成速度过快,产量异常增加,超过运送能力,分泌物的潴聚浓集所致。内质网扩张,囊泡变伴有线粒体肿胀是细胞浊肿和气球样变性的基本特点,光镜下浊肿细胞胞质呈颗粒状,主要是肿胀的线粒体和扩张的内质网。这些常见于炎症、缺氧、中毒及营养不良等情况以及有些肿瘤细胞内,粗面内质网常伴有脱粒改变(图 14-5)。

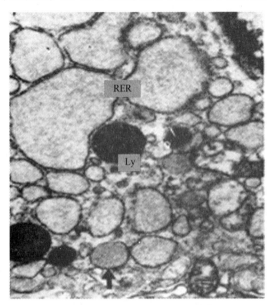

图 14-5 农药中毒后,大鼠甲状腺滤泡细胞
RER:扩张,囊泡化,有脱粒(↑);Ly:溶酶体

二、粗面内质网脱颗粒及解聚

粗面内质网脱颗粒(degranulation)表现为膜上附着的核糖体很少,很多核糖体脱落下来,游离于胞质中。多聚核糖体解聚是指多聚核糖体断裂、核糖体颗粒散落入胞质基质中,表现为细胞内很多单个核糖体,而很少或无多聚核糖体。附着于粗面内质网上或游离于胞质内的多聚核糖体均可发生解聚,前者引起外输性蛋白质合成减少,后者引起供细胞本身生长发育所需的蛋白质合成降低。很多病因(CCl$_4$、黄磷、乙硫胺酸、嘌呤霉素等)均可引起 RER 的脱颗粒和(或)多聚核糖体解聚。

三、内质网肥大及增生

内质网肥大及增生常同时存在。

1. 粗面内质网肥大及增生 主要表现为粗面内质网数目增多同时体积肥大,合成蛋白功能增高。如怀孕时,由于供应胎儿生长的需要,孕妇肝的肝细胞内粗面内质网增多,以便合成更多的蛋白。巨噬细胞在静息状态下,粗面内质网较少,当进行吞噬活动时,则适度肥大,是与合成酸性水解酶,形成初级溶酶体的需要有关。

2. 滑面内质网肥大及增生 滑面内质网肥大、增生主要是药物及致癌剂引起的解毒性反应,一般认为滑面内质网为药物和某些细胞内的酶类相互作用的接口。因药物刺激使酶代谢活性升高,致使滑面内质网增生、肥大。此时滑面内质网呈分支或小囊状,如呈灶性增生聚集,则可形成光镜下的嗜酸性小体。滑面内质网增生肥大,常见于使用苯巴比妥、CCl$_4$、黄曲霉素以及在有肝炎、肝外胆汁贮留等病变时出现。

第四节 溶酶体与疾病

在病理情况下溶酶体和很多细胞病变有密切关系。例如:①创伤修复过程中形成的过多的胶原纤维的溶解吸收,产后子宫复旧过程中,平滑肌细胞体积缩小和结缔组织破坏、吸收,以及哺乳停止,乳腺复旧都是在自溶酶体和巨噬细胞共同作用下完成的。②各种病因引起细胞酸中毒时,可引起溶酶体受损和酸性水解酶逸出及激活,造成细胞严重破坏和溶解坏死。③炎症时,中性粒细胞等细胞的溶酶体除释放水解酶类物杀伤入侵病菌外,还可释放一些炎症介质,参与炎症的变质、渗出、增生等系列反应。

溶酶体的结构和功能障碍可以引起许多疾病,举例如下。

一、硅沉着病

硅沉着病是游离二氧化硅粉尘微粒在肺内蓄积引起的疾病。二氧化硅粉尘粒子越小,其致病作用越强,一般认为小于 5μm 的粒子才能进入肺泡、肺泡间隔组织,引起硅沉着病病变。二氧化硅进入肺组织,被巨噬细胞吞噬,形成吞噬体。吞噬体与溶酶体融合,硅粒表面形成的硅酸与溶酶体膜上的磷脂或蛋白形成氢键,导致溶酶体破裂,引起细胞的自溶崩解,于是大量硅粒释出,又立即为其他巨噬细胞吞噬,重复上述过程,使更多的细胞遭受损害。而崩溃的巨噬细胞又释出一种致纤维化因子,致纤维母细胞增生分泌胶原纤维形成硅结节。石棉粉尘微粒也以相似途径对肺造成损害,形成石棉沉着病。

二、痛　　风

由于嘌呤代谢障碍致尿酸盐沉积,引起关节炎反复发作。在组织内沉积的尿酸盐被中性粒细胞吞噬,形成的吞噬体与溶酶体融合。尿酸盐也可与溶酶体膜形成氢键,从而使溶酶体膜遭受破坏,并释出溶酶体酶,破坏中性粒细胞。随着溶酶体酶进入组织,导致急性炎症反应。

三、类风湿关节炎

类风湿关节炎是一种全身性自身免疫性疾病,病变主要为关节滑膜炎和关节软骨的破坏,被认为系由于某种类风湿因子被巨噬细胞、中性粒细胞和滑膜细胞吞噬,使溶酶体大量增加,并激活溶酶体酶外溢,招致滑膜细胞和关节软骨破坏,产生炎症变化。因此,临床上应用膜稳定剂如吲哚美辛及肾上腺皮质激素等治疗疾病,取得了较好的效果。

第五节　高尔基复合体与疾病

一、高尔基复合体常见的病变

1. 扩张　当水进入细胞后,引起线粒体肿胀,内质网扩张和囊泡形成时,也可引起高尔基复合体的扩张。

2. 肥大　表现为高尔基复合体扁平囊、小泡和大泡数量增加,或多个高尔基复合体占据胞质的大部分区域。这种改变多发生在细胞分泌活动加强和代偿其他细胞功能不足时。在实验诱发大鼠肾上腺皮质再生过程中,垂体前叶 ACTH 分泌细胞的高尔基复合体发生明显肥大,反映继发性 ACTH 合成的增加;当肾上腺再生接近完成时,ACTH 水平随之降落,高尔基复合体也恢复到正常大小。

3. 萎缩　高尔基复合体体积变小,数量减少和消失可见于中毒性损伤的肝细胞及功能下降和处于衰老过程中的细胞。骨关节炎时滑膜细胞内的高尔基复合体明显萎缩,以致滑膜透明质酸也有减少。

二、高尔基复合体与肿瘤

在人体和实验动物肿瘤中,凡分化低,间变明显及生长快者高尔基复合体的发育就很差或难于找到;在一些高分化的肿瘤中,高尔基复合体一般发育较好,但较其起源的细胞要差。有些肿瘤有大量分泌物产生,高尔基复合体常有明显肥大。

第六节   细胞骨架系统与疾病

一、细胞骨架在肿瘤细胞中的病变

人类的恶性肿瘤细胞,尤其定位于肿瘤周边及正向周围组织浸润的肿瘤细胞,有伪足样胞质突起,其内部有发育良好的微丝网,微丝的丝状肌动蛋白聚合体增多,易与肌球蛋白相互作用,引起收缩,这是恶性肿瘤细胞活动、浸润生长的重要因素。体外实验证实,单独使用氟胞嘧啶,通过代谢途径使肿瘤细胞停止核分裂,但对其浸润能力并无影响;而使用微管抑制剂,如秋水仙素不仅能通过代谢停止核分裂,而且还通过破坏间期肿瘤细胞的胞质微管而抑制其浸润能力,如联合使用氟胞嘧啶和微管抑制剂,结果肿瘤细胞的浸润现象完全消失。这就说明完整的微管系统对浸润是十分重要的。

不同种类细胞的中间丝具有不同的生化和抗原特性。因此,中间丝亚单位的多肽成分就成为肿瘤细胞组织来源的标志。利用免疫细胞化学技术,以各种中间丝抗血清就能显示相应抗原成分,从而确定肿瘤组织的来源。张力纤维为上皮性肿瘤的标志;波形纤维蛋白为间质肿瘤的标志;神经胶质纤维酸性蛋白为胶质细胞分化的可靠标志,在鉴别脑肿瘤尤其是胶质细胞瘤时非常有意义;神经丝为神经母细胞的标志等。

二、细胞骨架在高血压、动脉粥样硬化中的病变

高血压时主动脉内皮细胞有许多微丝束和致密体,微丝束在质膜下平行排列成为应力纤维。动脉壁中层平滑肌细胞肥大,中间丝明显增加,肌动蛋白丝与细胞体积成比例地增加。动脉粥样硬化时,动脉中层平滑肌细胞增生,并游走到内膜摄取脂质,转化为泡沫细胞,成为动脉粥样硬化斑块的主要成分之一。这种内膜平滑肌细胞,波形纤维蛋白含量明显增加,逐渐具备纤维母细胞的特征,称为内膜肌细胞。

三、细胞骨架与纤毛不能运动综合征

细胞骨架与纤毛不能运动综合征(immotile cilia syndrome)患者由于遗传缺陷影响动力蛋白的合成,造成纤毛周围微管的支臂过短或缺失,结果纤毛不能运动。临床上表现为呼吸道的清理功能差,反复发作肺部感染;男性患者,由于精子不能运动,可引起不育症。

第七节   细胞核与疾病

细胞核是遗传物质聚集的地方,是细胞中最重要的细胞器。细胞核的病变是许多疾病发生的基础,如遗传性疾病中的染色体病、单基因病和多基因病,是因细胞遗传物质发生变异所致。肿瘤细胞与正常细胞比较,核的病变尤其明显,在间期细胞,核的外形不规则,核质比增大,在分裂期,染色体的数目和结构发生异常。以下简要介绍细胞核在疾病发生时的主要变化。

一、核膜的病变

（一）核膜的增厚、增生

核内病毒感染时，可见核膜出现反应性增生，局部增厚，核膜折叠，凹凸不平，小泡形成。以疱疹病毒为例，当核内的病毒核心壳靠近核膜时，该处的核膜内层可发生增厚折叠、融合，出现板层样结构等，用标记抗体的方法已证实增厚的部分含有病毒抗原。随后增厚的内膜，连同外膜一起向外突出，形成小疱，将病毒核心壳包裹形成成熟病毒颗粒的囊膜。除病毒感染外，在其他生理或病理情况下，亦见内核膜增生，在核内形成层状、管状结构，引起核的表面凹凸不平，从而扩大面积，增加核内外物质交换。

（二）核纤层增厚

核纤层（nuclear fibrous lamina）为紧贴于核被膜的纤细的中等电子密度物质，呈片层状。核纤层增厚（可达95nm）见于修复组织细胞及某些肿瘤细胞（如涎腺多形性腺瘤细胞、软骨母细胞瘤细胞）。

二、核内包涵体形成

核内出现正常成分以外的物质称为核内包涵体。核内包涵体可分为两类：假包涵体和真包涵体。

（一）假包涵体

假包涵体是由于胞核不规则，核膜内陷，并带进一些胞质，因而在核内形成一团由双层核膜反包的胞质。胞质内含细胞器成分，如线粒体、内质网等，常有变性变化，出现髓鞘样结构。假包涵体内层膜的内表面有核蛋白体颗粒附着，相当于外核膜，而外层膜的外表面有致密的异染色质分布，相当于内核膜。假包涵体常见于肿瘤细胞（如肝细胞癌）的胞核内（图14-6）。

（二）真包涵体

核内包涵体与核质混杂，无核被膜包绕，故称真包涵体。常见的真包涵物有：

1. 糖原　聚集成团或分散，多由 β 糖原粒子组成。核内糖原包含物见于病毒性肝炎、糖尿病、甲状腺机能亢进、糖原贮积病 Ⅰ 型和许多肿瘤。

2. 脂滴　在核内呈圆形小滴，电子密度大小不一，见于脂血关节病、高脂血症伴有滑膜脂质沉积、肿瘤等（图14-7）。核内脂质包含物部分可能由陷入核内假包含体的核膜消失发展而来，此时，其中除脂滴外，尚可见其他胞质结构成分，如线粒体、内质网等。

3. 结晶　各种病毒感染时，在许多细胞内有核内结晶包含物出现。晶体为具有晶格条纹的蛋白物质，有时也可见到成束微丝。

4. 病毒　大多数 DNA 病毒如腺病毒和疱疹病毒均在核内合成，病毒颗粒在形态上有致密的 DNA 核心及核衣壳，规律地密集排列成行、线性数组结晶。RNA 病毒，如麻疹病毒，虽然在胞质内复制，但也可在胞核中见到聚集的小管状物。

5. 重金属　在重金属（铅、铋、金）中毒时，在核内常可见细丝状或颗粒状真包含物，其中可检出重金属，例如铅中毒。

三、染色质的病变

染色质的改变在坏死细胞表现比较明显。如核固缩时，核内染色质致密，核体积缩小，电子密度加大。核破碎时，密集染色质分成若干小块，核膜破裂。核溶解时，核膜外形仍保存，核内染色质分解消失。染色质边集是核坏死的一种早期表现，异染色质密集于核膜附近，核中心电子密度低，看不到异染色质，使核呈新月状、环状或不规则堆积。染色质均匀化也是核坏死的一种表现，核内呈均匀中等电子密度，看不到染色质，此时核皱缩呈齿状不规则外观。

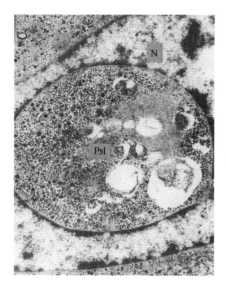

图 14-6　肝癌细胞核

N:癌细胞核内的假包涵体;Psl:可见大量糖原颗粒

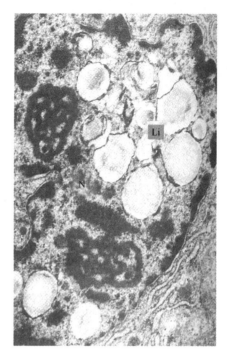

图 14-7　肝细胞癌核

Li:癌细胞核内脂质包涵物

染色质结块(chromatin clumping)表现为染色质聚集成大小不等的团块,这种改变是可逆的。当细胞缺氧时,ATP 生成减少,细胞内酸性物质堆积,pH 下降,导致染色质结块现象。如缺氧纠正,pH升高,染色质结块可以恢复。

染色质间颗粒(interchromatin granules)位于常染色质区内,其直径为 15～50nm,常呈多个聚集。染色质周围颗粒(perichromatin granule)位于核膜邻近异染色质周围,直径 35～75nm,常单个存在。染色质间颗粒和染色质周围颗粒周围都有晕,这些颗粒含有 DNA 和 RNA。成骨肉瘤、乳腺癌等一些肿瘤细胞,见染色质周颗粒或染色质间颗粒密集增多,这往往意味着核蛋白的合成增强。

四、核仁的病变

1. 核仁体积的变化　核仁增大常见于核仁增生活跃的细胞,如胚胎细胞、干细胞、肝部分切除后的再生肝细胞及肿瘤细胞等,并伴有蛋白质合成增多。核仁体积缩小也可见于生理和病理条件下,如人淋巴细胞、浆细胞、平滑肌细胞、淋巴肉瘤细胞和急性髓性白血病等,形态上表现为环形核仁,即核仁丝形成一薄壳包围透亮的纤维性中心,功能上伴有蛋白质合成降低(图 14-8)。这种环形核仁在光镜下呈现核仁空泡。

2. 核仁位置的变化　核仁一般位于细胞中央,当细胞处于蛋白质合成增加的状态时,核仁移向周边,紧靠核被膜或核被膜凹陷附近,此为**核仁边集**(nucleolar margination)。核仁边集常见于恶性肿瘤,生长较快的良性瘤也能见到(如角化棘皮瘤)。此外,肿瘤细胞的胞核形状不规则,核膜内陷,有时可与核仁接触或贯穿核仁,核仁边集可能有利于核物质交换。

3. 核仁成分分离　指正常核仁混在一起的纤维成分和颗粒成分发生分离,并出现明显的界限。核仁分离最常见的表现是纤维成分在核仁上面形成一新月形、半球形或帽状的团块(核仁帽),团块与核仁间有明显界限(图 14-9)。有时则分离成多数放射状远离于颗粒中心部位的纤维成分小团,状如崩裂。轻度的核仁分离是可逆的,但也可演进为核仁碎裂。核仁分离常见于药物中毒及致癌物质的作用之后。

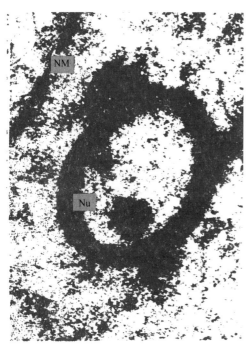

图 14-8 癌细胞核内环形核仁(Nu)

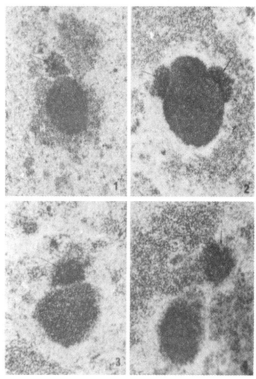

图 14-9 肝细胞核仁分离(大鼠、放线菌素 D 诱发)

复习题

1. 医学细胞生物学与医学有哪些联系,对医学理论的认识有何帮助?
2. 细胞的病变有哪些主要的因素,为什么可以导致疾病的发生?
3. 何谓受体病? 结合前面的知识,初步分析发生原因。

第十五章 细胞工程及其应用

细胞工程(cell engineering)是现代生物技术(biotechnology)或称**生物工程**(bioengineering)的基本组成部分。它是应用细胞生物学、遗传学和分子生物学等学科的理论与方法,通过类似工程学的步骤,在细胞水平研究改造生物遗传特性和生物学特性,以获得特定的细胞或细胞相关产品的综合技术体系。

细胞工程可以被称作是现代生物技术的桥梁和纽带。生物技术领域所涉及的基因工程中基因的表达,微生物工程中工程菌的构建,酶工程、生化工程和蛋白质工程中蛋白质的合成等都离不开细胞工程。细胞工程的应用范围广泛,当今生命科学中的许多热点领域,如克隆动物、生物反应器、干细胞等就是细胞工程的典型结晶。按照研究对象的不同,可将细胞工程分为动物细胞工程、植物细胞工程和微生物细胞工程。按照操作方法的不同可以分为细胞与组织培养、细胞融合、细胞核移植、染色体转移、转基因生物等。以细胞工程为基础,发展派生出不少以工程冠名的新领域,如组织工程、胚胎工程、染色体工程、干细胞工程等。本章就细胞工程的基本理论和技术及其应用做简要介绍。

第一节 细胞融合

细胞融合(cell fusion)又称**体细胞杂交**(somatic hybridization)或细胞杂交(cell hybridization),是指在离体条件下用人工方法将不同种生物或同种生物不同类型的单细胞通过无性方式融合成一个杂合细胞的技术。

细胞融合技术始于20世纪50年代末。日本学者冈田善雄(Y. Okada)发现仙台病毒(Sendal virus)可诱导小鼠艾氏腹水瘤细胞彼此融合。此后不少学者用仙台病毒诱导不同动物细胞融合获得成功。20世纪60年代后发展出只让杂种细胞存活并传代的技术,未发生融合的亲本细胞及非两亲本融合的细胞在细胞传代过程中被淘汰。在上述工作的基础上,米尔斯坦(C. Milstein)和库勒(G. Kohler)于1975年创立了淋巴细胞杂交瘤(lymphocytic hybridoma)技术,将羊红细胞免疫过的小鼠脾细胞与小鼠骨髓瘤细胞融合,得到了既能在体外无限繁殖又能产生特异性抗体的杂交瘤细胞,开启了免疫学技术的革命,他们二人也由于这一开创性的工作荣获1984年诺贝尔生理学或医学奖。

利用细胞融合技术使不同的细胞融合成一个新的杂合细胞,能重新组合两个亲本细胞的优良遗传信息,是研究细胞间遗传信息传递、基因在染色体上定位、改良动物遗传特性及创造新的符合人类需要的新细胞系的极为有效的手段。

细胞在生长过程中,可能发生自发的融合,但几率很低。在多种生物、化学或物理因素刺激、诱导下细胞间的相互融合被大大促进。目前,人工诱导细胞融合的方法主要有三种:病毒融合剂诱导细胞融合、化学融合剂诱导细胞融合、电激诱导细胞融合。

一、病毒融合剂

科学家证实可用作融合剂的病毒有十几种,包括DNA病毒中的疱疹病毒、痘病毒以及RNA病毒中副黏液病毒科的仙台病毒、麻疹病毒、呼吸道合胞病毒等。其促融机制主要是病毒外膜蛋白具有神经氨酸酶活性和细胞凝集作用,能和细胞表面膜蛋白作用,促使细胞相互凝集,诱导细胞膜蛋白质分子和脂类分子重排,发生两个或多个细胞的融合。本方法虽然较早建立,但由于病毒的致病性与寄生性,制备比较困难以及本方法诱导产生的细胞融合率比较低,可重复性不高,所以近年来已不多用。

二、化学融合剂

化学融合剂包括聚乙二醇(PEG)、聚乙烯醇等,其中 PEG 具有来源广、使用方便、活性稳定、融合率高等特点,迅速取代仙台病毒成为诱导细胞融合的主要手段。PEG 具有很强的吸水作用,作用于细胞会造成细胞不同程度的脱水,改变细胞膜的结构和表面电荷特性,造成细胞间凝集和细胞间融合。PEG 可因乙二醇分子聚合程度而不同而产生不同相对分子质量的聚合体,相对分子质量较高和浓度较高的 PEG 具有较高的促进细胞融合的活性,但同时对细胞的毒性作用也增强,因此,合适的分子大小和浓度是达到有效促进细胞融合的关键,对大多数细胞来说,40% 的 PEG4000 能够满足诱导细胞融合的效果。

三、电融合技术

电激诱导细胞融合具有操作简单、使用范围广、毒性低、融合率高、不需外源因子、可镜下控制融合及筛选杂交细胞等优点,其最突出的优点是可以对数量很少的细胞进行操作。电融合的原理是当细胞受到强电场脉冲时,胞膜上会短暂地形成小孔,此时如果两个细胞是紧贴的,则紧贴部分的细胞膜会融合从而导致杂交细胞的产生。

不论采取何种方法,并不是所有的细胞都能融合。而且,细胞融合本身具有一定的随机性,除不同亲本细胞融合外,亲本细胞也会发生自身融合。因此,细胞融合后必须把含有两种亲本细胞的杂交细胞分离或筛选出来。那么如何从培养物中选择出杂种细胞呢?现在常用的方法是将亲本细胞标以不同的遗传标记。例如,营养缺陷体或化合物抗性标记,通过选择性培养基专一性地让杂种细胞生长繁殖。如图 15-1 所示是利用营养标记选择杂种细胞。亲本 A 自身是 b 物质营养缺陷体(b$^-$),即它不能自身合成 b 物质,所以其生长依赖外界环境中的 b 物质,亲本 B 是 a 物质营养缺陷体(a$^-$),在既不含 a 物质又不含 b 物质的培养基上两亲本细胞均不能生长。融合后 A 细胞与 B 细胞的杂种细胞从两亲本中获得了 b 物质与 a 物质合成基因,所以可在无 a、b 物质的选择性培养基上生长,而亲本细胞则失去生长能力。这样初步选择出杂种细胞后再经遗传分析、鉴定可获得融合细胞株。

综上所述,细胞融合的过程包括以下几步:①制备具有遗传标记的亲本细胞;②用聚乙二醇、电场等诱导融合;③杂种细胞的选择性培养;④杂种细胞的鉴定。

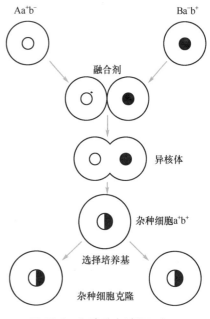

图 15-1　细胞融合过程示意图

第二节　淋巴细胞杂交瘤和单克隆抗体

利用淋巴细胞杂交瘤产生单克隆抗体技术自 1975 年问世以来,短短 30 几年取得了飞速地发展,目前几乎可以用这项技术获得任何针对某个抗原决定簇的高纯度抗体。单克隆抗体的应用范围包括生物医学的众多领域,如临床诊断、免疫学、遗传学、肿瘤学等。据不完全统计,2010 年全球治疗用单抗药物的销售总额达到 440 亿美元,如果加上 100 亿美元的单抗诊断和研究试剂,单抗药物的市场总量达到 550 亿美元。

一、克隆选择学说

我们已经知道参与体内免疫反应的细胞来自骨髓的 B 淋巴细胞和 T 淋巴细胞。B 淋巴细胞是产生抗体的细胞;T 淋巴细胞不产生抗体,但具有细胞杀伤能力和协助 B 淋巴细胞产生抗体的能力。

抗体形成的克隆选择学说认为,B 淋巴细胞系在成熟早期便形成大量的各种不同的 B 淋巴细胞,每个 B 淋巴细胞只能针对一种抗原决定部位而产生抗体,即一种 B 淋巴细胞只能产生一种抗体。由这个细胞有丝分裂而形成的细胞群称克隆,由这个克隆产生的抗体称单克隆抗体。遗憾的是 B 淋巴细胞繁殖力极低,体外培养很快就死亡,所以用一种 B 淋巴细胞培养获得单抗是不可能的。于是,研究者想到了把能产生抗体但繁殖力低的 B 淋巴细胞和不产生抗体但繁殖力极强的癌细胞融合,得到一株杂种细胞,使之既能分泌抗体也有较强的繁殖能力。这样通过培养这种杂种细胞即杂交瘤细胞便可得到单克隆抗体。Milstein 和 Kohler 正是基于这样的想法,将已适应于体外培养的小鼠骨髓瘤细胞与经绵羊红细胞免疫的小鼠 B 淋巴细胞进行融合,发现形成的杂交瘤细胞具有双亲细胞的特征,既像骨髓瘤细胞一样在体外培养时能够无限地快速繁殖,又能持续地分泌特异性抗体,使免疫学家渴望得到纯净单一抗体的梦想变为现实。

二、单克隆抗体的制备过程

单克隆抗体可以来自鼠-鼠细胞杂交瘤,也可来自人-鼠细胞杂交瘤或人-人细胞杂交瘤。我们以小鼠脾细胞与骨髓瘤细胞杂交瘤为例说明单抗的制备过程。

1. 制备用于融合的亲本细胞 亲本之一的骨髓瘤细胞来源于和另一亲本细胞同系的小鼠体外培养细胞。可连续培养传代,不分泌瘤蛋白,并缺乏次黄嘌呤、鸟嘌呤磷酸核糖转移酶(简称 HGPRT)记作 HGPRT⁻。另一亲本细胞来自经免疫的小鼠脾细胞。做法是用前多次以抗原免疫注射小鼠,然后杀鼠取脾,从脾组织制备 B 淋巴细胞。

2. 细胞融合与融合细胞的培养 取新制备的脾细胞悬液和处于生长对数期的小鼠骨髓瘤细胞按一定比例混合,离心去掉上清液。加入融合促进剂,数分钟后加入培养液以终止融合,去掉融合剂,将融合细胞培养在培养液 HAT 或其他选择性培养液中。

融合后的细胞为什么要培养在 HAT 培养液中呢? HAT 培养基是 Littlefield 首先发明的含有次黄嘌呤(H)、氨基蝶呤(A)和胸腺嘧啶脱氧核苷(T)的培养基。细胞的生长繁殖必须依赖于 DNA 的合成。DNA 合成在高等生物细胞中有两条途径,即正常途径和补救途径。正常途径可被 HAT 培养基中的氨基蝶呤 A 阻断,这时只有依靠补救途径合成 DNA 以维持细胞的繁殖。补救途径中 DNA 的合成须 HAT 中次黄嘌呤 H 和胸腺嘧啶核苷 T 的参与。所以 HAT 培养基只能选择性地让杂种细胞生长繁殖而单独的亲本细胞及亲本自身融合的细胞和不具生长优势的杂种细胞均在培养过程中死亡。

3. 抗体检测与细胞克隆化培养 融合后的杂种细胞有的能分泌所需抗体,有的则不能。所以必须从杂种细胞克隆中筛选出分泌所需抗体的克隆,再采用极限稀释法或相应方法获得单一的杂交瘤细胞株。

4. 单抗的大量生产 杂交瘤细胞经大规模培养,便可从培养液中提纯单抗。大量制备的方法是将杂交瘤细胞注入同系小鼠腹腔,让其在小鼠腹腔中大量繁殖。再从小鼠腹水和血清中提纯单抗。将小鼠腹腔作为生产单抗的"工厂"。这种方法生产的单抗浓度较体外大规模培养细胞制备单抗高 100~1000 倍。但是作为治疗用单抗必须用体外大规模培养杂交瘤细胞得到。做法是容器内工厂化生产单抗。现在工业生产上有几种不同生物反应器系统可生产单抗,如微载体培养系统、深层发酵罐法、中空纤维法等。

三、单克隆抗体的应用

单抗是特异性极高的蛋白质,因此在医学研究和应用中可作为检测微量抗原物质的手段。在生物化学、分子生物学、免疫学、病毒学、肿瘤生物学等许多生命科学领域单抗都有广泛的应用,成为准确、高效的分析检测工具。

单抗在疾病诊断中应用也极广,定性或定量检测病人血、尿及分泌物中各种特殊蛋白质或病原体比传统方法准确率及效率大大提高。可快速检测到常规方法不能检测的病原体等。目前有不少诊断用单抗试剂盒已商品化,血型 A、B 及 AB 分型的诊断试剂,各种疾病如乙肝、各种性病、肿瘤等的免疫试剂盒。我国现已研制出的单抗制品有几十种。

单抗应用于临床治疗也有不少尝试,特别是肿瘤治疗方面,从 1983 年美国首次报道一例用单抗治愈化疗与放疗无效的淋巴瘤至今已取得很大进展。特异性单克隆抗体和肿瘤细胞表面抗原的结合,可能诱发抗体依赖性细胞毒作用而杀死肿瘤细胞,因此,抗肿瘤单克隆抗体也是肿瘤治疗的有效手段之一。现在已经研究出抗各种肿瘤的单克隆抗体,如抗上皮来源肿瘤高表达的表皮生长因子受体(EGFR)抗体、抗乳腺癌高表达的原癌基因 Neu 的抗体等等。利用单克隆抗体与相应抗原结合具有高度特异性的特点,也可将单抗与抗肿瘤药物、毒素蛋白或放射性物质结合后作为"生物导弹"定向摧毁肿瘤细胞而对正常细胞影响较小。目前,单克隆抗体在肿瘤诊断与治疗中已取得了许多富有意义的成果,研究人员正在致力于进行更为深入的研究,以提高其实用价值。

第三节 细胞核移植与动物克隆

细胞核移植(nuclear transfer)是指利用显微外科手术的方法将胚胎细胞或成体细胞的细胞核移入去核的卵母细胞中,构建成重组胚,通过体内或体外培养、胚胎移植,产生与供体细胞基因型相同的后代的技术过程。细胞核移植的构想最早由德国胚胎学家 Spemann 提出,经过几十年的努力,细胞核移植技术不断发展,尤其是哺乳动物体细胞克隆动物"多莉"的诞生,使细胞核移植技术受到更加广泛的关注,成为生命科学研究的热点之一。

"克隆"(clone)源自希腊语,原意是指用于扦插的枝条,即无性繁殖。简单地讲,克隆是指用无性方式产生的后代群体。目前,克隆一词在分子、细胞、个体三个水平上都使用。分子水平上的克隆成为分子克隆,如基因克隆;细胞水平上的克隆称为细胞克隆,如制备单克隆抗体的杂交瘤细胞克隆;个体水平上的克隆称为动物克隆或植物克隆,如 1997 年英国 Roslin 研究所的 Wilmut 用绵羊的乳腺细胞成功地克隆出的小绵羊"多莉"。细胞核移植技术是目前最常用的动物克隆技术。根据核供体的来源不同,可将其分为胚胎细胞克隆动物技术、体细胞克隆动物技术。

一、胚胎细胞克隆动物技术

胚胎细胞在分化程度上远比体细胞低,因此,以胚胎细胞作为核供体进行核移植容易成功。Spemann 提出的细胞核移植的构想,就是把发育到后期的胚胎的细胞核移植到另一去核卵中,进而培养克隆动物。1952 年 Briggs 和 King 发明了细胞核移植技术,首次将蛙原肠期胚的细胞核移植到同种蛙的去核卵子中发育成了蝌蚪,证明了早期胚胎细胞核具有发育的全能性。我国开展核移植研究始于 20 世纪 60 年代,1963 年童第周等在世界上首次报道了将鱼类的囊胚细胞核移入去核未受精卵内,获得了正常的胚胎和幼鱼。1981 年 Illmesee 和 Hoppe 首先对哺乳动物采用细胞核移植的方法进行克隆研究,他们将小鼠囊胚内细胞团细胞直接注射入去除原核的受精卵内,得到了幼鼠。1983 年 McGrath 和 Solter 改进了核移植技术,建立了显微注射和细胞融合构建重组胚的技术路线,以后经过逐步完善,广泛应用于动物的核移植。随后,人们利用哺乳动物胚胎干细胞作为核供体,成功地得到了克隆鼠、羊、牛、猪、猴多种胚胎细胞克隆动物,为体细胞克隆动物技术奠定了坚实的基础。目前,胚胎细胞克隆动物技术在动物克隆、细胞治疗、组织工程和发育生物学等领域的研究与应用中仍然具有重要作用。

二、体细胞克隆动物技术

1962 年,英国科学家 Gurden 将蝌蚪的上皮细胞核移植到用紫外线照射去核的爪蟾卵内,获得了体细胞克隆蛙。这一实验标志着由体细胞培育动物的技术体系在两栖类中获得了成功。此后数十年,研究人员一直希望利用体细胞克隆出哺乳动物个体,但均未成功,直到 1997 年"多莉"的出世,宣告了克隆技术领域的一项重大突破。体细胞核移植的成功,证明了即便是高度分化的成体动物细胞核在成熟卵母细胞中的行为仍然能被重编程,而表现出发育上的全能性。

三、细胞克隆技术的一般操作程序

核移植克隆哺乳动物的技术操作过程主要包括核受体和核供体的处理和制备、核移植、重组胚的体内和体外培养、核移植胚胎移入代孕母畜等步骤。

去核卵母细胞常常作为核移植的受体细胞,这是因为在卵母细胞的细胞质中含有某种特定的因子,可以使移植核中所含有的基因表达程序发生重新排列,使已经分化了的细胞重新回到发育过程的原点,同受精卵一样开始个体发育过程。

细胞核供体细胞首先必须是完整的二倍体细胞,保持有供体动物的完整的基因组。其次,供体细胞核必须能够在受体细胞质作用下,产生细胞分化过程的倒转,变得如同刚刚受精的受精卵细胞一样,能重新完成从受精到发育成一个正常动物个体的全过程。目前的研究证明,核移植技术中核供体可以来源于胚胎细胞、胚胎干细胞、胎儿成纤维细胞及体细胞等。对不同来源的供核细胞的克隆研究表明,克隆效率一般随供核细胞分化程度的提高而下降。

常用的核移植方法有两种,即胞质内注射和透明带下注射。胞质内注射是用一个外径 $5 \sim 8\,\mu m$ 的注核针吸取供体核后直接注射进卵母细胞胞质内的方法。透明带下注射则是把供体细胞核注射在透明带与卵母细胞之间的卵周隙中,核移植后用电刺激进行细胞融合。

"多莉"绵羊是如何克隆诞生的呢? 其操作过程可简介如下(图 15-2):

(1)取母绵羊的乳腺细胞作核供体细胞,在低血清培养液中培养 5 天,使细胞处于 G_0 或 G_1 期。

(2)采取注射促性腺激素的方法获取未受精卵,快速去核,饥饿培养使之处于 G_0 期。

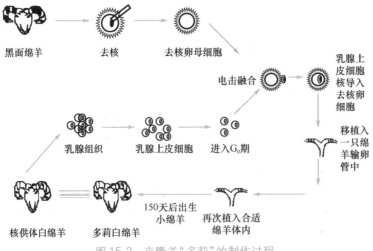

图 15-2　克隆羊"多莉"的制作过程

（3）将供体细胞放入去核卵母细胞透明带间隙，电融合处理，将乳腺细胞融入卵中，形成一个含有新的遗传物质的卵细胞。

（4）将新的卵细胞植入已结扎的羊输卵管内，待发育为桑椹胚或囊胚后移入假孕母羊子宫中，妊娠期满后产下多莉。

克隆技术的快速发展，特别是体细胞克隆技术的突破，是生物技术发展史上的一次重要飞跃。克隆技术的科学意义和潜在的经济效益十分巨大，可应用于生物学、生殖学、遗传学和育种学等多个研究领域，在拯救和保护濒危动物，尤其是珍贵遗传资源的保存及畜牧业生产中的应用方面展现了光明的前景。同时，克隆技术在人类的临床医学治疗领域也具有重要的研究和潜在的应用价值，如利用克隆技术即治疗性克隆（therapeutic cloning）产生人的早期胚胎，从其中分离胚胎干细胞，以用于人的疾病治疗。这项技术是目前生物工程领域最前沿的技术之一，备受社会的关注。

虽然近几年克隆技术取得了突破性进展，但现阶段动物克隆技术尚不成熟，还有一系列问题需要解决，例如：克隆哺乳动物异核卵发育的成功率低，胚胎流产率高，胎儿难产率、畸形率率高，新生幼畜死亡率高，异常发育增多，出生后对环境的适应性较差以及可能早衰等。总之，动物克隆技术目前还很不完善，相关的理论研究也很薄弱。

克隆技术还存在伦理问题。各国政府都通过立法或声明明确禁止克隆人，即生殖性克隆（reproductive cloning）。不过许多国家的政府和科学家有条件地支持治疗性克隆，以用于人类的疾病研究和临床治疗。

第四节　转基因技术与转基因动物

转基因技术是指将人工分离和修饰过的基因导入到生物体基因组中，使该外源性基因能在新的位置表达，从而导致生物体的某些性状发生改变，且该性状可稳定地遗传给子代的技术过程。转基因技术研究是 20 世纪 60 年代发展起来的一项生物高新技术。1962 年 Szybalska 等将人的次黄嘌呤磷酸核糖转移酶（HPRT）基因转移到人的 HPRT 基因缺陷的突变细胞株内，使受体细胞表达 HPRT，证明哺乳动物细胞可以通过基因转移的方法来改变细胞的遗传性状和生物学特性。1980 年，美国耶鲁大学 Gordon J. W. 将一段外源性的 DNA 通过显微注射的方法注射到小鼠的受精卵中，再将此受精卵植入另一小鼠的子宫，结果发现后代中有的出现了这种注入的 DNA 序列，这些序列稳定地整合到了小鼠的染色体上。1982 年华盛顿大学的 Palmiter R. D. 等有目的地将大白鼠的生长激素基因注入到小白鼠的受精卵中，结果培养出巨型"小鼠"。这种通过转基因方法培育的动物，被称为转基因动物。随后的十几年里，转基因动物技术飞速发展，转基因兔、猪、牛、鸡、鱼等陆续育成，转基因动物技术已广泛应用于生物学、医学、药学、畜牧学等研究领域。

转基因动物培育的基本原理是借助分子生物学和胚胎工程的技术，将外源目的基因在体外扩增和加工，再导入动物的早期胚胎细胞中，使其整合到染色体上，当胚胎被移植到代孕动物的输卵管或子宫中后，发育成携带有外源基因的转基因动物。其关键技术包括外源目的基因的制备、外源目的基因的有效导入、胚胎培养与移植、外源目的基因表达的监测等。根据目的基因导入的方法与对象不同，培育转基因动物的主要方法有基因显微注射法、体细胞核移植方法、逆转录病毒感染法、胚胎干细胞法等。

1. 显微注射法　将 DNA 注射到胚胎的细胞核内，再把注射过 DNA 的胚胎移植到动物体内，使之发育成正常的幼仔（图 15-3）。

2. 体细胞核移植方法　先在体外培养的体细胞中进行基因导入并筛选。然后将带转基因体细胞移植到去掉细胞核的卵细胞中，生产重构胚胎。

3. 逆转录病毒感染法　利用逆转录载体将遗传信息以 RNA 分子的形式，在逆转录整合酶和逆转录基因组末端的特异性核酸序列的作用下，逆转录并整合到宿主基因组中去，最终得到转基因动物。

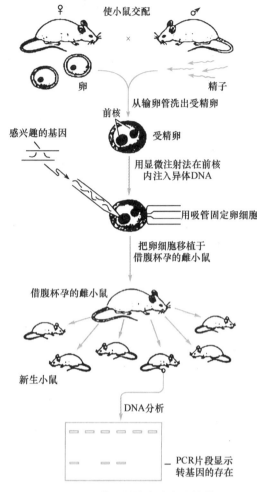

使小鼠交配

卵

精子

从输卵管洗出受精卵

前核

受精卵

感兴趣的基因

用显微注射法在前核内注入异体DNA

用吸管固定卵细胞

把卵细胞移植于借腹杯孕的雌小鼠

借腹杯孕的雌小鼠

新生小鼠

DNA分析

PCR片段显示转基因的存在

图 15-3　用显微注射的方法产生转基因小鼠

4. 胚胎干细胞法　将转染的胚胎干细胞注射入受体囊胚腔,参与嵌合体的形成,将来出生的动物的生殖系统就有可能整合上外源基因,通过杂交繁育得到纯合目的基因的个体。

随着转基因动物技术的发展,转基因动物的种类越来越多,用途也越来越广,在动物品种改良、生物制药、建立诊断和治疗人类疾病的动物模型、生产可用于人体器官移植的动物器官的应用上,均显示出巨大的经济效益和社会效益。尤其与体细胞克隆技术结合后所产生的动物生物反应器,在生物制品的生物技术生产中显示了极为诱人的前景。动物反应器是指把目的蛋白基因导入动物体内,产生相应的转基因动物,筛选出其中目的基因表达水平高,具有产业化价值的转基因动物个体,这些个体就像是一个活体加工厂可以持续产生目的蛋白质,所以被称为动物反应器。比如利用动物乳腺生物反应器或血液生物反应器生产具有生物活性的人凝血因子、促红细胞生成素、抗胰蛋白酶等医用蛋白等。

虽然转基因动物具有良好的应用前景和广阔的发展领域,但转基因动物的发展目前仍面临许多问题,如转基因动物及其产品的安全性、对生态环境的影响、伦理道德等问题。许多国家都在不断完善相关法律法规,以加速和正确引导转基因技术的研究和开发。

第五节　干细胞工程

干细胞工程(stem cells engineering)是在细胞培养技术的基础上发展起来的一项新的细胞工程技术。它是利用干细胞的增殖特性,多分化潜能及其增殖分化的高度有序性,通过体外培养干细胞诱导干细胞定向分化或利用转基因技术处理干细胞以改变其特性的技术。

其主要研究内容包括两个方面:一是**胚胎干细胞**(embryonic stem cell,ES)的研究,如建立 ES 细胞系并利用 ES 细胞的发育多能性及环境因素对细胞分化发育的影响,定向诱导细胞分化为特定的细胞如肌细胞、神经细胞等,以此作为细胞移植的新来源。另一方面是**成体干细胞**(adult stem cell)的研究,主要包括成体组织干细胞的分离培养,体内植入。组织干细胞可更新机体病变的组织器官,使其恢复正常功能。并用干细胞作为基因治疗的靶细胞,研究体内有效活化组织干细胞的方法,增强其功能。

开展干细胞研究一般要经过以下三个阶段:

1. 获得干细胞系　这是最重要的第一步,可以从动物或人的早期胚胎或各器官、组织分离并经鉴定,且能在体外长期保持干细胞特性(一般应稳定传代 25 代以上)。

2. 建立干细胞诱导分化模型　可利用基因工程手段引入外源目的基因,探索诱导干细胞向特定组织、器官分化的物理或生化条件。

3. 将上述干细胞或干细胞培育体系植入动物或人的相应器官或组织,考察效果。

应用干细胞治疗疾病与传统方法比较具有如下优点：①低毒性（或无毒性），一次性介入，永久性治疗；②不需要完全了解疾病发生的确切机制；③可应用于自身干细胞移植，避免产生免疫排斥反应。可以预计，不久的将来，人类可以根据自己的要求"定制"所需的"部件"用于更替坏损或衰老的器官或组织，医治各种顽疾。

干细胞巨大的潜在应用价值引起世界各国的高度重视，并投入巨资进行研究。1999 年，干细胞研究被美国《科学》杂志选为十大科学成就之首；2000 年，干细胞研究再次被选为十大科学成就之一。在美国，干细胞研究以及利用干细胞治疗疾病的细胞组织工程已经成为继人类基因大规模测试完成后生命科学中最活跃的研究领域之一。在我国，干细胞研究和工程技术也十分活跃，在天津成立的国家干细胞系统工程中心，拥有目前世界上规模最大、最先进干细胞库——脐带血造血干细胞库，以及我国首家脐带间充质干细胞库。

虽然胚胎干细胞具有十分诱人的理论研究和商业开发前景，但因其来源困难及法律、伦理学因素影响了其发展。在胚胎干细胞研究步履蹒跚时，人成体干细胞研究如火如荼地开展起来。近年来陆续分离出了多种成体干细胞，如神经干细胞、造血干细胞、骨髓间充质干细胞、表皮干细胞等。2006 年 8 月，日本京都大学的山中伸弥在世界上第一次成功地将四种基因引入小鼠尾部细胞，并使其逆转到细胞分化前的状态，从而获得了功能与胚胎干细胞类似的"**诱导多能干细胞**"（induced pluripotent stem cells），即 iPS 细胞。2007 年 11 月，山中伸弥的研究小组又与美国威斯康星大学 James Thomson 的研究小组各自独立地获得了人类 iPS 细胞。山中伸弥也凭借其在 iPS 细胞研究方面的贡献，与另一位英国发育生物学家分享了 2012 年诺贝尔医学生理学或医学奖。iPS 细胞的建立进一步拉近了干细胞和临床疾病治疗的距离，在细胞替代性治疗以及发病机制的研究、新药筛选方面具有巨大的潜在价值。

复习题

1. 名词解释

| 细胞工程 | 细胞融合 | 转基因 | 细胞核移植 |
| 克隆 | 干细胞工程 | 诱导多能干细胞 | |

2. 人工诱导细胞融合的方法主要有哪几种？

3. 何谓单克隆抗体？如何制备？其在医药学方面有哪些应用？

4. 干细胞治疗疾病和传统方法比较具有哪些优点？

主要参考文献

陈誉华. 医学细胞生物学. 第 4 版. 北京:人民卫生出版社,2010.

傅松滨. 医用生物学. 第 7 版. 北京:人民卫生出版社,2008.

何奕骓,曾宪录. 细胞生物学. 北京:科学出版社,2009.

梅家俊,李萍. 现代病理学教程. 北京:科学出版社,2009.

王培林,杨康娟. 医学细胞生物学. 第 2 版. 北京:人民卫生出版社,2010.

杨抚华. 医学细胞生物学. 第 5 版. 北京:科学出版社,2007.

杨恬. 细胞生物学. 第 2 版. 北京:人民卫生出版社,2010.

翟中和,王喜忠,丁明孝. 细胞生物学. 第 4 版. 北京:高等教育出版社,2011.

Alberts B, et al. Molecular Biology of the Eell. Michigan:Garland Pub. Inc,1994.

Alberts B,et al. Essential Cell Biology. 2nd ed. New York and Landon:Garland Publishing Inc,2003.

DeRobertis & De Robertis. . Cell and Molecular Biology. 7th ed. Philadephia:Saunder College,1980.

Gerald Karp. Cell and Molecular Biology. 2nd ed. Hoboken:John Wiley & Sons,Inc. 1999.

Lodish H,et al. Molecular Cell Biology. 5th ed. New York:W. H. Freeman and Company,2003.